中国百年百名中医临床家丛书

主　编　张文康

副主编　佘　靖　李振吉

中国百年百名中医临床家丛书·国医大师卷

邓铁涛

邓铁涛 编著

中国中医药出版社·北京

图书在版编目（CIP）数据

邓铁涛 / 邓铁涛编著. —北京：中国中医药出版社，2011. 4
（2025.12 重印）
（中国百年百名中医临床家丛书 · 国医大师卷）
ISBN 978-7-5132-0394-4

Ⅰ. ①邓… Ⅱ. ①邓… Ⅲ. ①中医学：临床医学 - 经验 - 中国 - 现代 Ⅳ. ①R249.7

中国版本图书馆 CIP 数据核字（2011）第 052413 号

中国中医药出版社出版
北京经济技术开发区科创十三街 31 号院二区 8 号楼
邮政编码 100176
传真 010-64405721
北京盛通印刷股份有限公司印刷
各地新华书店经销

开本 710 × 1000 1/16 印张 17.25 字数 239 千字
2003 年 1 月第 1 版 2011 年 4 月第 2 版 2025 年 12 月第 6 次印刷
书号 ISBN 978-7-5132-0394-4

定价 69.00 元
网址 www.cptcm.com

服 务 热 线 010-64405510
购 书 热 线 010-89535836
维 权 打 假 010-64405753

微信服务号 zgzyycbs
微商城网址 https://kdt.im/LIdUGr
官 方 微 博 http://e.weibo.com/cptcm
天猫旗舰店网址 https://zgzyycbs.tmall.com

如有印装质量问题请与本社出版部联系（010-64405510）

再版前言

新世纪之初，我们策划、出版了大型系列丛书《中国百年百名中医临床家丛书》，旨在总结上世纪百余位为中医药事业做出过巨大贡献、受到广大群众爱戴的中医临床工作者的丰富经验，把他们的事业发扬光大，让他们的优秀经验代代相传。转眼之间，丛书已经十岁了，令人欣慰的是，靠着各位专家作者的积极支持和辛勤耕耘，经过我们的不懈努力，《中国百年百名中医临床家丛书》目前已出版120多种，而且，影响也日益扩大，其宏大的构架，朴实的风格，鲜明的特色，在同类书中独树一帜，深受读者喜爱，绝大多数出版后都很快售罄，多次重印，取得了很好的社会效益和经济效益，成为我社长销的品牌图书之一，基本实现了我们的出版初衷。

著名老中医药专家是我们国家的宝贵财富，总结、传播他们的学术思想和临床经验是我们中医药出版人义不容辞的工作。近年，刚刚评出的首届30位国医大师中，就已经有5位大师相继去世，让我们在扼腕痛惜的同时，更感到时间的紧迫和任务的艰巨。为此，我们决定修订再版《中国百年百名中医临床家丛书》，对已经出版的，做全面修订，纠正书中的个别错漏，重新排版装帧，并采纳读者的建议，按这些临床家的专长、特色进行归类，分为《内科专家卷》、《外科专家卷》、《妇科专家卷》、《儿科专家卷》、《针灸推拿专家卷》等，签于国医大师是当今中医药学术与临床发展最高水平的杰出代表，遂独成一卷，即《国医大师卷》。此次修订，从内容到形式都精雕细刻，力求和谐统一，尽善尽美，使之真正成为提炼名老中医精髓，弘扬中医药文化的传世精品，以不辱中医药出版人的使命。

中国中医药出版社

2012年9月

出版者的话

中医学源远流长。昔岐黄神农，医之源始；汉仲景华佗，医之圣也。在中医学发展的长河中，临床名家辈出，促进了中医学的迅猛发展。中国中医药出版社为贯彻卫生部和国家中医药管理局关于继承发扬祖国医药学，继承不泥古，发扬不离宗的精神，在完成了《明清名医全书大成》出版的基础上，又策划了《中国百年百名中医临床家丛书》，以期反映近现代即20世纪，特别是建国60年来中医药发展的历程。我们邀请时任卫生部张文康部长做本套丛书的主编，卫生部副部长兼国家中医药管理局局长佘靖同志、国家中医药管理局副局长李振吉同志任副主编，他们都欣然同意，并亲自组织几百名中医药专家进行整理。经过几年的艰苦努力，终于在21世纪初正式问世。

顾名思义，《中国百年百名中医临床家丛书》就是要总结在过去的百年历史中，为中医药事业做出过巨大贡献、受到广大群众爱戴的中医临床工作者的丰富经验，把他们的事业发扬光大，让他们优秀的医疗经验代代相传。百年轮回，世纪更替，今天，我们又一次站在世纪之巅，回顾历史，总结经验，为的是更好地发展，更快地创新，使中医药学这座伟大的宝库永远取之不尽、用之不竭，更好地服务于人类，服务于未来。

本套丛书第一批计划出版140种左右，所选医家均系在中医临床方面取得卓越成就，在全国享有崇高威望且具有较高学术造诣的中医临床大家，包括内科、外科、妇科、儿科、骨伤科、针灸等各科的代表人物。

本套丛书以每位医家独立成册，每册按医家小传、专病论治、诊余漫话、年谱四部分进行编写。其中，医家小传简要介绍医家的生平及成才之路；专病论治意在以病统论、以论统案、以案统话，即将与某病相关的精彩医论、医案、医话加以系统整理，便于临床学习与借鉴；诊余漫话则系读书体会、札记，也可以是习医心得，等等；年谱部分则反映了名医一生中的重大事件或转折点。

本套丛书有两个特点是值得一提的：其一是文前部分，我们尽最大可能地收集了医家的照片，包括一些珍贵的生活照、诊疗照以及医家手迹、名家题字等，这些材料具有极高的文献价值，是历史的真实反映；其二，本套丛书始终强调，必须把笔墨的重点放在医家最擅长治疗的病种上面，而且要大篇幅详细介绍，把医家在用药、用方上的特点予以详尽淋漓地展示，务求写出临床真正有效的内容，也就是说，不是医家擅长的病种大可不写，不要让人感觉什么都能治，什么都治不好。

有了以上两大特点，我们相信，《中国百年百名中医临床家丛书》会受到广大中医工作者的青睐，更会对中医事业的发展起到巨大的推动作用。同时，通过对百余位中医临床医家经验的总结，也使近百年中医药学的发展历程清晰地展现在人们面前，因此，本套丛书不仅具有较高的临床参考价值和学术价值，同时还具有前所未有的文献价值，这也是我们组织编写这套丛书的初衷所在。

中国中医药出版社

2000年10月28日

中国百年百名中医临床家丛书·国医大师卷

《邓铁涛》编委会

编　著　邓铁涛

整　理　刘小斌　邓中光

　　　　邱仕君　邓中炎

编写说明

邓铁涛。名锡才。广东开平人，中共党员，广州中医药大学终身教授，博士研究生导师，现代著名中医学家。1916年农历10月11日出生于一个中医家庭，1932年就读于广东中医药专门学校，1937年毕业。为该校第九届毕业生。在长达七十多年的医疗、教学、科研实践中，融古贯今，积累了丰富的临床诊疗经验，提出一系列对现代医学发展有影响的理论学说。

邓铁涛教授自参加工作以来，历任广东中医药专门学校教导主任，广州中医学院教师、教研室主任、教务处副处长、副院长，中华人民共和国卫生部第一届药品评审委员会委员，中华全国中医学会常务理事，中华全国中医学会中医基磁理论整理委员会副主任委员，中华医史学会委员，中华医学会广东分会医史学会主任委员，广东省第四、五届政协委员，广州市科委顾问等职。现任中国中医药学会顾问，中国中西医结合研究会名誉理事，广东省卫生厅药品评审委员会委员，国家中医药管理局中医药工作专家咨询委员会委员。

为表彰邓铁涛教授对广东乃至我国中医药学术事业发展做出的重大贡献，1962年、1979年广东省人民政府两次授予他“广东省名老中医”称号，1990年被国务院批准为第一批享受政府特殊津贴专家，1993年中共广东省委、广东省人民政府授予“南粤杰出教师特等奖”。邓铁涛教授没有辜负党和政府对他的殷切期望，毕生为人民的中医药事业及中医药教育事业努力耕耘，古稀之年仍奋斗不息，设立“邓铁涛奖学基金”勉励嘉奖后学。公开出版学术专著7部近500万字。公开发表学术论文139篇，主编教材8部，参与编写的大型工具书7部。点校中医古籍3部，培养硕士研究生28人。博土研究生14人，博士后2人，经卫生人事部门批准培训师资及带徒19人，取得各级科研成果12项，主持或指导厅局级以上的科研课题9项。

邓铁涛教授是广州中医药大学终身教授，同时也是我国中医药界具有影响的人物之一，他和许多名老中医一样。已经成为中医学伟大宝库不可缺少的一个组成部分。有鉴于此，中国中医药出版社编出版《中国百年百名中医临床家从书》邓铁涛教授列为其中著名医家之这对于弘扬中医药学术，发展中医药事业，宣传一代名医风范，营造尊师重教氛国，积累中医药文化，具有深刻的现实意义和深远的历史意义。我们虽然在邓铁涛数授指导下学习、工作多年。但整理研究邓铁涛学术思想、临床经验的水平，离读者要求仍有较大距离，恳请提出宝贵意见，以期使整理、研究名老中医学术思想诊疗经验工作更进一步，再上一个台阶。

整理者
2010年4月23日

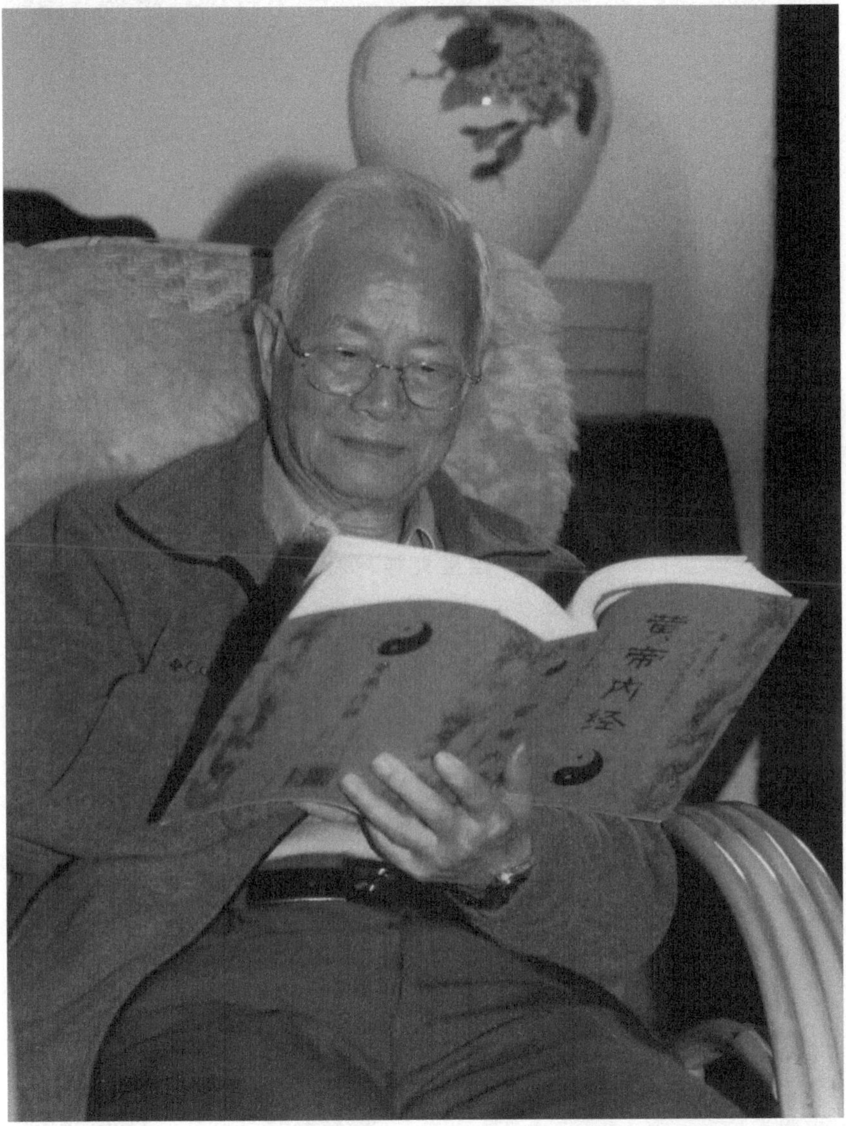

国医大师邓铁涛教授在研读经典

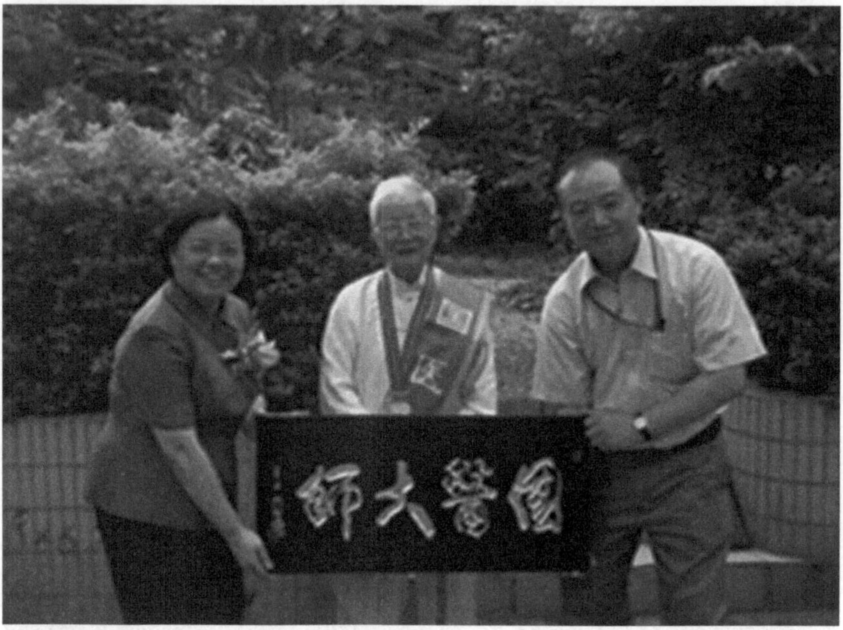

获“国医大师”称号

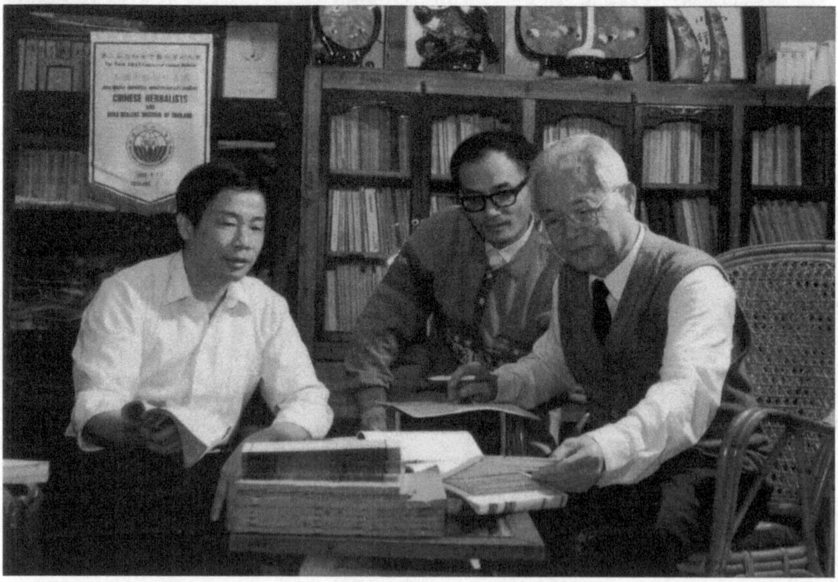

与学生及弟子研讨问题

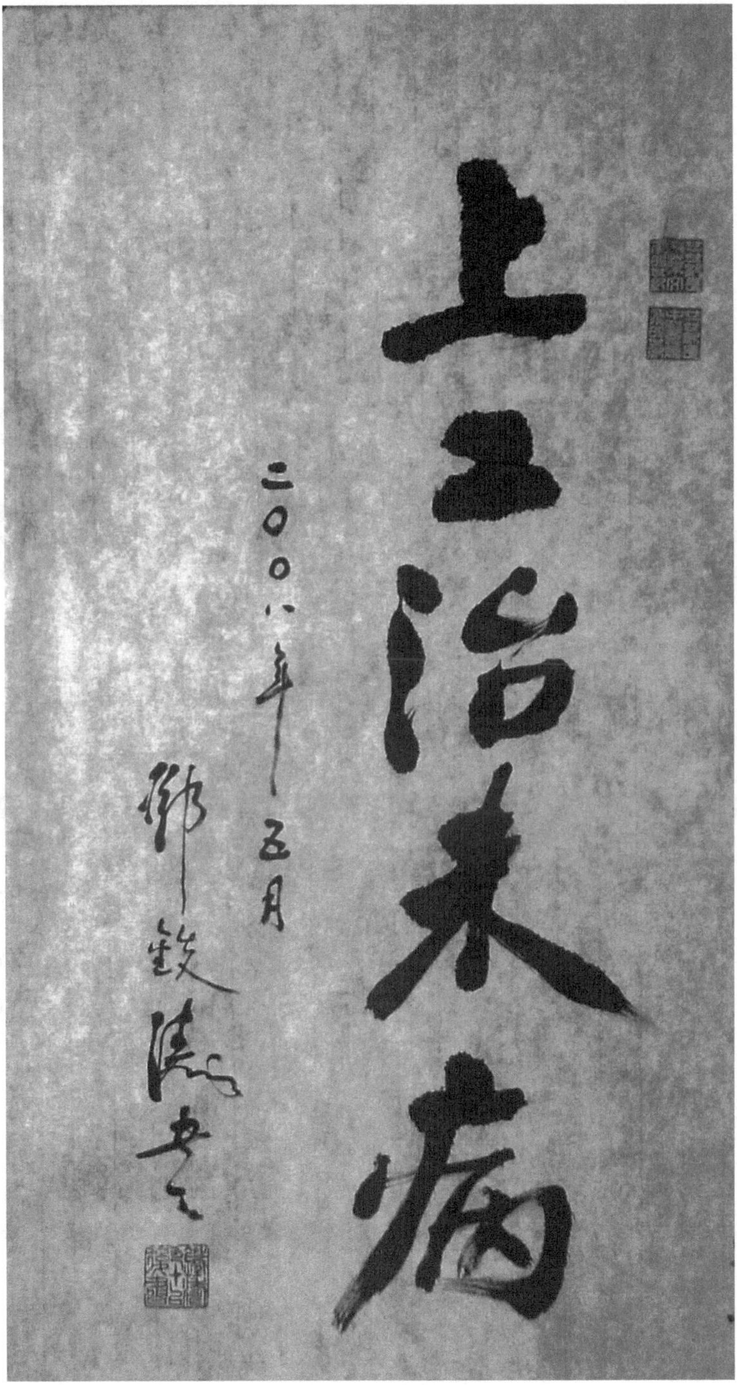
上工治未病
二〇〇八年五月
鄧鐵濤

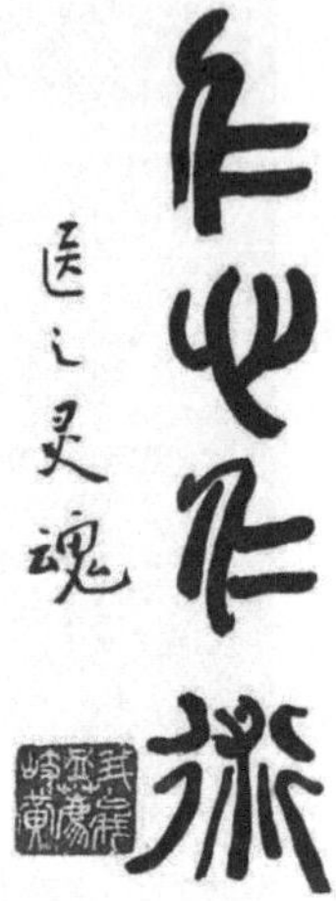
仁心仁術
医之灵魂

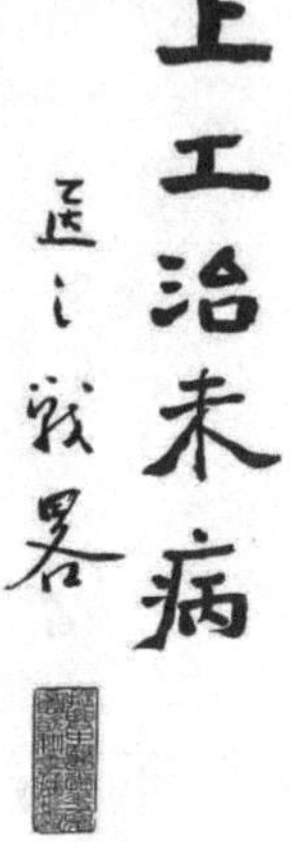
上工治未病
医之战略

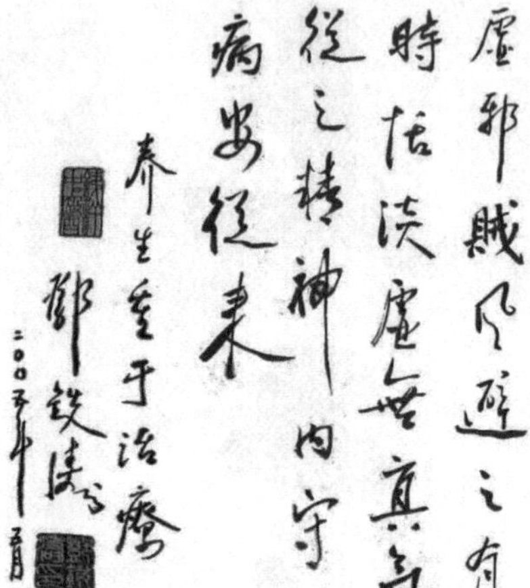
虚邪賊風避之有時恬淡虛無真氣從之精神内守病安從來
养生重于治療
鄧鐵濤

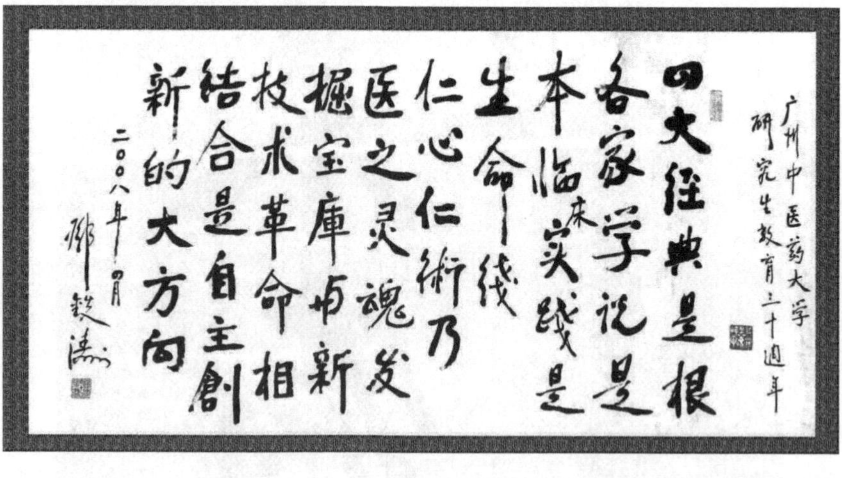
广州中医药大学
研究生教育三十週年
四大經典是根
各家学说是本
临床实踐是生命线
仁心仁術乃医之灵魂
发掘宝庫与新技术革命相结合是自主創新的大方向
二〇〇八年十一月
鄧鐵濤

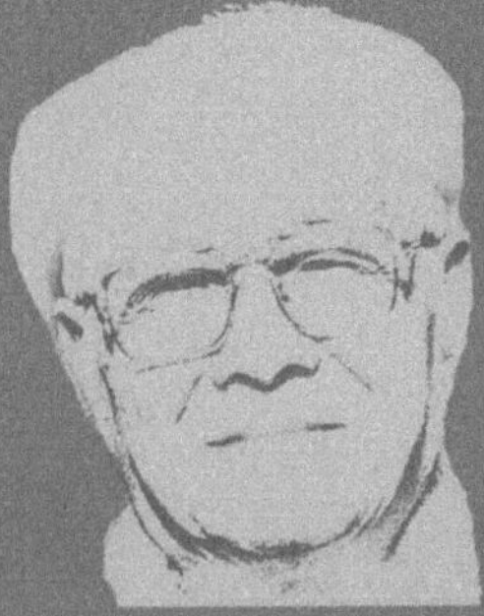

目录

邓铁涛

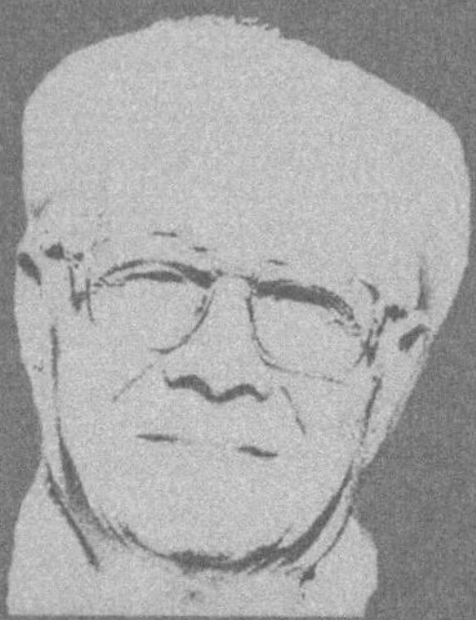

目 录

中国百年百名中医临床家丛书

国医大师卷

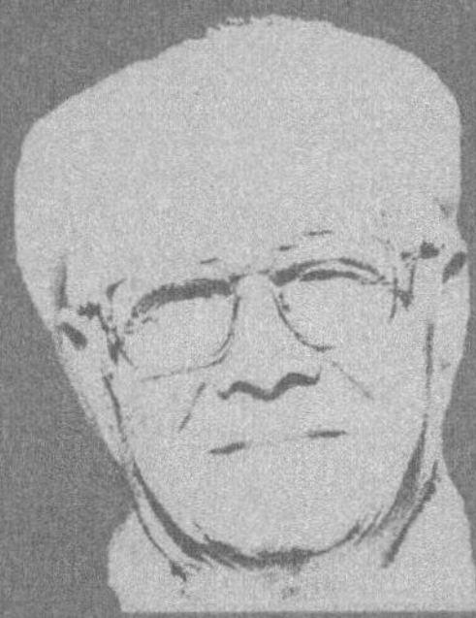

目录

邓铁涛

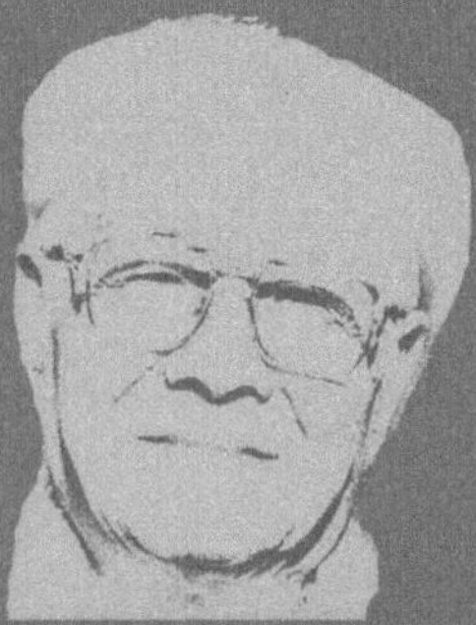

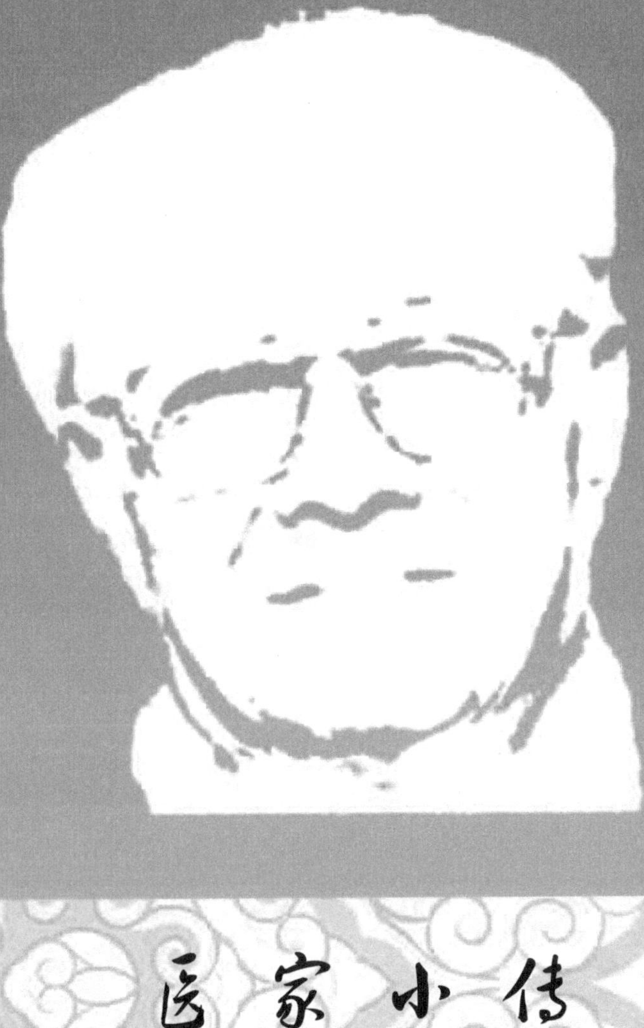

医家小传

邓铁涛，名锡才，广东开平人。1916 年农历 10 月 11 日出生。中共党员。广州中医药大学终身教授，主任医师，博士研究生导师，现代著名中医学家。1937 毕业于广东中医药专门学校，1938 年正式从事中医医疗工作。历任广东中医药专门学校教导主任，广州中医学院教务处副处长、副院长，中华人民共和国卫生部第一届药品评审委员会委员，中华全国中医学会常务理事，中华全国中医学会中医基础理论整理委员会副主任委员，广东省第四、五届政协委员等职。现任中国中医药学会终身理事，中国中西医结合研究会名誉理事，广东省中医药学会疑难病证专业委员会主任委员，国家中医药管理局中医药工作专家咨询委员会委员。

邓铁涛教授在长达七十余年的医疗教学科研生涯中，融古贯今，积累丰富临床诊疗经验，提出对现代中医学发展有影响的理论学说，包括五脏相关理论基础与应用、脾胃学说继承与发扬、气血痰瘀理论的临床应用基础、中医诊法与中医诊断学教材建设、伤寒与温病融合为中医热病理论学说、岭南地域性医学研究、近代中医史研究等。临证擅长心血管疾病尤其是冠心病、高血压中医药防治，神经肌肉疾病尤其是重症肌无力诊治，消化系统疾病如慢性肝炎、肝硬化及胃病的防治，以及其他疑难病证，如硬皮病、多发性硬化、红斑狼疮等。

邓铁涛教授著述等身，公开出版著作《邓铁涛医学文集》等 7 部共 475 万字，主编教材《实用中医诊断学》等 8 种、大型医学工具书《中国医学通史近代卷》等 7 种，点校中医古籍《医碥》等 3 种，公开发表论文 139 篇。主持的“重症肌无力临床研究与实验研究”获 1992 年国家科技进步二等奖，“中医近代史研究”获 2004 年广东省科学技术二等奖，“中医五脏相关理论基础与应用”获 2009 年广东省科学技术一等奖。

为表彰邓铁涛教授对广东乃至我国中医药学术事业的发展作出

贡献，1962年、1979年广东省人民政府两次授予他“广东省名老中医”称号，1990年被国务院批准为首批享受政府特殊津贴专家，1993年中共广东省委高校工委等五个部门首次在广东教育系统授予他“南粤杰出教师特等奖”。1994年中华人民共和国人事部、中华人民共和国卫生部、国家中医药管理局颁发邓铁涛教授全国老中医药专家学术经验继承工作指导老师荣誉证书。2001年12月香港浸会大学授予邓铁涛教授名誉博士学位。

邓铁涛教授古稀之年仍奋斗不息，2001年10月28日，国家中医药管理局和中华中医药学会在北京的人民大会堂隆重举行“全国著名老中医邓铁涛教授学术思想研讨会”；2004年10月18日又在广州举行“邓铁涛学术思想国际研讨会”，产生深远影响。2005年7月1日科技部在北京国家重点基础研究发展计划（973计划）项目实施会公布：邓铁涛教授受聘为“中医基础理论整理与创新研究”项目首席科学家。2007年6月邓铁涛教授入选首批国家级非物质文化遗产传统医药“中医诊法”项目代表性传承人。2008年1月被国家中医药管理局聘为“治未病”工作顾问。2009年4月，由人力资源和社会保障部、卫生部、国家中医药管理局共同组织的首届“国医大师”评审，经过严格遴选和评委会专家组认真审核，邓铁涛入选“国医大师”，这是新中国成立以来我国政府第一次在全国范围内评选国家级中医大师，邓铁涛教授实至名归。

万里云天万里路

一

我生于中医家庭，先父名梦觉，毕生业医。自幼目睹中医药能为人们解除疾苦，乃有志于医学，及长就读于广东中医药专门学校，学习5年，为中医学打下了基础。毕业时（1937年）正是中医备受压迫摧残之秋，国民党勒令我校改名为“中医学社”。在这样的环境下，中医出路何在？当时有人提出“中医科学化”的口号，乃为我们所接受。提出这一口号的是广东谭次仲先生、上海恽铁憔与陆渊雷先生等，并正进行这方面的工作，这些前辈的著作，对我的思想有过一定的影响。

中医科学化，如何化法？限于20世纪30年代的历史条件，这些老前辈在学术研究上没有新的突破，只能说是唐容川等“中西汇通”思想的进一步发展，并在中医学术界提出了新的问题，以图寻找出路。从30年代这方面的著作体会到，中医不能停滞不前，但要发扬中医，不是少数人所能做得到的。有了目标，还要有方法，要万众一心，同心协力，才能成功。在旧社会，纵使想得高、想得远，但糊口问题，却往往占诸首位，要实现理想诚非易事。在这样的环境和条件下，当时的前辈学者实在无法找到真正的出路，就更不用说我们年轻一辈了。

正值思想彷徨之际，又逢日本侵华铁蹄蹂躏，先避大轰炸于乡，继而避难于香港，国家存亡成了思想上的重担。在救亡运动、进步文化的影响下，开始接触马列主义和毛泽东同志著作，啃了一点唯物辩证法。虽然学得既困难又肤浅，但深深觉得辩证唯物主义和历史唯物主义对我学习、钻研中医学有很大的帮助，同时发现中医学中有不少符合辩证唯物主义的内涵，从而增强了为中医学而献身的信心与决心。

二

先父在学术上，对“伤寒”、“温病”两派无所偏执。他几十岁了，经常背诵《内经》作为一种乐趣。由于广东地处南方，湿热为病最多，所以在临证上，使用温病派的方药较多。他对吴鞠通、王孟英及唐容川的著作相当重视，同代人中比较崇敬张锡纯先生，因此我对这些著作也较为重视。他主张我多跟师临证，因此我在读医专时自找实习门路，前后跟随了几位不同派别、各有专长的老前辈实习。虽然那时所谓的实习，只是站在老师座后的“侍诊”，还比不上今天的见习，但应该说仍然是颇有收获的。见老师用过的方药，

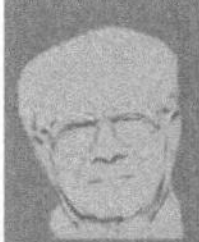

自己就敢用，做到心中有数。如亲见家父使用仲景治产后腹痛的枳实芍药散，治愈一例需注射吗啡才能止痛几个小时，药力过后又复剧痛的产妇，才体会到这个既简单而又不属于止痛之剂的药方，却有惊人的效果。有些经验是老师们自己摸索出来的，如陈月樵先生治小儿病好用“夜游虫”（即蟑螂），其祛痰息风之功甚妙。通过学习、跟师、临证，深深体会到中医这个伟大宝库有三大构成部分：一是浩如烟海的中医典籍，二是在中医尤其是老中医脑海里的宝贵学识与丰富经验，三是在广大人民群众之中的秘方验方。

自己临证实践后，虽然日积月累，有些收获，但对我来说，学术钻研的真正开始，是在新中国成立以后。新中国成立后我较早从事中医教育工作，对交给我的教学任务从不推托、选择，故先后任教的科目有好几科，教学相长。正如前人所比喻的：“你给学生一壶水，自己必须有一桶水。”长时间梗死的教学，迫使自己不断学习，不断吸取营养，在理论上日渐有些收获，从而在前人的基础上，能提出一些自己还不成熟的见解。如伤寒派与温病派之争已两三百年，当我在中医进修学校教“温病之研究”时，翻阅了不少文献，试以历史唯物主义的观点来分析这些文献，初步认为：两派的论争，是历史发展的必然，但温病学派实在是伤寒学派的继续发展，两者的理论与经验都是宝贵的，不应继续互相排斥。这一浅见曾得到一些同志的认可。

理论上有所收益，对于自己来说只是得到一半，更重要的另一半是实践。指导不了实践的理论、实践证明不了的理论是空头理论，或只是“设想”而已。虽然自己几十年来，从未中断过临证治病，但真正给自己以较大锻炼的是 1960 年我和几位教师与 1959 届高研班几十位学员到解放军 157 医院协作搞“脾胃学说研究”之时，那是一段值得怀念的日子，在那里有机会参与急危重症的抢救工作。该院谢旺政委十分支持中医药的治疗，决定病人开不开刀，往往先征求中医的意见，并尊重中医的意见。这使我们有机会，和该院的医护同志一起，为了坚持中医为主的治疗，度过无数个捏着汗守护在危重病人床边的日日夜夜。当时和“西学中”的同志一起还进行了一些实验研究。时间虽然只有一年多，对我来说是十分宝贵的。因为新中国成立以前医院甚少，床位更少，中医对危重病人是在病人的“家庭病床”边进行抢救的，那时中医仍有机会救治危重病症。新中国成立后，医院增加很快，但病床 99% 是由西医主管的，中医只有会诊的机会，主管权不在自己手上。我们自己的附属医院病床又少得可怜，中医已失去抢救危重病人的机会。而在 157 医院不同，参加救治危重病人的决定权最少也有 50%，有时达 75%。因为当时的确用中医药解决了一些难以解决的问题，取得医院的信任与支持。如一个急腹痛的病人，用了阿托品等药物治疗无效，由于诊断未明未敢用吗啡类止痛药，一位教师却为之一针而愈。又如一肠套叠已 3 天的患儿，经我用中药及针灸也治愈了。在这样的条件下，我们受到了考验与锻炼。我深深地体会到，中医学的发展必须在理论研究整理的同时，不断提高中医中药的治疗水平，如果只有理论，而不能用中医药的办法去解除病人的痛苦，中医学便有日渐消亡的危险。但可叹的是中医学院的附属医院病床既少，设备也简陋，从 1978 年以后，才有些改进，但进展仍慢。

三

学医后感到自己文化基础薄弱，遂饥不择食地看书，文、史、哲及其他自然科学知识的书等都看，课外读书杂乱而无计划，贪多嚼不烂，花费了一些时间，但自己摸索着走路，付出了光阴作为代价，初步养成自学的信心与习惯，还是值得的。读书乱不好，但读书杂有好处，今天我仍然认为，知识面既要有深度，也应有广度。积累知识好比建筑金字塔，底宽顶尖，乃能巍然屹立。我们是社会的一员，不能脱离社会而独立，除了医学领域之外，还有人生其他思想活动的领域。知识的广度可以使我们视野开阔，能帮助克服保守思想，能推动专业知识的深化与发展，文学、艺术使我们接触时代的脉搏与生活气息，因此在业医之余，也就成了我的爱好。

《内经》、《难经》、《伤寒论》、《金匮要略》等古典医籍，经过反复多次地实践与教学，对它们价值的认识不断加深，这些著作的

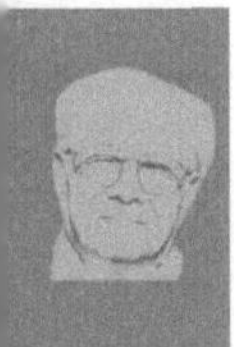

重要性是大家所公认的，就不细说了。《内经》这一古典著作这么重要，说明我国医学源远流长，没有医学史的知识，不足以了解几千年来的成就与发展。因此，我对医学史有兴趣，而医学史又和中国通史息息相关。中学时代的历史知识远远不够，不得不涉猎一些通史。《内经》充满哲理，其理论的产生和古代哲学有血缘关系。金元时代我国医学的争鸣亦与那个时代哲学上的争论有直接和间接的关系。《四库全书总目提要》说得简要而又深刻："儒之分始于宋，医之分始于金元。"儒与医前后并论是有根据的，从而促使自己去读一些中国哲学思想史。当然，对通史、哲学思想史我至今仍属门外汉，但我认为这是要列入自己学习领域之内的必修学科。

针灸与按摩，我学得很肤浅，但对于治疗危重病症，有时却收到出乎意料的效果。目前中医讲究分科，有利于深入发掘与钻研，这是好的方面，但不宜绝对化。我认为一般中医都应懂得针灸与按摩，因为这些治疗手段在临床各科都有其适应证，特别是它十分方便。我曾在路边用按摩方法救治过昏厥的患者，曾用梅花针抢救过大吐血的患者，用艾灸隐白、大敦救治过产后大出血的患者。遗憾的是我对这两科未登堂室！

各家学说这门学科，设立得很好。我担任过该科的教学，对其中一些名家学说作了一些初步的探讨，并在临证时加以验证，这方面的收益是比较大的。有些名家的一家之言，应该拿到临床中去验证，不能草率地批判抛弃。一家之言，有些好像是一块璞玉，经过加工，晶莹乃见。例如，李东垣阴火之论，张景岳曾给以严厉的批评，但李氏治阴火之法，是值得重视的，而且其源实出于仲景，只是说理上有些失当之处罢了。至于有人说他的"甘温除热法"是骗人的，这只因批评者自己缺乏经验罢了。一家学说，往往是其毕生学术经验的总结，我们宜把重点放在吸取其所长上，才能有更大的收益。批判前人所短，正其谬误，不能说不需要，但应持审慎态度，并应注意其所处之时代背景。对前人学说，历史地、辩证地给予正确的评价，也是我们今天应做的工作。历代医家学说是值得我们发掘的大宝藏。回顾自己这方面的工作实在做得很不够。

中医学术发展的道路中央已指出来了，彷徨几十年的中医可以说已走在大路上，就看现代中医、西学中和有志于研究中医的其他科学家们的努力了。

中医学的前途有如万里云天，远大光明，我们的责任，任重而道远，故以“万里云天万里路”为题。

邓铁涛

1982 年 6 月

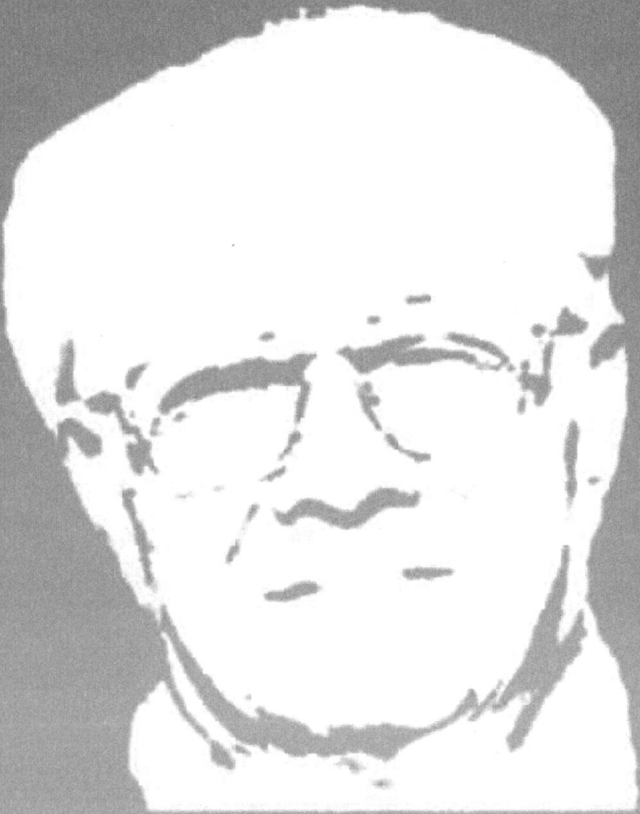

毒病论治

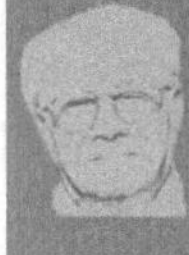

冠 心 病

一、邓铁涛教授论冠心病

中医虽无冠心病之名，但邓氏认为可以古说参证。古人所说的“真心痛”、“胸痹”等，可为我们今天的研究提供参考依据，如汉代张仲景《金匮要略·胸痹心痛短气病脉证并治》所记述的证候与冠心病十分相似，其治则与方药也一直为后世所沿用。长沙马王堆出土汉代女尸，病理解剖证实其生前患有冠心病，说明该病两千前在我国已经存在，历代也积累了丰富诊治经验。

（一）辨明病位，详审病机

1. 病位在心

冠心病辨证首先要辨明病位。《内经》既称“真心痛”，《金匮要略》又有“胸痹”专篇，则此病病位在心无疑。心下是胃的位置，心痛与胃病古人早有所鉴别，今天临床仍须认真诊察。其次要详审病机，邓氏认为冠心病是本虚标实之证。虚与实往往同时并存，但其间有先后主次缓急之分，因而病人即有不同的症状表现。

2. 本虚标实

冠心病为本虚标实之证，邓氏解释本虚虽指全身之虚，但心虚是其突出的矛盾。心虚必累及阴阳气血，因气属阳，血属阴，故可概括为阴阳。气血是阴阳派生的，因此，轻则反映为气虚血虚，重则为阴虚阳虚。心主火，意味着心为人体能源之所主，心搏一停，其他系统也就随之停止，《内经》所谓“阳中之阳心也”，故全身阳气中最重要的是心阳。当然还有命门亦十分重要，但从五脏角度而言，心为君主之官，居于重要的位置。标实，主要是痰和血瘀。虚与实，孰先孰后？应该说是先有虚。由于心阳心阴俱虚，才引起气血失畅，气虚生痰，血滞成瘀。且冠心病的发病率以老年人为最高，老年之病多虚。血瘀如何形成？瘀是由于血流不畅。气与血，阴阳互根，所谓“气为血帅，血为气母”，故血瘀乃由于气滞。血随气行，气行则血行，故气是主动的，血是被动的。当然，血瘀也可导致气滞；痰湿等引起血瘀，亦可反作用于气。但冠心病一般是由气滞引起的为多，气虚也可引起血瘀，因气虚则无力推动血液运行。

现代血流动力学认为，血液的推动力对流速、流量的影响是一个重要因素，这与中医所说的气的作用很相似。联系到胆固醇在血管壁内膜下的沉积，似可相等于痰的病证；心脏血管的痉挛，可能与气滞有关。这些问题有待于我们进一步去研究。血管内的粥样硬化斑块进一步发展，便会影响血液的流通，产生中医的所谓“痹”。从全国各地对心肌梗死的治疗分析，大部分的方剂是以祛瘀为主的。通常所见之心肌梗死，亦以瘀证为多。说明冠心病的早、中期以痰证为常见，而中、后期则以瘀证为多。从广东的病例来看，心气虚（阳虚）兼痰浊者为多见。特别是早、中期患者，其后则兼瘀或兼痰瘀者为多。而心肌梗死患者则以瘀闭为主，亦有痰瘀相兼者。

3. 以心为本，五脏相关

冠心病的病因可归纳为劳逸不当，恣食膏粱厚味，或七情内伤。但这些因素，并非可使人人罹患此病，而是决定于正气之盛衰，“正气内存，邪不可干”，正气虚则上述因素才起作用。正气内虚包括五脏之虚，但本病是因心阳亏虚，心阴受损，以致“心痹者，脉不通”，痰瘀闭阻心络而成冠心病。心与五脏关系非常密切。如高血压心脏病，往往先有肝阳亢盛，再影响到心，而肝的病又多先由肾阳虚衰，水不涵木所致。此外，与命门亦有关系，症见休克，阳气衰竭，脉微欲绝，这不仅是心阳衰，命门之火亦衰。心阳衰可用独参汤，甚则用参附汤，命门火衰则以四逆加人参为宜。心与肺的关系，肺为相傅之官，主治节，为心主血脉之助。脾为生痰之源，所以冠心病痰阻之证与脾的关系最为密切。

（二）辨证

根据上述理论，对冠心病的辨证如下：

1. 心阳虚（兼痰或瘀）

证见心痛，心悸，气短，面色苍白或黯滞少华，畏寒，肢冷，睡眠不宁，自汗，小便清长，大便稀薄，舌质胖嫩，苔白润，脉虚或缓滑或结代，甚则四肢厥冷，脉微细或脉微欲绝。

2. 心阴虚（兼痰或瘀）

证见心悸，心痛憋气，或夜间较显著，口干，耳鸣，眩晕，夜尿多，腰酸腿软，舌质嫩红，苔薄白或无苔，脉细数而促，或细涩而结。

3. 阴阳两虚（兼痰或瘀）

既有心阴虚证，又有心阳虚证，同时兼痰或瘀。

痰瘀的舌脉辨证：舌苔厚浊或腻，脉弦滑或结代者，为痰阻；舌有瘀斑或全舌紫红而润少苔，脉涩或促、结、代者，为瘀闭；若两者合并则为痰瘀闭阻。此证可并见上述三型，无论因痰因瘀，心绞痛都明显严重，或痛有定处，一般瘀证疼痛比痰证疼痛为甚。

至于心肌梗死，则以标证为主要矛盾，即痰瘀闭阻阳虚型、痰瘀闭阻阴虚型、痰瘀闭阻阴阳两虚型，一般以治标为主，以攻瘀为重点，随证变通论治。

（三）治疗

对于本病的治疗，汉代《金匮要略》论胸痹继承《内经》“背为阳，阳中之阳，心也”这一论点，认为阳气虚于上，痰湿等阴邪乘虚干扰而成病，治疗强调温阳除痰（湿）以恢复胸中阳气。其治胸痹诸方从栝楼薤白白酒汤到薏苡附子散，都是针对阳虚的。邓氏根据这一论点，选用温胆汤加党参进行治疗。从临证实践来看，只知阳虚不知有阴虚是不全面的。但邓氏认为，心有阴阳两方面，而心阳则是这对矛盾的主要方面，即使是心阴虚，亦往往宜加补气之药，故本病心阴虚型常用生脉散加味即根据这个道理。正如肾有阴阳，而肾以阴为主，补肾阳，往往在补肾阴的基础之上是同一道理。

至于治标与治本的问题，急则治标，缓则治本，先攻后补，先补后攻，攻补兼施，攻多补少，攻少补多，宜根据具体情况，具体分析，具体处理，切忌一攻到底或只知补虚而忽视疏导痰瘀。

常用方药如下：

1. 心阳虚用药

一般用温胆汤加党参（竹茹10克，枳壳5克，橘红5克，法半夏10克，茯苓15克，党参15克，甘草5克）。此方对于期前收缩而舌苔白厚、脉结者，有较好的效果。若心阳虚而兼瘀者，用四君子汤加失笑散2～5克顿服；若阳虚而心动过缓者，用补中益气汤或黄芪桂枝五物汤加减；若阳气虚，四肢烦冷，脉微细或脉微欲绝者，选用独参汤、参附汤或四逆加人参汤（参用吉林参、高丽参或西洋参），选加除痰和祛瘀药。

2. 心阴虚用药

一般选用生脉散（太子参18克，麦冬9克，五味子9克）为主方。心动过速者，加玉竹、柏子仁、丹参；期前收缩脉促者，加珍珠层粉2克冲服；阴虚兼痰者，加瓜蒌、薤白；兼瘀者，酌加桃仁、红花，或三七末2克冲服。

3. 阴阳两虚用药

用温胆汤合生脉散，或四君子汤合生脉散，或用炙甘草汤（炙甘草10克，党参15克，生地15克，阿胶6克，桂枝10克，麦冬9克，火麻仁10克，大枣4枚，生姜3片）加减。凡舌苔厚浊或腻者，不宜用炙甘草汤。

4. 兼痰兼瘀用药

痰证为主的可于温胆汤中酌加胆星、远志或瓜蒌、薤白之类，并按心阳虚、心阴虚加减用药。阴虚者可去法半夏加花粉。瘀证为主的可用蒲黄、五灵脂、川芎、丹参、三七之属为主，并加入补益心阴、心阳之药。

5. 血压或血脂高者用药

兼血压高者，于方中选加草决明、代赭石、钩藤、牛膝之属；若气虚甚之高血压宜重用黄芪30克；血脂高者，于方中选加草决明、山楂子、首乌、布渣叶之属；若舌苔厚浊者宜加用一些除痰湿之药。但无论血压高或血脂高，治疗之关键仍在于辨证论治。

6. 急性心肌梗死抢救

急性心肌梗死多数病例都有较剧烈之心绞痛，故通脉止痛是抢救的首要步骤。一般可用冠心苏合丸 1 ~ 2 丸立即嚼服。但阴虚或有内热者不宜用冠心苏合丸，可用人工牛黄、冰片各 0.4 克，麝香 0.2 克，同研末含服。也可用参芎汤：党参 24 克，麦冬 15 克，五味子 10 克，川芎 18 克，丹参 18 克，红花 10 克，陈皮 2 克，水煎服。若舌苔厚浊或为兼痰盛者，应加祛痰之药，如瓜蒌、薤白、法半夏等；若神志模糊者，是痰迷心窍，宜加石菖蒲 12 克，远志 6 克，或安宫牛黄丸、至宝丹之类；若心源性休克，需加用吉林参或高丽参 10 ~ 18 克另炖服，并根据阴虚、阳虚加减用药；偏阴虚者，可用西洋参 10 ~ 18 克，另炖服。

心绞痛有突然发作，疼痛剧烈，难以忍受的特点。急则治其标，邓氏根据祖传治疗痛证的验方，创造出五灵止痛散，已由广州中药三厂正式投产面世，用于治疗心绞痛发作获得较满意的效果。其后又在五灵止痛散的基础上，结合冠心病心绞痛的病机特点及中医脏腑经络学说，研制成功冠心止痛膏，外贴心俞、膻中、虚里等穴，使其药效通过脏腑和经络的联系直达病所。汤、散、膏剂，内服外用，合而治之，取得较为满意临床疗效。

（四）调养

冠心病用药物治疗只是一个方面，在药治同时或药治后，应注意饮食起居，以及精神生活方面的卫生，所谓起居以时，饮食有节，身心愉快等。此外坚持体育锻炼更是十分重要，体育锻炼宜采用柔和的运动（如太极拳、八段锦之类），不宜刚劲的运动。年过六十的患者，宜散步不宜跑步，慢跑亦非所宜。

二、治验医案

（一）冠心病心绞痛治验案

邵某，男，54岁，干部，住院号12875。

因心前区间歇发作针刺样疼痛及压迫感4年余，于1976年1月21日入院。

患者于1971年7～9月因陈旧性心肌梗死在某医院住院，出院月余后开始经常感到心前区间歇发作针刺样疼痛及压迫感，含服硝酸甘油片后始能缓解，近来发作较频而入院。检查：血压120/90mmHg（16/12kPa），心界向左下扩大，心律整，心率56次/分，心尖区可闻及Ⅱ级吹风样收缩期杂音，舌黯红，苔黄浊腻，脉缓。胸透：主动脉迂曲延长，左心室向左下延伸，左心室扩大。心电图：窦性心动过缓兼不齐，陈旧性后壁心肌梗死。眼底检查：A∶V为1∶3，反光度增强，眼底动脉硬化。

诊断：西医：冠心病，心绞痛，陈旧性后壁心肌梗死。中医：胸痹，痰瘀闭阻型。

治则：除痰通瘀，芳香化浊。

处方：以温胆汤加味。党参15克，云茯苓12克，法半夏9克，橘红5克，甘草5克，竹茹9克，枳实6克，布渣叶15克，郁金9克，藿香5克。

住院期间曾出现头痛，左手麻痹不适，用健脾补气法以四君子汤加味治疗。

处方：党参15克，白术12克，云茯苓15克，甘草5克，丹参12克，葛根30克，山楂子30克。

后期又用温胆汤加味治疗直至出院。

住院期间心绞痛发作症状明显减轻，无需含服硝酸甘油片。心电图复查：窦性心律不齐，陈旧性后壁心肌梗死。病者精神、食欲均正常，于1976年4月26日出院。出院后续服温胆汤加味制成的丸剂。治疗追踪3个月，无心绞痛发作，病情稳定。

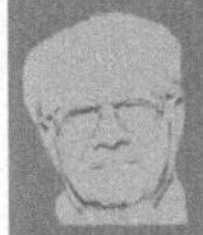

（二）冠心病高血压治验案

陈某，男，58 岁，工程师，住院号 12496。

因反复胸前区疼痛、头晕头痛 4 年，于 1975 年 10 月 19 日入院。

患者 18 年前开始发现高血压，4 年前开始，每于饱餐、劳累、情绪激动时，突然出现心前区压榨样疼痛，舌下含服硝酸甘油片能迅速缓解。自发现高血压后胆固醇持续增高（7.46 ~ 10.36mmol/L）。检查：血压 150/90mmHg（20/12kPa），心律规则，$A_2 > P_2$。舌淡嫩稍黯，苔薄白，脉弦细。胸透：主动脉迂曲延长，左心缘向左下延伸，略有扩大。心电图：运动前为正常心电图；二级梯双倍运动试验明显阳性。胆固醇：8.55mmol/L。

诊断：西医：冠心病，心绞痛，高血压病，高脂血症。中医：胸痹，阳虚兼痰浊闭阻型。

治则：补气健脾除痰兼予养肝。

处方：以四君子汤合温胆汤加减。党参 15 克，白术 9 克，云茯苓 12 克，甘草 5 克，法半夏 9 克，竹茹 9 克，枳壳 5 克，草决明 30 克，桑寄生 30 克，何首乌 30 克。

病者住院共 80 天，仅发作一次心前区压榨样疼痛，经服失笑散后缓解。出院前复查：心电图二级梯双倍运动试验阳性，胆固醇 5.18mmol/L。病者自觉症状明显改善，于 1976 年 1 月 16 日出院。出院后一直坚持门诊治疗，服温胆汤加味制成的丸剂，并坚持适当体育锻炼。追踪 7 个月，病情一直稳定。

（三）冠心病并心律失常治验案

劳某，男，60 岁，工人，住院号 13293 。

因心悸、气急、胸闷十余天，于 1976 年 4 月 21 日入院。

患者十余天前开始气急，心悸，左前胸发闷，尤以劳动后为甚，胸闷有压迫感，但不放射至其他部位，一直未作检查。以往无高血压史。检查：血压 116 /78mmHg（15.4/10.4kPa），能平卧，心律不规则，心率 102 次/分，心音强度不一，各瓣膜区未闻及杂音，脉搏短绌。唇舌黯红，少苔，舌边有瘀斑，脉促。胸透：主动脉段稍增

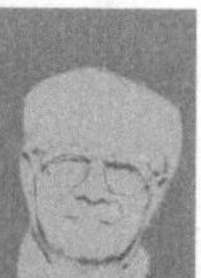

宽，各房室不大。心电图：心房纤维颤动。

诊断：西医：冠心病，心律失常。中医：胸痹，阴阳两虚兼痰瘀闭阻型。

治则：养心除痰，兼以活血祛瘀。

治疗：初用温胆汤合生脉散，方中人参用党参效果不显。发现病人脉促而虚大稍数，舌红少苔，为明显气阴不足，乃改用：吉林参须9克（另炖），麦冬9克，五味子9克，云茯苓12克，炙甘草6克，橘红5克，竹茹9克，玉竹15克，珍珠层粉1.5克（冲）。服药后，第二天心律规则，无脉搏短绌现象。心电图复查：窦性心律，左前半束支传导阻滞，肢体导联低电压。仍照前方，唯参须改用党参。服药3天后又出现心房颤动。考虑心房颤动反复主要与党参易参须有关，后仍守前方，人参仍用参须9克，几天后心律恢复窦性心律，自觉症状减轻。仍守前方参须改6克，后又发现心律不规则和脉搏短绌现象，以后又将参须改为9克，心律又规则。几次处方更换，几次心房颤动反复，皆与补气药有关，守前方一段时间后，去参须代以党参、黄芪及五指毛桃以加强补气，心律一直稳定，观察一个多月，症状无反复。1976年7月6日心电图：窦性心律，左前半束支传导阻滞。患者一般情况好，心律规则，好转出院。

三、学生之研究

20世纪80年代初，邓铁涛教授与欧明教授指导研究生丁有钦，通过检测30例心血管病痰证患者血液流变学的有关指标，与健康人组73例和未分型心血管病人组162例作比较，结果30例心血管病痰证患者的全血比黏度、血浆比黏度、红细胞及血小板电泳时间、血沉方程K值、纤维蛋白原、甘油三酯和β脂蛋白浓度均明显增高，具有显著统计学意义（$P<0.01$），表明这些指标的异常是心血管病痰证患者血液流变性较突出的变化。（丁有钦《心血管病痰证患者血液流变性的初步研究》，广州中医学院1979级硕士研究生学位论文）

20世纪80年代中期，邓氏又指导研究生方显明，以益气除痰法方药对52例冠心病患者进行临床疗效观察，结果痰证与非痰证患者组间疗效比较差别无显著性（P >0.05）；对 78 例冠心病患者的血液流变性影响进行实验研究，结果痰证与非痰证患者的全血比黏度、血浆比黏度、血沉等指标均高于正常组（P < 0.05），痰证患者尚伴有红细胞聚集指数增高（P < 0.01），35 例病人用益气除痰方药治疗后，症状改善与全血比黏度改善的符合率痰证为 82%，非痰证为 75%，提示益气除痰法治疗冠心病，无论是痰证患者还是非痰证患者均有一定疗效，辨证论治不应排除专方专药。（方显明《益气除痰法对冠心病的临床疗效及其血液流变性影响的初步研究》，广州中医学院 1985 级硕士研究生学位论文）

丁氏、方氏两人之研究，从临床、实验的角度，支持了邓铁涛教授对冠心病痰证论治的学术主张。

四、中药临床制剂

（一）冠心止痛膏

冠心止痛膏商品名为“宽心贴”。

功效：宽胸止痛，活血化瘀，除痰辟秽。

主治：冠心病心绞痛。亦适用于因气滞、血瘀、痰浊、邪闭所致胸痛。

用法用量：每次 1 片，外贴于胸前区疼痛部位，药效可维持 24 小时，亦可外贴穴位，膻中、虚里、心俞等穴位任选一穴，交替使用。

贮藏：密封置阴凉干燥处。

附

1. 冠心止痛膏对 29 例 162 例次心绞痛发作的速效止痛疗效观察

病例来源：长春中医学院附属医院住院病人。29 例中男 20 例，女 9 例，男女之比为 2.22∶1。年龄最小 36 岁，最大 76 岁，50 ~ 70 岁共 19 例，占 65.52%。病程最短 2 天，最长 10 年。

临床分型分级：稳定型劳累性心绞痛 20 例（68.97%），恶化型劳累性心绞痛 4 例（13.79%），初发型劳累性心绞痛 3 例（10.34%），自发性心绞痛 2 例（6.9%）。轻度 13 例（44.8%），中度 12 例

(41.4%)，重度4例（13.8%）。中医辨证分型：气阴两虚型15例，84例次（兼夹他型者，按主要证候偏重于某型而归入该型）；心阳不振型6例，26例次；痰浊闭塞型3例，21例次；心血瘀阻型3例，21例次；寒凝气滞型2例，10例次；心血亏损型0例。

治疗方法：冠心止痛膏由佛山第二制药厂根据邓老经验方生产。要求每人观察7次，每次1片。心绞痛发作即给予冠心止痛膏外贴穴位，膻中、虚里、心俞任选一穴，交替使用。记录用药开始至疼痛消失的时间，用统一印制的“心痛（冠心病心绞痛）科研病历”记录。

诊断分型及疗效评定标准、诊断标准：参照世界卫生组织所通过的缺血性心脏病命名及诊断标准和1988年11月国家中医药管理局中医急症心痛协作组青岛会议修订的中医心痛（冠心病心绞痛）急症诊疗规范的有关内容制定。

治疗结果：29例162例次中，显效71例次（43.83%），有效53例次（32.72%），无效38例次（23.46%），总有效率为76.54%。冠心止痛膏对各型均有疗效，以例次较多的气阴两虚型、心阳不振型、痰浊闭塞型及心血瘀阻型进行比较，其有效率差别无显著意义（$P>0.05$），提示冠心止痛膏对各型疗效相同。

2. 冠心止痛膏治疗冠心病心绞痛31例中长期疗效观察

临床资料：1990年10月~1991年10月长春中医学院附属医院内一科、内二科、高干病房住院病人共31例。其中男21例，女10例。年龄在36~76岁之间，平均57.8岁。病程2天~10年，以1~5年居多（64.5%）。稳定型劳累性心绞痛22例（70.97%），恶化型劳累性心绞痛4例（12.9%），初发型劳累性心绞痛3例（9.68%），自发性心绞痛2例（6.45%）。轻度15例（48.39%），中度12例（38.71%），重度4例（12.9%）。

治疗方法：冠心止痛膏由佛山第二制药厂根据邓氏经验方生产。要求每人连续用药4周，每次1片，每片维持24小时。外贴穴位：膻中、虚里、心俞任选一穴，交替使用。记录每天心绞痛发用的次数、持续时间、疼痛程度、诱发原因、伴随症状、舌脉、血压、心率及硝酸甘油停减情况。用药前全部做心电图、肝肾功能、血脂、血糖、电解质、血沉、血常规、尿常规等检查，疗程结束后复查。用统一印制的“心痛（冠心病心绞痛）科研观察病历”记录。

疗效评定标准：按照1988年11月国家中医药管理局中医急症心痛协作组青岛会议修订的中医心痛（冠心病心绞痛）急症诊疗规范的标准。心电图疗效按照1979年中西医结合防治冠心病心绞痛座谈会修订的标准。

治疗结果：心绞痛症状疗效：显效20例（64.5%），有效10例（32.3%），总有效率96.8%，无效1例（3.2%），加重0例。心电图疗效：显效3例（9.7%），有效18例（58.1%），无效10例（32.3%），加重0例，总有效率67.7%。（何绪屏．冠心止痛膏疗效观察．载《邓铁涛学术论文集》．广州中医药大学第一附属医院．1999年11月）

（二）广州冠心丸

又名冠心丸、胸痹心泰胶囊，根据邓氏治疗冠心病经验研制，1976年由广州中药一厂生产供临床观察，有完整病案资料70例。

功效：宽胸理气，活血除痰止痛。

主治：冠心病，胸痹证。

疗效：症状改善总有效率90.2%，休息时心电图总有效率32.6%，运动时心电图总有效率36.7%。

高血压病

一、邓铁涛教授论高血压病

中医无高血压病之病名。根据本病的主要症状及其发展过程，属于中医之“眩晕”、“头痛”、“肝风”、“中风”等病证的范围。仅就文献的论述及邓氏临床实践，试论本病的病因病机与辨证论治如下。

（一）肝为风木之脏

从高血压病的证候表现来看，其受病之脏主要属于肝的病变。肝脏的特性，叶天士有这样的描述："肝为风木之脏，因有相火内寄，体阴用阳。其性刚，主动主升，全赖肾水以涵之，血液以濡之，肺金清肃下降之令以平之，中宫敦阜之土气以培之，则刚劲之质，得柔和之体，遂其条达畅茂之性，何病之有？"（《临证指南医案·肝风》）足见肝脏阴阳相对平衡则无病。而肝脏之阴阳得以平衡，又与其他各脏腑有密切的关系。

（二）肝与五脏之关系

如上所述，肝脏阴阳平衡与五脏协调则无病；但若情志失节，心情失畅，恼怒与精神紧张，都足以伤肝，可出现肝阳过亢的高血压。肝阳过亢的继续发展，可以化风、化火而出现中风证候（脑血管意外）。肝阳过亢不已，可以伤阴伤肾，又进而出现阴阳两虚的证候。

肝与肾的关系最为密切，前人用母（肾）与子（肝）来形容两者的关系。先天不足或生活失节而致肾阴虚，肾阴不足不能涵木引致肝阳偏亢，出现阴虚阳亢之高血压，其发展亦可引起阴阳俱虚的高血压或中风等证。忧思劳倦伤脾或劳心过度伤心，心脾受损，一方面可因痰浊上扰，土壅木郁，肝失条达而成高血压；一方面脾阴不足，血失濡养，肺失肃降，肝气横逆而致高血压。这一类高血压，往往见心脾之证。

（三）辨证论治

基于上述病机，确诊为高血压病之后，辨证可分以下四型：

1. 肝阳上亢

头痛，头晕，易怒，夜睡不宁，口苦或干，舌边尖红（或如常），苔白或黄，脉弦有力。

2. 肝肾阴虚

眩晕，精神不振，记忆减退，耳鸣，失眠，心悸，腰膝无力，或盗汗，舌质红嫩，苔少，脉弦细或细数。

3. 阴阳两虚

头晕，眼花，耳鸣，腰痛，阳痿，遗精，夜尿，或自汗盗汗，舌淡嫩或嫩红，苔白厚或薄白，脉虚弦或紧，或沉细尺弱。

4. 气虚痰浊

眩晕，头脑欠清醒，胸闷，食少，倦怠乏力，或恶心，吐痰，舌胖嫩，舌边齿印，苔白厚或浊腻，脉弦滑，或虚大而滑。

本病与肝的关系至为密切，调肝为治疗高血压病的重要一环，但治肝不一定限于肝经之药。清代王旭高《西溪书屋夜话录》对于肝气、肝火、肝风的治疗共30法，用药颇广，值得参考。

（四）治肝之法

王旭高治肝，以肝气、肝风、肝火辨治。王氏说："内风多从火出，气有余便是火，余故曰肝气、肝风、肝火，三者同证异名，但为病不同，治法亦异耳。"王氏治肝之法虽多，而偏重于清滋。肝气、肝风、肝火之证，不等于只属于高血压病，但其中一些治法，已为后世所采用。如："肝风初起，头目昏眩，用息风和阳法，羚羊、丹皮、甘菊、钩藤、决明、白蒺藜，即凉肝是也。……如息风和阳不效，当以息风潜阳，如牡蛎、生地、女贞子、玄参、白芍、菊花、阿胶，即滋肝法是也。……如水亏而肝火盛，清之不应，当益肾水，乃虚则补母之法，如六味丸、大补阴丸之类，亦乙癸同源义也。"

清代医家叶天士对肝风一类病的治疗有较丰富的经验。如华岫云为叶天士医案立"肝风"一证，总结叶氏治肝风之法。华曰："先生治法，所谓缓肝之急以息风，滋肾之液以驱热。……是介以潜之，酸以收之，厚味以填之，或用清上实下之法。若由思虑烦劳身心过动，风阳内扰则用酸枣仁汤之类；若由动怒郁勃，痰火交炽则用二陈龙荟之属。风木过动必犯中宫，则呕吐不食，法用泄肝安胃，或填补阳明。其他如辛甘化风、甘酸化阴、清金平木，种种治法未能备叙。"这些论述，对于高血压的治疗，都值得重视和参考。

总之，治疗高血压，治肝是重要的一环，但疾病变化多端，不能执一，应辨证论治。

（五）降压方药

根据前人经验及其上述辨证，邓氏常用之治法如下：

1. 石决牡蛎汤

肝阳上亢，宜平肝潜阳，用石决牡蛎汤（自订方），药物组成：

石决明30克（先煎），生牡蛎30克（先煎），白芍15克，牛膝15克，钩藤15克，莲子心6克，莲须10克。

此方用介类之石决、牡蛎以平肝降压潜阳为主药，钩藤、白芍平肝息风为辅药，莲子心清心平肝、莲须益肾固精为佐，牛膝下行为使药。如苔黄、脉数有力加黄芩；若兼阳明实热便秘者，可加大黄之类泻其实热；苔厚腻，去莲须，加茯苓、泽泻；头痛甚属热者，加菊花或龙胆草；头晕甚加明天麻；失眠加夜交藤或酸枣仁。

2. 莲椹汤

肝肾阴虚，宜滋肾养肝，用莲椹汤（自订方），药物组成：

莲须12克，桑椹子12克，女贞子12克，旱莲草12克，山药15克，龟板30克（先煎），牛膝15克。

此方以莲须、桑椹、女贞、旱莲草滋养肝肾为主药，山药、龟板、生牡蛎为辅药，牛膝为使药。气虚加太子参；舌光无苔加麦冬、生地；失眠、心悸加酸枣仁、柏子仁。

3. 肝肾双补汤

阴阳两虚，宜补肝肾潜阳，方用肝肾双补汤（自订方），药物组成：

桑寄生30克，首乌24克，川芎9克，淫羊藿9克，玉米须30克，杜仲9克，磁石30克（先煎），生龙骨30克（先煎）。

若兼气虚加黄芪30克。若以肾阳虚为主者，用附桂十味汤（肉桂3克，熟附子10克，黄精20克，桑椹10克，丹皮9克，云茯苓10克，泽泻10克，莲须12克，玉米须30克，牛膝9克）。若肾阳虚甚兼浮肿者，用真武汤加黄芪30克，杜仲12克。

4. 赭决七味汤

气虚痰浊，宜健脾益气，用赭决七味汤（自订方），药物组成：

黄芪30克，党参15克，陈皮6克，法半夏12克，云茯苓15

克，代赭石 30 克（先煎），草决明 24 克，白术 9 克，甘草 2 克。

重用黄芪合六君子汤补气以除痰浊，配以赭石、决明子以降逆平肝。若兼肝肾阴虚者加首乌、桑椹、女贞之属；若兼肾阳虚者加肉桂心、仙茅、淫羊藿之属；若兼血瘀者加川芎、丹参之属。

（六）生活调养

以上是对辨证论治的一些体会，若从预防与比较系统彻底的治疗来说，应针对病因病机采取综合措施，而日常的生活调养也是重要的一方面。

1. 调节情志

本病与精神因素、工作紧张关系较大，对患者的精神环境与工作安排十分重要。当然患者的内因是决定因素，因此做好病人的思想工作与注意劳逸结合，是一个重要的措施。饮食与生活上的调节都很重要。

2. 体育疗法

如气功、太极拳，已证明是行之有效的方法，不论预防与治疗，都有可靠的作用。

3. 中西并用

中西结合治疗也是必要的，西药取效快，但不能治本，中药取效慢但疗效比较巩固，可以结合使用。如见高血压危象，先用西药或针灸控制，然后辨证论治。对顽固之高血压亦可中西并用，至一定时期后才纯用中药。邓氏不主张长期使用西药，久用西药有副作用反于身体不利；主张测量血压，分辨缓急轻重，急重则治标，缓轻则治本。

二、治验医案

（一）脾阳不升高血压病诊治案

赵某，男性，54 岁，干部。1972 年 7 月 8 日就诊。

时当夏令，症见头晕，怠倦，睡眠欠佳，胃口不佳，血压 105/90mmHg。诊其面色黯滞，唇稍黯，舌嫩色淡黯，苔白润（稍厚），脉软稍数而重按无力，寸、尺俱弱。患者一向血压偏低，舒张压从来没有这么高。从症、脉、舌来分析，此属脾胃素虚。最近工作时至深夜，致肾阴有所损耗，肝阴便为之不足，致肝阳相对偏亢所致。病为阴阳俱虚，治疗脾阳当升而肝阳应降，但升提不能太过，潜降不应过重。拟定处方如下：

党参15克，云苓12克，白术12克，甘草5克，干莲叶9克，扁豆花9克，败龟板30克，素馨花5克。

此方用四君子汤以健脾，李东垣认为干莲叶有升发脾阳的作用，故与扁豆花同用以升脾阳兼解暑，用龟板以潜肝阳，素馨花以疏肝气。服药3剂后，精神转好，脉转细缓，血压为95/75～95/80mmHg，脉压差仍小。处方：照上方加黄芪9克，去干莲叶与龟板。服3剂后，血压在100/75～100/80mmHg之间。当脉压差超过30mmHg时，患者症状便消失。此后改用补中益气场，服后患者精神较好，面色转润，脉稍有力，血压在105/70～105/80mmHg之间。连服补中益气汤一个多月，以巩固疗效。

（二）高血压并脑中风案

黄某，男，67岁，中医教师，1968年6月8日初诊。

左侧半身不遂1周入院。患者既往素有高血压及肺气肿病史，7天前早上四时许起床小便，突然觉左下肢无力倒地，当时自己还能爬回床上，顿觉气促，并发现左侧上、下肢活动不灵，当日晚上时或说胡话，连日来神情烦躁激动，服自处之方药数日，5天前结合针灸，症状改善不大而入院。入院时诊断为“脑血栓形成”，并请会诊。

诊查：症见烦躁多言，对外界反应冷漠，口角向右歪斜，卧床不起，左上、下肢不完全性瘫痪，感觉迟钝，咳嗽有痰，色黄白而稠，7天来仅一次排少量大便，舌质红，苔白润，脉稍弦滑。

血压210/100mmHg（28/13.3kPa），左眼睑稍下垂，口角微向右歪，左鼻唇沟稍浅，有肺气肿征，两肺满布干湿啰音，左侧上下肢肌力减退，余无其他明显病理体征。

辨证：中风（中腑），肝风内动夹痰。

治法：平肝息风，除痰醒窍。

处方：羚羊角骨30克（先煎），秦艽25克，枳实10克，郁李仁10克，地龙12克，牛膝18克，钩藤15克，天竺黄10克，法半夏15克，丹参15克，丹皮10克。每日1剂。另蛇胆川贝末2支1次服，日服2次。

同时服用益寿宁，每日服3次，50%葡萄糖40毫升静注，每日1次。

治疗5天后，口眼歪斜消失，大便通调，唯仍觉乏力，诉述病情喋喋不休，夜晚觉畏寒，舌质暗红，苔白润，脉弦滑。上方去秦艽、郁李仁、枳实，加党参15克，白术10克，云苓12克，黄芪30克，杜仲12克等药。第11天精神状态正常，血压也降至165/95mmHg（22/13kPa），唯左上下肢感觉尚未完全恢复，要求出院，出院时已能步行返家。

三、学生之研究

20世纪80年代，邓铁涛教授指导研究生杜少辉，从免疫学的角度探讨高血压病中医分型的物质基础。杜氏根据邓氏上述治疗高血压病的经验，拟定含有滋阴、潜阳、补肾等方药的“邓氏降压汤”，对64例高血压病患者（含对照组30例）进行临床研究与实验研究。从两组降压疗效比较，第一周中药组不及西药组，有显著性差异（$P<0.01$），但此后两组之间疗效则无显著性差异（$P>0.05$），体现西药降压特点为下降幅度大，降压速度也较快，而中药降压特点为呈逐渐性下降，远期疗效好。同时症状疗效中药组明显优于西药组。患者经中医药治疗后，除临床症状得到改善以外，升高的体液免疫指标有所下降，IgG和补体C_3治疗前后有显著性差异（$P<0.01$）；低下的T淋巴细胞转化率有所增强，差异有显著意义（$P<0.01$）。人体免疫失调的平衡得以纠正，支持了邓氏关于“高血压病是内脏阴阳失调的结果而不是原因”的学术主张。（杜少辉《中医治疗高血压病及其与免疫关系的研究》，1988级硕士研究生学位论文）

高血压与冠心病经常联系在一起，邓铁涛教授又指导研究生张英民，对119例确诊为高血压、冠心病患者按中医辨证分为四型：

痰证43例，痰瘀证28例，瘀血证23例，其他证型25例，以及正常组30例，进行血小板聚集性和血脂水平的测定。结果痰证、痰瘀证、瘀血证患者的血小板最大聚集率明显高于正常组和其他证型组（$P<0.01$），而血脂异常与血小板聚集性相互影响，其中低密度脂蛋白胆固醇（LDL－C）偏高引起血小板聚集性增强更为明显。根据邓氏经验拟定的“降压一号方”，对其中44例高血压、冠心病痰证（包括痰瘀证）患者治疗观察，降压疗效总有效率为83.3%，症状疗效总有效率94.4%。治疗后患者血小板最大聚集率、血清胆固醇、甘油三酯、低密度脂蛋白胆固醇、致动脉硬化指数（AI）比值均明显下降（$P<0.01$），而高密度脂蛋白胆固醇有所提高（$P<0.05$），证实“降压一号方”有抗动脉粥样硬化的作用，其机理可能与改善血脂水平、降低血小板聚集性有关。（张英民《益气健脾化痰法对冠心病高血压病痰证的疗效观察及其对血小板、血脂的影响》，1987级硕士研究生学位论文）

中风（脑血管意外）

一、邓铁涛教授论中风

脑血管意外属中医“中风”病范围，中医的中风病包括现代医学多种疾病，但主要还是指脑血管意外的疾病，可以分为出血性中风与缺血性中风两类。

风、痨、臌、膈，古称四大证，而中风居其首。故历代医家对中风病论述甚广，文献资料亦很丰富。在病名上有中风、风痱、风懿、风气、卒中、类中风、真中风、非风、偏瘫等。通过这些病名，可见其理论论述之广泛。究其主要焦点，在于病因、病机问题，也就是本病辨证论治的关键所在。

（一）内因为主，内虚为本

关于本病的病因病机，邓氏认为，有几本书值得参考。如清代姜天叙《风痨臌膈四大证治》、清代尤在泾《金匮翼·卒中八法》、近代张山雷《中风斠诠》、建国初上海中医文献馆《中风专辑》，以及最近国家中医药管理局在长春修订的《中风病中医诊断疗效评定标准》等。通过上述文献的复习及结合多年临床治验，邓氏认为中风的病因病机，应以内因为主，内虚为本，加以七情、饮食、劳倦等因素，以致肝风、肝火内动，或湿痰、瘀血内阻，或虚阳浮越而发病。而外风外寒亦往往为本病之诱发原因。

（二）辨证分中脏、中腑、中经络

本病的辨证分型，分为：① 中脏：阳闭证、阴闭证、脱证；② 中腑：肝阳亢盛证、气虚血瘀证、阴亏血虚证；③ 中经络：风痰阻络证、阴亏阳亢证等证型。治疗上则根据上述分型，吸取清代尤在泾《金匮翼·卒中八法》及张山雷《中风斠诠》治中风八法的精华部分，结合个人的经验，邓氏拟定了下述辨证论治方案。

1. 中脏

以突然昏倒，不省人事，或发热或不发热为主要表现。

（1）阳闭证：昏仆，不省人事，牙关紧闭，两手握固，面赤气粗，或痰声如锯，或身热躁动，舌红，苔黄或腻，脉弦滑而数。

治疗方药：至宝丹及清肝降火、滋阴潜阳之剂。

针刺穴位：十二井（针出血）、太冲、人中、丰隆（均用泻法）。

（2）阴闭证：昏仆，不省人事，牙关紧闭，两手握固，面白唇紫，痰涎壅盛，四肢不温，苔白滑腻，脉沉滑。

治疗方药：苏合香丸及息风豁痰之剂。

针刺穴位：太冲、人中、丰隆（均用泻法）。

（3）脱证：昏仆，不省人事，目合口开，鼻鼾，息微，肢冷或手撒遗尿，大汗出，或汗出如油，或面色如妆，脉细弱或浮大无根，或沉细欲绝。

治疗方药：急救回阳，用参附汤；若属肾阴亏而虚阳浮越，而见足冷面赤的，则用地黄饮子。以上汤药均灌服或鼻饲。

艾灸穴位：关元、神阙（隔盐灸，不拘壮数）。

2. 中腑

以神清，或神情默默，善悲而哭，半身不遂或但臂（腿）不遂，失语或语言不利，口眼歪斜，或大小便失禁，关格等为主要表现。本型多经中脏转轻而出腑，或中经络转重而入腑。

（1）肝阳亢盛：除上述中腑主要表现外，必舌质红绛或艳红，舌体颤，苔黄或腻腐，脉必弦而有力或兼数。

治疗方药：宜平肝息风，用羚羊角骨汤（自拟）。

羚羊角骨25克，钩藤15克，白芍12克，地龙12克，石决明30克，天竺黄10克，云苓10克，杜仲12克，牛膝15克。兼热盛者，可加黄芩、莲子心、石膏；兼痰可加胆星、全蝎、僵蚕；兼失语者加全蝎、菖蒲，或合至宝丹。

（2）气虚血瘀：除上述中腑主要表现外，舌必胖嫩，有齿印或黯淡，有紫斑瘀点，脉多浮大或大而无力。

治疗方药：治以补气祛瘀通络，用补阳还五汤，或黄芪桂枝五物汤。若兼失语则加全蝎、菖蒲、远志，或合猴枣散（成药）。若以血瘀为主，气虚不甚者，可用王清任通窍活血汤加减。

（3）阴亏血虚：除上述中腑主要表现外，舌必嫩红，舌瘦或舌痿，少苔或无苔，脉多沉细而涩。

治疗方药：宜养血滋阴，用地黄饮子。若兼失语，加天竺黄、菖蒲、生葱。

针刺治疗：以调和经脉，疏通气血为原则。偏瘫者，上肢取肩髃、曲池、外关，下肢取环跳、足三里、阳陵泉、绝骨、三阴交；失语者，取通里、涌泉、廉泉、哑门。

3. 中经络

以口眼歪斜，语言不利，肌肤不仁，手足麻木为主要表现。

（1）风痰阻络：口眼歪斜，语言不利，肌肤不仁，手足麻木，或见恶寒发热，肢体拘急，舌苔白或兼滑腻，脉浮滑或弦数。

治疗方药：宜养血祛风通络，用秦艽牵正汤（自拟）。

秦艽18克，川芎10克，当归10克，白芍15克，生地20克，云苓15克，白附子10克，僵蚕10克，全蝎10克，羌活10克，防风6克，白术12克。兼热者加石膏、黄芩；痰多者，去生地，加胆星；血虚者，加熟地、鸡血藤。

针灸穴位：地仓、颊车、攒竹、合谷（均取患侧）、太冲。久病者当用灸法，或在上述穴位进行维生素 B_1 加 B_{12}注射。

(2) 阴亏阳亢：口眼歪斜，舌强语謇，舌质红，苔少，脉弦滑数。

治疗方药：宜滋阴平肝潜阳，用钩藤饮加减（自拟）。

双钩藤12克，牡蛎30克，牛膝15克，天竺黄12克，全蝎10克，石决明30克，天麻10克，首乌20克，杜仲12克。

针刺穴位：地仓、颊车、合谷（均取患侧）、太冲。

中风又为近年来中医急症攻关项目之一，邓氏对于中风昏迷（中脏）者，多用安宫牛黄丸、紫雪丹、至宝丹、苏合香丸等，由于上述中成药有麝香、安息香、苏合香等芳香开窍之品，故研碎化水，滴入中风昏迷病人舌上，舌为心之苗，心主神明，患者即能吸收而起治疗作用，某些浅昏迷患者在滴入的过程中可逐渐出现吞咽动作，随即便可顺利灌服。

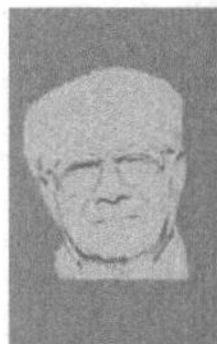

二、治验医案

（一）中风（脑出血）治验案

陈某，男，62岁，中医师。初诊：1984年5月9日。

患者于1984年5月8日晚洗头时突觉右侧上、下肢活动无力，继而出现失语，右侧上、下肢体偏瘫，神志昏迷，即请当地卫生所值班医师检查，体温37.8℃，血压21.3/14.7kPa，神志昏迷，被动体位，体胖，面赤身热，双瞳孔等圆等大，右鼻唇沟变浅，口角左歪，颈软，双肺底可闻及湿啰音，心率104次/分，律不整，右侧上、下肢体瘫痪，巴宾斯基征阳性。起病后曾请附近医院神经科医师会诊，“建议暂不宜搬动，应原地治疗，待病情稳定后再送医院作CT进一步确诊”。因所在地为工厂卫生所，鉴于设备及医疗条件所限，治疗上颇感棘手，遂请邓铁涛教授会诊。

邓氏诊查患者，症见烦躁，间有抽筋，气粗口臭，喉间痰声辘辘，大小便闭，口唇红而干，舌红绛，苔黄厚干焦，脉弦滑数。

辨证：中风（直中脏腑）。证属肝风内动，痰瘀阻塞清窍。

治法：平肝息风，豁痰化瘀开窍。

处方：

1. 安宫牛黄丸每天1粒半，其中1粒内服，余半粒用冷开水10毫升调匀，用棉签蘸频频点舌。

2. 针泻太冲（双）。

3. 中药：羚羊角骨30克（先煎），竹茹12克，天竺黄5克，草决明20克，胆南星、地龙、田七片（先煎）、橘红各10克，连翘12克，陈皮5克，丹参18克。每天1剂，连服4天。

第2天由于患者合并肺部感染较明显，故加强抗感染，肌注青霉素80万IU，链霉素1克，每天2次，连用1周。

二诊：5月13日，患者神智转清，喉间痰鸣消失，呼吸平顺，口臭略减，失语及右侧上、下肢偏瘫如前，大便自起病后秘结，舌红，苔黄厚干，脉弦滑，血压18.7/12kPa。

处方：

1. 安宫牛黄丸，用法同前。

2. 大黄30克，煎水200毫升，低位保留灌肠（灌肠后约1小时排便3次，量约1000克）。

3. 中药：石决明30克（先煎），竹茹12克，白芍15克，枳实、石菖蒲、胆南星、法半夏、田七片（先煎）、橘络、丹参各10克，太子参20克。每天1剂，连服4天。

5月17日，外出到某医院作颅脑CT检查（CT号：2116）示：大脑左半球底部和内囊部位血肿（大小约5.5厘米×3.6厘米×6厘米）。因病情稳定，家属要求转某中医院住院。住院期间，中药用安宫牛黄丸、温胆汤，西药用能量合剂、醒脑净等。

三诊：6月6日。神清，体倦神疲，语言不利，右侧肢体偏瘫，二便自调，舌质淡，苔薄白，脉细。证属气血两虚，脉络瘀阻。改用益气养血、祛瘀通络。拟方用补阳还五汤加味。

处方：黄芪100克，赤芍、川芎、归尾、桃仁、红花各6克，地龙、石菖蒲各10克，五爪龙、鸡血藤各30克，每天1剂。

另加服猴枣散早晚各1支。

用上方为基本方加减作善后调治近1年。1985年6月6日颅脑CT复查意见为：大脑左半球血肿吸收后空洞形成。现患者仍健在，生活基本能自理。

按语： 脑出血属急危重症，该病死亡率高，治疗上颇为棘手，且病发于基层，搬动对病者不利，所以应就地治疗。邓氏认为，脑出血可按中医中风病辨证论治，而此类病人临床上往往有昏迷不醒、牙关紧闭等现象，给治疗用药带来一定的困难。邓氏用安宫牛黄丸点舌法，通过舌吸收药物，开辟了抢救昏迷病人的给药新途径，经临床观察，点舌后昏迷患者痰涎分泌物明显减少，对促进患者苏醒，争取治疗时间起着重要的作用，为抢救昏迷病人的一种简便有效的方法。该法是根据“心主神明”、“心开窍于舌”的中医理论，结合临床实际所创造的新方法，值得进一步 推广。

中医治法素有内治、外治等多种治疗手段，尤适合于危急重症之抢救治疗。如本例初起肝风内动明显，即针泻太冲以助药效；后见腑实便闭，运用釜底抽薪法，用大黄保留灌肠，使大便通畅，下通上清，诸症遂减。

（二）中风（脑血栓形成）治验案

林某，女，64岁，港澳同胞。初诊：1978年1月。

患者3个月前因患脑血栓形成，左侧上、下肢完全瘫痪而入香港某医院治疗，经西医治疗3个月稍效而出院返穗治疗。

诊查： 症见左上肢全瘫，左下肢能抬高20～30厘米，需家人扶持方能坐稳，生活无法自理。面色潮红，烦躁，易激动，口咽干燥，消瘦，大便结，舌质嫩红少苔，脉浮弦。左上肢肌力Ⅰ级，左下肢肌力Ⅲ级，左上、下肢肌张力增强，腱反射亢进，血压基本正常。

辨证： 中风（中腑），气阴虚兼血瘀。

治法： 补气祛瘀，佐以养肝肾。

处方： 黄芪60克，当归12克，川芎6克，赤芍15克，桃仁10克，红花5克，地龙12克，豨莶草15克，牛膝15克，桑寄生

30克。

每日1剂，留渣复煎当日服。并嘱其家人每日按摩及被动活动患肢3次，每次20～30分钟。

一方到底，仅黄芪逐步增加至每剂150克。治疗75天后，已不需扶持，自行站立，借助手杖在户外步行20分钟左右，左上肢有所恢复而返香港。返港后继续服上方治疗，两个月后来信言下肢功能基本恢复，上肢亦大有好转，但欠灵活，尤其是手指，走路已不用手杖，煮饭、洗衣等一些日常家务基本能自理，去信嘱其黄芪量减半，隔日服1剂，再服药一个月以巩固疗效。

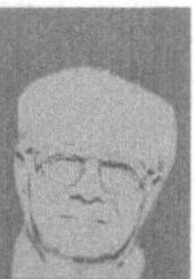

按语：脑血栓形成属中医中风病范围，西医对其病理生理改变认识比较具体，尤其是近年来头颅CT的广泛临床应用，其辨病更为清楚。而中医对本病的治疗，有丰富的经验，行中西医结合，借用西法诊查，疗效比较理想。邓氏曾治疗本病数十例，并于1956年与某医院搞协作时治疗二十多例，疗效均较满意，特别偏气虚血瘀的病人疗效更明显。在中医方药使用方面，邓氏十分重视张山雷之《中风斠诠》和王清任之《医林改错》中所提供的经验。张山雷重视肝阳夹痰夹火，治用降气化痰，潜镇摄纳诸法，乃治闭证、脱证通用法则，但是要根据病情，分缓急主次施用。张山雷对中风的治疗是在尤在泾《金匮翼》卒中八法的基础上又前进一大步，值得学习。但张氏略于治瘀，反对补气法，诋毁王清任用四两黄芪治疗半身不遂，故其对瘫废不用之症，认为病延已久，“皆无痊愈之望”。其实补阳还五汤对于脑血管意外后遗症（中腑），疗效比前人方法有其独到之处。补阳还五汤取效的主要关键，在于重用黄芪60～120克，甚至120克以上（此时煎药用水量及煎药时间，必须相应增加，否则便不能获得应有的疗效）。补阳还五汤对于脑血管意外后遗症，用之得当，多获良效。

三、学生之研究

20世纪80年代中期，邓氏指导研究生廖青，对急性中风进行临床研究及实验研究。临床观察31例急性脑血栓形成及脑出血患者，脑血栓形成先以活血化瘀通下，10 天后用补阳还五汤加减；脑出血先以止血消瘀通下，待标证俱去后，以益气化痰法重用生黄芪。治疗结果，除 3 例死亡外，大多恢复正常。实验研究建立大鼠脑缺血动物模型，采用白及微粒，配成 0.2% 的生理盐水悬浮液，注射入颈内动脉，从而栓塞一侧大脑的动脉，造成急性脑缺血，实验动物术后都出现了偏瘫、惊跳等中枢神经受损症状。观察中药“黄芪化瘀方”（即补阳还五汤黄芪量减少 70%）的疗效，并与中药“化瘀方”（即补阳还五汤去黄芪）作对照，结果表明“黄芪化瘀方”对实验性急性缺血性脑水肿的减轻作用比单纯的“化瘀方”更强（$P < 0.01$），其机理可能是通过改善“半暗区”血供而缩小了梗死范围，使缺血性脑水肿得以减轻。上述研究为中药制剂“健脑片”做了前期的研制工作。（廖青《理血与通下法治疗急性中风的临床与实验研究》，1986 级硕士研究生学位论文）

四、中药制剂——健脑片

主要药物：黄芪、川芎、当归、赤芍、桃仁、红花、胆星、九节菖蒲、生地、豨莶草、竹茹等。

方中黄芪大补元气为君药，且黄芪伍用芎、归、地、芍四物能增大生精血、充脑髓之药效，取张景岳“阳中求阴，阴得阳升而泉源不竭”之义，而黄芪伍用活血除痰之品则能增加通经络之功，故重用而为君药。川芎、当归、赤芍、生地黄大补阴血，因精血互生，故还有生精充脑髓之效而为臣药。其中芍药用“赤”，地黄用“生”，乃取其甘寒清润以制约芎、归之温燥，使阴阳得以协调。桃仁、红花功能活血化瘀，配合芎、归、芍能活血通络，祛瘀生新；菖蒲、胆星、竹茹豁痰开窍醒脑，共为佐药。豨莶草祛风湿，利筋骨，通血脉而为使药。共奏补气血，生精充脑髓，活血通络，除痰醒脑之效，善疗脑疾。

功能：补气养血，生精充髓，活血通络，除痰醒脑。适用于老人精血亏耗，气虚神疲，脑髓空虚，痰瘀阻滞清窍之呆病虚眩，中风后遗症，半身不遂等，亦适用于现代医学之老年性痴呆、脑动脉供血不足、脑萎缩及脑血管意外后遗症属上述中医辨证患者。

用法用量：口服，每次4~6片，每日服3次。

胃病（消化性溃疡及慢性胃炎）

一、邓铁涛教授论胃病

中医没有胃、十二指肠溃疡病的病名，但本病常见的症状为胃部疼痛，故可概括于“胃脘痛”证中。至于慢性胃炎，现代医学分慢性浅表性胃炎及慢性萎缩性胃炎，根据其主要症状为中上腹部隐痛、食后腹胀，可归于“胃痛”、“痞满”范围。

（一）消化性溃疡发病，体质因素是关键

邓氏认为消化性溃疡（胃、十二指肠溃疡）成因较为复杂，多为几种因素的反复作用而成。在诸种因素之中，较为重要的有三大因素——饮食因素、精神因素、体质因素，三者之中又以体质因素为关键性的因素。体质因素即脾胃虚。金代李东垣的内因脾胃为主论，对本病的防治的确有指导意义。从脏腑的关系来看，病生于胃，受侮于肝，关键在脾。脾气虚常为本病的重要一环。

（二）胃痛与心痛应予鉴别

胃痛或称胃脘痛，文献亦有称心痛或心气痛。心痛与胃痛不同，但临床上心绞痛与胃痛的确有时容易混淆（心绞痛易误诊为胃痛），心绞痛《内经》名为真心痛，有些文献因《内经》有“胃脘当心而痛”一语，便心痛与胃痛并论。但明清两代已十分强调心痛和胃痛的鉴别了。如明代王肯堂《证治准绳》：“或问丹溪言心痛即胃脘痛，然乎？曰：心与胃各一脏（腑），其病形不同，因胃脘处在心下，故有当心而痛之名，岂胃脘痛即心痛者哉？”清代的有关著作论述更为详明。今天看来，不仅心痛与胃痛应予以鉴别，而且应该和西医的辨病结合起来，才能更好地提高辨证论治的水平。

（三）消化性溃疡发病分型与治疗

1. 肝胃不和

主症： 胃脘疼痛拒按，痛连于胁背，易怒，口苦口干，嗳气或反酸，甚或吐血，便血，舌质如常，或偏红，尖边红，或有红点，舌苔薄白，脉弦。

治法： 宜疏肝和胃。方用四逆散加云苓、白术、大枣。四逆散用以疏肝，云苓、白术、大枣用以和胃，使肝得条达，胃气安和，疼痛自止。

若胃胀嗳气可加砂仁或佛手之属；反酸可加煅瓦楞、海螵蛸或左金丸之属。肝郁易化火，切忌过用辛燥止痛药，否则伤津耗气，反而不愈。肝郁减轻之后，宜用四君子汤加柴胡、白芍，健脾和肝，以作善后，最好能服药一二月，以巩固疗效。

若胃部刺痛，胁痛易怒，脉沉弦有力，偏肝郁甚者，宜柴胡疏肝汤或四逆散合左金丸。前方适用于肝郁偏寒，后方适用于肝郁偏热。若肝郁减轻，痛已缓和，则宜疏肝健脾，用四君子汤加首乌、柴胡、白芍、乌豆衣之属以善后。

若兼见心烦口苦，口干喜饮，舌质红，舌苔薄黄，脉弦数，是肝郁化火或胃热过盛所致。宜三黄泻心汤加川楝子、延胡索、郁金之属，以清热疏肝和胃止痛。热减后宜调理脾胃与疏肝。

若热盛迫血妄行而吐血，宜清胃热与止血。方用三黄泻心汤加侧柏叶、生地、白及、阿胶、田三七。三黄泻心汤以清泄胃热，侧柏叶、生地、白及、阿胶、田三七以凉血、止血。

2. 脾胃虚寒

主症： 胃脘隐隐作痛，空腹痛增，得食痛减，喜按喜暖，食后腹胀，时或泛吐清水、酸水，胃纳较差，神疲倦怠，四肢乏力，手足欠温，便溏或大便潜血，舌质淡嫩胖或有齿印，苔白润或浊腻，脉虚或缓或迟。

治法： 宜健脾温中。方用黄芪建中汤。方中黄芪补气行气，小建中汤温脾阳。若偏寒则痛增痛剧，四肢不温，宜附桂理中汤，或再加高良姜。若寒减痛轻，可继用黄芪建中汤或香砂六君子汤以

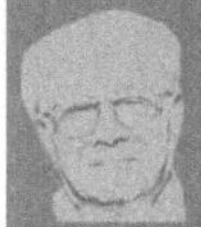

善后。

若脾胃虚寒而见呕吐清水冷涎，胃部有水声，舌苔厚腻者，是胃中停饮，宜温中化痰。方用平胃散加桂枝、云苓、法半夏。

3. 脾虚肝郁兼瘀

主症：胃脘时痛，或痛连于胁，过饥过饱痛增，或吐酸，嘈杂，或大便黑，舌质嫩，有齿印或黯滞，或淡，或有瘀斑、瘀点，或唇黯，齿龈黯黑，脉弦细，或虚大或兼涩象。

本证若肝郁甚则痛增加，或痛连于胁。脾虚不统血，则大便潜血或便血，再加肝郁甚气血逆乱，而致吐血，这种吐血，其势较缓，脉不太数，舌不红，苔不黄，而脉虚、舌嫩是其特点。

治法：健脾祛瘀或兼疏肝。用四君子汤加黄芪、红花、桃仁、柴胡、白芍、海螵蛸之属。若大便潜血，可用四君子汤加黄芪、侧柏叶、阿胶、白及、血余炭之属。兼便血宜用四君子汤合黄土汤。

4. 胃阴亏损

主症：胃脘痛，或胃部有灼热感，口干欲饮，干呕，或食后胃胀，便秘，舌红少津，苔少或花剥，甚则舌光无苔，脉细数或弱。

治法：宜益胃养阴。用麦门冬汤加减（麦冬、党参、沙参、石斛、玉竹、云苓、甘草、乌梅）。若胃阴亏而两手脉虚大者，宜加吉林参以大补元气。

消化性溃疡上述的分型及治疗，只是辨证论治中之大法。必须强调，本病虽成因多种，但必因脾胃元气受损至不能自复而后成病。由于常常是慢性而反复发作，故不能满足于症状的缓解而终止治疗。既然脾胃气虚为本病之根本，因此不管原属何型证，最后均须健脾益气疏肝或健脾益气再加养胃阴，巩固治疗2~4个月，乃可停药。邓氏认为疏肝与健脾有调节神经与胃肠功能的作用，故常以下方为基本方：党参18克，白术12克，云苓15克，柴胡9克，佛手片5克，乌贼骨（或煅瓦楞子）15克，甘草5克，随症加减。

（四）慢性胃炎病因病机：脾亏虚于阳气，胃亏虚于阴液

过去通过钡餐确诊消化性溃疡，而20世纪80年代随着纤维内窥镜在消化内科的广泛应用，慢性胃炎诊断水平有很大提高，其与

十二指肠球炎成为临床上最常见的病症之一。该病是指由各种不同原因引起的胃黏膜慢性炎症性改变，以慢性浅表性胃炎及慢性萎缩性胃炎多见，两种慢性胃炎可以同时存在，故有慢性浅表-萎缩性胃炎之称。

慢性胃炎除有上腹部隐痛外，饱胀感也是常见而突出的症状，尤以餐后为明显。邓氏认为，中医将慢性胃炎归在“胃痛”、“痞满”等范围，该病的病因病机，多由烦劳紧张，思虑过度，暗耗阳气，损伤阴液而引起；亦可因长期饮食失节，缺少调养，致使后天损伤而发病；还可因先天不足，后天失养，大病失调所致。

从中医辨证角度，邓氏认为本病是本虚夹标实的慢性病。其之虚，主要为脾胃亏虚，脾亏虚于阳气，胃亏虚于阴液，此为发病的前提和本质。本病之实，多为亏虚之后所继发。如脾气亏损，血失鼓动，血滞成瘀阻络，此为一；脾失健运，湿浊不化，痰湿停聚，此为二；瘀阻湿郁，加之阴液亏损，则易引起虚火妄动，此为三。脾阳亏损，故见身倦乏力，脘腹胀闷，纳呆，体重下降，面色淡白，舌胖淡嫩，有齿印，脉虚弱；胃阴亏损，则见胃部隐痛，甚则烧灼痛，舌嫩苔少或光剥，脉细数；血瘀阻络，则胃脘疼痛明显，上腹及背部夹脊穴压痛明显，舌黯，唇黯，舌边见瘀点、瘀斑；痰湿凝聚，则脘腹胀闷，恶心，嗳气，甚至呕吐；阴虚内热则见低热，五心烦热，急躁易怒，有烧灼感，大便干燥等。

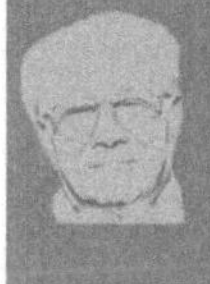

（五）慢性胃炎治法：补脾气，养胃阴

对于本病的治疗，在治法上，补脾气，养胃阴，这是大法，是治疗的根本。但标实不除，不能很好地固本，所以活络祛瘀，除湿化痰，清退虚热，亦不可忽略。

基本方：太子参 30 克，云苓 12 克，淮山药 12 克，石斛 12 克，小环钗 9 克，麦芽 30 克，甘草 5 克，丹参 12 克，鳖甲 30 克（先煎）。

处方用太子参、云苓、淮山药、麦芽、甘草培补脾胃，健运其气；用石斛、小环钗、淮山药急救已伤之胃阴；用丹参、鳖甲益阴活络，通脉祛瘀兼清虚热。本证以亏虚为本，瘀热为标，故遣方用药以培中气，救阴津为主，祛瘀热为辅，方与证合，故能建功。

加减法：脾胃气虚较甚者加黄芪、白术或参须（另炖）；湿浊偏重者加扁豆、鸡蛋花、薏苡仁等；肝气郁结者加素馨花、合欢皮、郁金等；疼痛明显者选加砂仁、木香、元胡、佛手等；嗳气频作者加代赭石、旋覆花等；大便干结者加火麻仁、郁李仁等。

慢性胃炎是伤于后天，其本既虚，脾胃消化功能甚差，故培补不能急于求成，骤投大温大补之厚剂。如按此法，只能滞其胃气，灼其胃阴。同时，救护胃阴亦不宜用过于滋腻之品，以免壅滞脾脏阳气的恢复。此外，活络祛瘀要防破血太过，清退虚热要防伤阳，亦同上理。

邓氏还认为，治疗本病培元时，宜用太子参、淮山药、云苓、炙草等，虽补气之力不及党参、黄芪，但不会滞气助火；再反佐以麦芽使之易于受纳，这对于消化吸收功能甚差、胃阴已伤的患者，是恰如其分的。至于救胃阴，石斛、小环钗、淮山药最为适宜。活络通瘀，清降虚热，丹参配鳖甲较为妥帖。至于化湿浊，宜选用扁豆、云苓、鸡蛋花、薏苡仁等药性较平和的药物，切忌用温燥之品，因为易伤元气与胃阴，胃阴不足，病机不转，则犯虚虚之戒。

本病乃慢性之病，病程较长，日久穷必及肾。脾胃属土，肝属木，脾虚往往使肝气乘之，故治疗时不能忽视与肝肾的关系，同时亦应注意肺脾的关系，故应先抓主要矛盾，于适当之时选加调养肺、肝、肾之品。同时，注意消除可能致病的因素，如戒除烟酒，治疗口腔、咽喉部慢性病灶，忌用对胃有刺激的药物，避免过劳及精神紧张。注意饮食，戒刺激、过热、过冷及粗糙食物，以软食为宜，少食多餐，细嚼慢咽。

二、治验医案

（一）胃溃疡合并慢性肥厚性胃炎案

张某，男，52岁。初诊：1973年2月10日。

上腹部间歇性疼痛十余年，伴吞酸嗳气，神差纳减。近月来症状加剧，发作频繁，饥饿则发，进食缓解，纳差口淡，时而口干苦（可能与服阿托品有关），脘腹痞胀，大便溏薄。钡餐检查：胃小弯距贲门约2厘米处有一0.9厘米×1.6厘米椭圆形龛影，诊为“胃溃疡合并慢性肥厚性胃炎”。入院后曾用西药治疗8天，症状不减，疼痛反而加重。X线检查，其龛影增大为1.1厘米×1.6厘米，深约0.9厘米，似穿透至浆膜下层。经会诊主张及时手术，但病人不愿意接受手术治疗，要求中医诊治。

诊查：舌质淡黯，苔白厚浊，脉弦细。

辨证：此为脾虚运化失职，气血湿浊郁滞所致。

治法：用健脾胃化湿浊方药（党参、云苓、白术、扁豆花、薏苡仁、川萆薢、藿香、甘草）治疗。

二诊：2月11日。胃痛甚，每半小时至1小时剧痛一次，腹胀，吞酸如故，但胃纳略有改善，大便溏，舌淡，苔白厚，脉沉弦。拟健脾疏肝化湿治之。

处方：黄芪12克，党参12克，白术12克，素馨花6克，川连5克，法半夏10克，肉桂心1.8克（焗），鸡内金9克，枳壳6克，甘草5克。一天2剂。另为病人行按摩手法，点按肩井穴，按后阵痛减轻，次数减少。

三诊：2月12日。痛减，发作次数亦减少，自觉舒适，苔转薄，脉稍有力而弦。仍守前法。

处方：党参12克，黄芪12克，白术12克，茯苓15克，柴胡9克，白芍12克，枳壳8克，川连3克，肉桂心1.8克（焗），鸡内金9克，麦芽15克，甘草5克。加田七末3克，空腹冲服。上方加减连服10天。

四诊：2月22日。胃痛已很少发作，吞酸嗳气亦大为减少，精神、胃纳渐恢复，进食米饭无不良反应，大便成形。继续守前法治疗。

处方：黄芪12克，党参12克，茯苓9克，白术9克，法半夏6克，柴胡6克，川连1.5克，肉桂1.5克（焗），浙贝母9克，炙甘草5克，丹参12克，乌贼骨18克，饴糖30克（冲服）。每天2剂。另田七末3克，空腹冲服。

五诊：3月1日。症状基本消失，为巩固疗效，再服上方到3月6日。

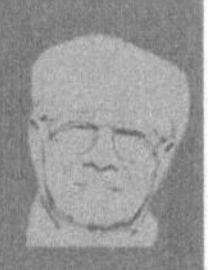

六诊：3月7日。

处方：黄芪15克，党参15克，桂枝9克，白术15克，乌贼骨18克，大枣4枚，炙甘草5克，生姜6克，饴糖30克（冲服）。另田七末3克，空腹冲服。

服至3月18日，一直无不适，X线复查，龛影直径仅为0.5厘米。

上方或去桂枝，或加白芍、陈皮、法半夏，或加麦芽、鸡内金等，继续连服。

七诊：4月18日。见头晕，睡眠差，检查血压、五官均正常，舌质稍红，苔白而润，中心稍厚，脉弦细数。此为肝盛所致，治宜和肝健脾。

处方：太子参15克，茯苓12克，竹茹9克，生牡蛎15克（先煎），枳壳9克，橘红3克，旱莲草18克，女贞子9克，熟枣仁12克，甘草5克。

上方服3剂后，头晕消失，睡眠亦好。乃改用四君子汤加柴胡、白芍、吴萸、黄芪等药连服。共住院46天，龛影消失出院。

出院后续服中药数月。以后数年断断续续服中药，追踪5年，每年定期X线检查，溃疡病未见复发。

按语：本例西医诊断为胃小弯上部溃疡合并肥厚性胃炎，病灶较大，并穿及浆膜下层。中医辨证为脾虚湿困兼肝郁。2月11日服健脾祛湿之剂，痛反加剧，显然系患者对于手术治疗顾虑，影响情绪所致，故除健脾化湿之处，仿左金丸法，用肉桂心代吴茱萸，加素馨花、枳壳协助疏肝。且按摩后痛可缓解，使患者紧张情绪亦得以缓解，为进一步治疗创造良好的精神因素。以后守前方加减，中期曾用黄芪建中汤，后期治疗仍以健脾疏肝为主。最后患者出现头晕，可能与服黄芪建中汤触动肝阳有关，故予养肝肾潜阳以疏肝之法。足见李东垣健脾与制相火之论，是有实践依据的。

本病为慢性病而反复发作，故不能满足于症状的缓解而中止治疗，须坚持服药以巩固疗效。西医治疗本病重视制酸，邓氏认为制酸并不能根治本病，但在调理脾胃药中加入一些制酸之品，使标本兼治，亦是良策。如配合用乌贝散（乌贼骨85%，浙贝母15%，研为细末），每服2～3克，每日3次，对制酸止痛有一定的疗效，但制作必须注意研成极细末，否则反为不美。此外，止痛药亦是治标，其药多辛燥，久用则耗气伤律，有损脾胃，不可不知。

（二）浅表性萎缩性胃炎治验案

吴某，女，47岁。初诊：1978年3月9日。

患胃病三十余年，近3个月加剧，纳呆消瘦，间歇性呕吐，某医院作纤维胃镜检查诊断：浅表性萎缩性胃炎及十二指肠球炎、胃下垂。经治疗未见好转，入本院后经补液、解痉止痛、镇静、消炎等治疗，呕吐止，继以助消化药后渐好转，能进半流质食物，但每日进食只一两左右，故体重仍在下降，几个月来共减重12千克，于3月9日来诊。

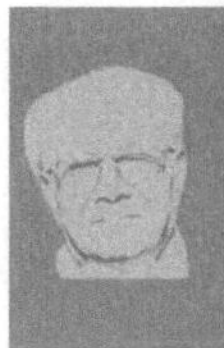

诊见面色黄滞少华，唇黯，舌黯嫩，有齿印，舌边有瘀点、瘀斑，苔剥近于光苔，只于舌根部尚有疏落之腐苔，脉左弦细，右虚寸弱尺更弱，低热，大便7天未行，背部夹脊穴有多处压痛点。

辨证：此乃气阴大虚，胃失煦养，血失鼓动，瘀阻脉络之候。

治法：治宜补气健脾和胃，养阴救津，佐以活血通络，兼退虚热。

处方：太子参24克，云苓12克，淮山药12克，石斛9克，小环钗9克，丹参12克，鳖甲30克（先煎），麦芽18克，甘草5克。七剂。

另：参须9克，每周炖服一次。

二诊：3月15日。低热退，精神较好，食量稍增，唯大便尚秘结难排，面色由黄滞转稍有润泽，唇黯，舌嫩色黯，苔薄白（中根部），舌边见瘀斑，脉右细弱，左细而弦，稍滑缓。病有起色，治守前法，于前方中加白术9克，火麻仁18克。另炖服参须9克，每5天一次。

三诊：3月22日。又见低热，开始有饥饿感，大便仍靠开塞露始能排出。舌嫩胖色黯，舌边有瘀斑，苔薄白润，脉缓细弱，右稍弦。

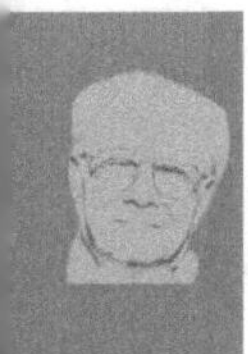

处方：太子参30克，云苓12克，淮山药18克，石斛18克，小环钗10克，丹参15克，鳖甲30克（先煎），麦芽18克，百合15克，甘草5克。七剂。

另：炖服参须9克，每4天一次。

四诊：3月29日。头痛头晕，月经来潮已3天，翌日将净，胃纳转佳，每餐能进半两米饭，唇黯稍淡，舌黯嫩，瘀斑稍减少，苔薄白，尖部少苔，脉细数，右稍弦。

照上方加百合24克，炙甘草6克，去丹参（因月事未完），并嘱从第四剂起加丹参18克，百合加至30克，连服10剂。

仍4天炖服参须9克一次。

五诊：4月12日。体重比入院后最低时（41千克）增加3千克多，有饥饿感，面色转好，面部较前饱满。舌黯，白苔复长，舌边瘀斑减少，脉细稍弦。

处方：太子参30克，云苓12克，淮山药18克，小环钗18克，龟板30克（先煎），百合30克，素馨花6克，麦芽30克，丹参18克，大枣4枚，炙甘草6克。七剂。

六诊：4月18日。病况继续好转，4月15日作纤维胃镜检查：慢性浅表性溃疡（注：已非萎缩性胃炎）。活检亦为慢性炎症细胞。舌质淡黯，苔薄白（全舌有苔），舌边瘀斑缩小，脉缓稍弦。

处方：照上方小环钗改为15克，百合24克，丹参15克。再服半个月。

七诊：5月3日。患者自觉良好，每天可食三四两米饭，面色转润，颧部仍黯，唇淡，舌质淡嫩，有瘀斑，但色变浅，苔薄白，脉左细右稍弦。

处方：太子参30克，黄芪15克，云苓12克，白术9克，淮山药18克，龟板30克（先煎），小环钗12克，丹参15克，麦芽30克，大枣4枚，甘草5克。

患者带药出院，在杭州疗养半年后恢复工作。追踪观察7年余，未见反复。

按语：从中医辨证角度来看，邓氏认为萎缩性胃炎实为本虚标实的虚损病。本病之虚，主要为脾胃亏虚，脾亏虚于阳气，胃亏虚于阴液，此为病发的前提和本质。本病例胃病三十余年，长期处于紧张的工作之中，所谓劳倦伤脾是造成脾胃虚损的病因；纳呆，消瘦，体重下降，面色黄滞，唇黯，舌淡嫩，齿印，脉虚弱，胃下垂，是脾脏阳气亏虚的证候；舌苔光剥，呕吐，脉细，是胃之阴津亏损已甚的外候；胃脘疼痛，上腹及背部夹脊穴压痛，舌边见瘀斑，是脉络瘀阻的征象；低热，大便秘结，脉弦，乃阴虚夹有内热之故。处方用太子参、云苓、淮山药、麦芽、参须、甘草以培补脾胃，健运其气；用石斛、小环钗、淮山药急救已伤之胃阴；用丹参、鳖甲益阴活络，通脉祛瘀兼清虚热。本证以虚损为本，瘀热为标，遣方用药，以培元气、救阴津为主，祛瘀清热为辅，方与证合，故能建功。

（三）食道炎并冠心病治验案

张某，女，46岁。初诊：1974年4月11日。

患者于1973年4月因患急性黄疸性肝炎而住传染病院治疗，两个多月后痊愈出院。出院后仍继续服中药，6月中旬开始觉服中药后胃脘不适。6月底每于吞咽时有阻碍感，并伴有牵拉样疼痛，且疼痛部位从颈部逐渐下移。9月份移至剑突上胸骨后疼痛并向背部及上胸部放射，时有胃脘烧灼感及恶心，但无呕吐，11月住解放军某医院治疗。根据纤维胃镜及多次食道钡餐检查，诊断为“食道炎”。后又因心电图运动试验阳性、甘油三酯2.83mmol/L，诊断为“冠心病”。共住院治疗3月余，经用中西药治疗未见明显效果而邀邓老会诊。

诊时除上述吞咽受阻伴食道下段疼痛症状外，并见疼痛较剧，发作严重时则不能食，强咽即吐，面色㿠白，气短乏力，舌嫩，苔白润，脉弦滑，重按无力。

辨证：噎膈证，属气虚痰阻。

治法：健脾除痰。

处方：威灵仙15克，竹茹10克，胆南星10克，枳实5克，党参15克，云苓12克，白术10克，甘草5克。

上方药共服50剂，自觉疼痛发作时间缩短，间歇时间延长，且胃纳转佳，舌淡胖嫩，苔白浊厚，脉细滑。病有好转之机，仍守上法。

处方：党参15克，白术12克，云苓15克，威灵仙18克，竹茹10克，法半夏10克，橘红5克，枳壳5克，甘草5克。

服上方药40天后，食道疼痛减轻，胃纳佳，二便正常，舌质淡，苔白，脉细滑。再服药20天后，症状消失，胃纳、二便均佳而告治愈，追踪4年一直未再发作。

按语：噎膈一证，多因痰、瘀、气虚等因素所致。本例因病后损伤中气，脾失健运，湿浊内生，聚湿成痰，痰浊阻膈而成。从患者面色皖白，气短乏力，舌嫩苔白，脉重按无力，可知脾气内虚；食道疼痛，饮食难下，强咽即吐，舌苔润，脉弦滑，乃痰浊中阻之象。脾虚为本，痰浊为标，本虚标实，故治以健脾除痰，冀以扶正祛痰，标本兼治。初用四君子汤加胆星、竹茹、枳实、灵仙，后予四君子汤合温胆汤。取四君子汤补气健脾，以扶正固本；遣温胆汤或胆星、竹茹之类，以除内结之痰；灵仙除湿通络止痛，用以引经。谨守病机，效不更法，终收预期之效。

三、学生之研究

对于上述各种消化内科常见病证的诊治，邓氏多按中医脾胃气虚、肝胃不和处理，施以健脾益气，养阴疏肝，或者兼以除痰化瘀方药，异病同治，同病异治。20世纪80年代中期，他和王建华教授指导研究生刘友章，从亚细胞水平探讨中医“脾”的本质，进行胃黏膜超微结构之研究。

根据邓氏的临床经验，刘友章参考全国中医虚证辨证参考标准及本院脾胃研究所对脾胃病辨证标准，拟定出脾胃气虚、肝胃不和型胃脘痛辨证标准，按年龄分组，男女各半的方法选择了脾胃气虚、肝胃不和型胃脘痛病人各24例（共48例，包括慢性浅表性胃炎32例，慢性胃窦炎2例，糜烂性胃炎4例，胃溃疡1例，十二指肠球部溃疡4例，胃黏膜脱垂症1例），正常人3例，分别进行胃黏膜的透视与扫描电镜观察。结果发现中医的证型不同，其病理形态学基础也不同。

脾胃气虚病人胃黏膜主要病理改变是，胃黏膜表面的胃小凹明显变形，上皮细胞微绒毛减少。上皮细胞连接增宽，壁细胞单位面积内线粒体数目减少，线粒体出现肿胀，嵴断裂，膜缺损等超微结构的病理改变。主细胞酶原颗粒减少，其差别与正常人、肝胃不和型胃脘痛病人相比差异有高度显著性。同时还看到固有膜有浆细胞浸润，浆细胞内质网扩张等改变。

而肝胃不和型胃脘痛病人未见到上述脾胃气虚病人那样的病理改变，但见到上皮细胞表面糜烂明显，间质有中性粒细胞浸润及中性粒细胞进入胃腺腺腔等现象。

通过上述实验研究，表明中医脾胃气虚与肝胃不和的分型是有其物质基础的。同时也提示脾胃气虚病人，有胃黏膜屏障功能的缺陷，而健脾益气的中药可以改善上述的病理改变；提示肝胃不和病人，胃黏膜表面糜烂有中性白细胞浸润炎症反应，而疏肝养胃的中药可以减轻炎症的损伤。（刘友章．从亚细胞水平探讨中医“脾”的实质．载《邓铁涛学术论文集》．广州中医药大学第一附属医院．1999年11月）

肝病（慢性肝炎、肝硬化）

一、邓铁涛教授论肝病

慢性肝炎反复难愈，而且容易引起肝炎后肝硬化，早期肝硬化与前者的界限在临床又往往难以截然区分，怎样寻找一条更有效的根治途径和方药，是目前亟待解决的课题。

（一）慢性肝炎病位不单在肝

现代医学认为，肝炎病毒进入人体后即在肝细胞内复制，继而释放出病毒颗粒，在潜伏期和急性期引起病毒血症，并导致机体的一系列免疫反应。甲型肝炎病毒可直接引起肝细胞损伤、炎症和坏死，在恢复期常被机体免疫反应所清除，无慢性经过或病毒携带状态。乙型肝炎病毒则通过机体免疫反应而引起组织损伤，若免疫反应正常则表现为急性黄疸型肝炎，恢复期病毒被清除而获得痊愈；若免疫低下则病情较轻微，形成慢性迁延性肝炎和病毒携带者；若抑制性T细胞数量和质量缺陷，自身抗体产生过多而致肝细胞不断被破坏，则表现为慢性活动性肝炎；若免疫反应亢进，HBsAb产生过早过多，并与HBsAg形成抗体过剩的免疫复合物，导致局部过敏坏死反应，则表现为急性或亚急性重症肝炎。可见机体的免疫功能正常与否在发病过程中占有主导作用。

各型肝炎的基本病变特征为弥漫性肝细胞变性、坏死、再生、炎症细胞浸润和间质增生。急性肝炎时，肝细胞坏死呈局灶性，慢性迁延性肝炎病变与急性肝炎相似，但程度较轻，慢性活动性肝炎病变则较急性肝炎为重，可形成桥状坏死，并可发展为肝硬化。有人囿于西医的病理认识，辨证时多着眼于肝，治疗亦以调肝为主，或清肝热，或清肝利湿，或疏肝解郁，或养肝阴，总不离乎肝脏。

根据脏腑学说可知，中医学所论之肝与西医在解剖学上无异，如《医学入门》所说："肝之系者，自膈下着右胁肋，上贯膈入肺，中与膈膜相连也。"但从生理上看，则大不相同。西医所论肝脏，属消化系统，主要参与三大代谢，是人体中最大的营养加工厂。而从中医角度来看，这种消化、吸收的生理功能除与肝（肝主疏泄而助脾之健运）有关之外，更主要是属于脾的功能（脾主运化）。再从临床上来看，慢性肝炎患者大都表现为倦怠乏力、食欲不振、肢体困重、恶心呕吐、腹胀便溏等一系列脾虚不运之症，亦有胁痛、胁部不适、头晕失眠等肝郁的症状。因此，本病病位不单在于肝，更重要在于脾，从脏腑辨证而论，应属肝脾同病而以脾病为主之证。

（二）慢性肝炎之本为脾虚

若患者湿热邪气外袭，内蕴于脾胃与肝胆，则发为急性肝炎；若患者脾气本虚，或邪郁日久伤脾气，或肝郁日久横逆乘脾，或于治疗急性肝炎的过程中寒凉清利太过伤及中阳，均可导致脾气虚亏，而转变为慢性肝炎。此时矛盾的主要方面已由邪实（湿与热）转化为脾虚（正虚），故而慢性肝炎之本乃为脾虚。

在疾病发展过程中，由于脾虚不运，可致湿浊内生，湿郁日久则可化热；或气血运行失畅，而致瘀血内留；或气血生化之源不足，阳损及阴，而致肝阴不足；或脾虚及肾，而致脾肾两虚。临床上则可出现各种相应的兼夹证候。但脾气虚这一基本证候，始终作为共性而在绝大多数的慢性肝炎患者身上表现出来。

（三）治疗慢性肝炎应注意“实脾”

从论治的角度来看，根据《难经·七十七难》：“见肝之病，则知肝当传之于脾，故先实其脾气。”张仲景赞成此说，于《金匮要略·脏腑经络先后病脉证》中说：“夫治未病者，见肝之病，知肝传脾，当先实脾，四季脾旺不受邪，即勿补之。”根据这一宝贵的理论，治肝炎应注意“实脾”，故提出健脾补气，扶土抑木以治疗慢性肝炎的总原则。

（四）慢肝六味饮

邓氏在“实脾”这一思想指导下，积累了一些经验，拟一方名“慢肝六味饮”，方药配伍如下：

党参（或太子参）15～30 克，云茯苓 15 克，白术 12～15 克，甘草 5 克，川萆薢 10 克，黄皮树叶（或珍珠草）15～30 克。

本方取四君子汤补益脾气健运脾阳以“实脾”，用黄皮树叶以疏肝解毒行气化浊，川萆薢入肝胃两经升清而降浊。本方适于单纯脾气虚型的慢性肝炎患者。临床证候为面色淡白，少气自汗，倦怠乏力，身重，食欲不振，胁部不适感，腹胀便溏，舌淡嫩，或舌体胖有齿印，苔白或兼浊，脉虚弱。

若患者同时有其他兼夹证候出现时，则可根据辨证所得，采取适当的兼治法，在上方的基础上加减用药。其加减法为：

脾虚较甚，并见气短声低，精神不振者，加黄芪 15～25 克。

兼湿浊上泛，并见脘闷，恶心呕吐，舌苔厚浊，脉缓滑者，加法半夏10克，砂仁3克，以和胃降浊。

若湿浊中阻，以身肢困重，腹胀便溏明显者，加薏苡仁15克，白蔻仁6克，以通阳除湿。

兼肝气郁结，并见胁痛较明显，易急躁，头晕，头痛，脉兼弦者，加素馨花10克，郁金10克以疏肝解郁。

兼肝阴不足，并见头目眩晕，失眠多梦，舌边尖红，苔少，脉弦细弱稍数者，加桑寄生30克（或桑椹15克），旱莲草12克，女贞子（或五味子）12克，以太子参20克易党参，去川萆薢，以养肝阴。

兼肾阴虚，并见面白唇红，头晕，睡眠不佳，口干咽燥，腰膝酸痛，舌质红嫩，苔薄白或苔少，脉细数而弱者，加首乌30克，山萸肉12克，熟地20克，桑寄生30克，旱莲草12克，以太子参18克易党参，淮山药12克易白术。

兼肾阳虚，并见面色青白或晦暗，精神不振，腰腿酸痛，四肢欠温，脉兼迟或稍沉者，加杜仲15克，巴戟12克，肉桂2克（焗），楮实子10克，以温补肾阳。

兼血瘀阻络，并见面色黧黑或唇色紫黯，胁痛明显，胁下瘀块（肝大，质较硬，易扪及），舌质紫黯，或有瘀点，脉弦缓或涩者，加丹参15克，茜根12克，桃仁10克，䗪虫（又称土鳖虫）10克，以活血祛瘀。

兼湿郁化热，并见有口苦，小便黄浊，或轻度黄疸，或低热，舌嫩红，苔黄白厚浊，脉数者，加金钱草25克，田基黄（或鸡骨草）25克，土茵陈25克，以太子参18克易党参，以清利湿热。

上述治法，总的原则不离健脾，组方的核心是四君子汤加川萆薢、黄皮树叶。这是邓氏根据长期的临证、科研中摸索到脾虚是慢性肝炎的共性而确立的。随证加减则按辨证论治之原则处理。

（五）慢性肝炎与肝硬化用药关系

慢性肝炎之肝脏肿大而稍硬者，按中医理论应属于癥块（或称积块），多因气滞血瘀内结所致，宜用祛瘀药物治疗。20世纪50年代邓氏参与慢性肝炎之研究，该研究组不管临床分型如何，在治疗

162 例中，治方均配有丹参、桃仁、䗪虫，或鳖甲、龟板、牡蛎之类祛瘀及软坚药。但近十多年来邓氏通过对脾胃学说及祛瘀疗法的深入研究，认为血瘀的形成，除气滞、热迫之外，还有一个重要原因是气虚（心或肺或脾气虚）。其机理是气虚→推动无力→气血运行迟滞→血瘀。而慢性肝炎患者单有肝大，肝质尚柔软或不易扪及，且无其他血瘀表现时，脾气虚是矛盾的主要方面，只有补气健脾促使脾功能的恢复，肿大的肝脏才会随病情的好转而恢复正常。此时不宜过早使用祛瘀药物，因祛瘀药物多有伤正、破气作用，若囿于肝肿大而过早使用反不利于治疗。只有当肝质较硬，易于扪及，或并见有面黯、唇紫、舌紫黯或有瘀斑瘀点、脉涩等，揭示矛盾主要方面已转为血瘀时，才可加入祛瘀药。但“气为血帅”，此时仍需在补气运脾的基础上使用祛瘀药。

（六）软肝煎——慢肝六味饮姊妹方

肝硬化，应属中医之“积聚”、“癥瘕”范畴；肝硬化腹水则属“鼓胀”之范围。肝硬化的早期诊断，西医的诊断手段、生化检查以及 B 型超声波、CT 及 X 线等检查值得借鉴，给中医药的治疗提供有利条件。当然，论治离不开辨证，辨证仍要靠中医之四诊。通过几十年的摸索，邓氏发现舌底静脉充盈曲张常与 X 线检查之食道静脉曲张多相吻合，并对早期肝硬化逐步拟出一条有效方——软肝煎，方药为：

太子参 30 克，白术 15 克，云苓 15 克，川萆薢 10 克，楮实子 12 克，菟丝子 12 克，鳖甲 30 克（先煎），土鳖虫 3 克（研末冲服），丹参 18 克，甘草 6 克。

此方对肝炎所致之肝硬化及酒精中毒性肝硬化都有一定的效果。此方健脾养肝肾为主，软坚化瘀为辅。

软肝煎与慢肝六味饮乃姊妹方，均取意于“见肝之病，知肝传脾，当先实脾”之旨。六味饮治慢性肝炎，健脾为主，配黄皮树叶（近年多用珍珠草）以疏肝解毒，行气化浊。早期肝硬化，病久伤及肝肾，故以楮实子、菟丝子、鳖甲以养肝肾，病已及血分，故用土鳖虫、丹参以祛瘀活血。此方辨证加减耐心久服，一则以减慢其硬化进程，再则冀其软化。治疗效果与病之浅深成正比。因此，早期发现、早期治疗最为重要。当然，患者的精神因素对于此病影响甚大，精神负担过重者虽浅尤深，做病人的思想工作，是不可缺少的心理治疗。此病治疗必须彻底，不能但见症状改善或肝功能正常便停药，必须继续服药半年至一年以巩固疗效。另外，坚持太极拳之类的运动，注意饮食营养及减少房事是十分重要的。

（七）软肝煎治疗肝硬化药物加减

软肝煎加减法： 肝炎所致之早期肝硬化，转氨酶高者，加黄皮树叶30克；酒精中毒所致之肝硬化，加葛花10～15克；肝阴不足，舌红苔少者加旱莲草、女贞子各10克，石斛15克，更兼剥苔者加龟板30克；牙龈出血或皮下有出血点者加仙鹤草30克或阿胶10克；有黄疸者，加田基黄15～30克。

化验检查，白蛋白低，或A/G比值倒置，西医多采取滴注白蛋白治疗，直接补充白蛋白，似较先进，但邓氏认为直接给予，不如间接使之内生为佳。除辨证论治能帮助内生之外，邓氏体会用鳖或龟约斤许加淮山药30克，薏苡仁15克炖服，每周一次或10天一次，对白蛋白的提高有较好的作用，注意不要食滞便可。

（八）肝硬化腹水的治疗

肝硬化晚期出现腹水，症见腹胀大而四肢消瘦，食欲不振，倦怠乏力，面色苍黄少华，甚或黧黑而无华，舌胖嫩有齿印或舌边有瘀斑瘀点，脉虚细或涩。四肢消瘦、饮食不振、倦怠乏力，是一派脾虚之象；而腹大青筋，舌有瘀斑瘀点，或二便欠通则属实证。多数病例单靠补脾疏肝益肾，无奈腹水何。腹胀病人饮食减少，更兼运化失职，越食少，营养越不足，腹越胀，如此恶性循环，实者愈实而虚者更虚，治疗原则必先攻逐，寓补于攻，候其腹水渐退，然后再予攻补兼施，辨证论治。

攻水之法，多源于仲景的十枣汤而各有特点，总不离甘遂、芫花、大戟、黑白丑之类。邓氏喜用甘草制甘遂，其法为用等量之甘草煎浓汁浸泡已打碎之甘遂，共泡3天3夜，去甘草汁，将甘遂晒干研为细末，每服1~2克。可先从1克开始，用肠溶胶囊装吞，于清晨用米粥送服。服后一天之内泻下数次至十数次，甚者可泻水几千毫升。翌日即用健脾益气之剂，或独参汤补之。但有些病人，服参汤或补益之剂，又再泻水，这又寓攻于补了。过一两日服调补之剂便不再泻，可能过些时候腹水又起，又再用甘遂攻之，攻后又加辨证论治，有得愈者。

有人认为今天由于腹水机的应用，可把腹水抽出脱水除钠后再把蛋白输回病人，故腹水的治疗，已可不必再用下法。邓氏则认为不然，肝硬化腹水，肝硬化是因，腹水是果，若只靠机械去除腹水，病将不治。而中药攻逐，能够治愈，必有其现在尚未知之的机理，故腹水机与攻逐之剂不可同日而语也。

邓氏用甘草水浸甘遂，此方实从民间来。广州市原工人医院治一肝硬化腹水之患者，无法治疗，劝其出院，半年后主管医生路遇病者，健康如常人，十分惊讶，问知乃服一专治腹胀之老太婆的药散泻水而愈。我院张景述老师（注：广东省名老中医，擅长外科）多方寻访，从其就近之药店得知其专买甘草与甘遂而得之。当然，逐水不一定都能彻底治愈，但能有愈者则其机理不止于去腹水那么简单了。西药利尿剂种类不少，速尿等利尿之作用甚强，为什么对于肝硬化腹水患者取不到理想的效果呢？邓氏认为治腹水而只知利尿，不但无益反而有害。因为利尿多伤阴，一再损害肝肾之阴，容易引发肝昏迷或大出血。土壅木郁，攻逐运化，攻补兼施，肝阴不伤，脾得健运，腹水不再起，则以健脾补肝肾，稍加活血之品，可望带病延年，少数或可治愈。

攻逐之法，会不会引起大出血，根据近十多年来的文献报道及邓氏之经验，不会引起大出血，因逐水减轻门静脉高压。肝硬化腹水患者往往舌下静脉曲张，经泻水以后，舌下静脉曲张之程度往往减轻，足以为证。中国中医研究院西苑医院，亦曾研究治疗肝硬化腹水，他们也主张攻逐法治腹水，治疗100多例，未见因攻逐而大出血者。他们喜用黑白丑末调粥服以攻逐腹水。当然，攻逐治腹水只是比较常用之法，若体质过虚，强用攻伐必死。邓氏曾治一例血吸虫性肝硬化腹水患者，病已垂危，家人已为其准备后事。诊其面色苍白无华，气逆痰多，说话有气无力，纳呆，腹大如鼓，静脉怒张，肝区疼痛夜甚，四肢消瘦，足背微肿，唇淡舌嫩，苔白厚，脉细弱。此脾虚不运，水湿停留所致，人虚至此，不宜攻逐，治疗以健脾为主，兼予养肝驱虫。处方一：高丽参 9 克，陈皮 1.5 克，炖服，以健运脾阳；处方二：太子参 12 克，云苓 9 克，白术 12 克，首乌 15 克，菟丝子 12 克，丹参 12 克，楮实子 9 克，谷芽 24 克，芜荑 9 克，雷丸 12 克，甘草 5 克。两方同日先后服，第 2 天精神转佳，尿量增多，能起床少坐。照此治则加减用药，20 剂后腹水消失，能步行来诊。数月后能骑自行车从顺德到广州。可见健运脾胃以化湿亦治肝腹水之一法也，其可攻不可攻在于辨证。

肝硬化腹水并发上消化道出血时，宜急用止血法，可用白及粉、三七粉各 3 克顿服，每日 4 次，或用云南白药每日 8 克分服。若出血过猛，采用西医之三腔二囊管压迫法，或手术结扎胃底和食管曲张静脉等处理为宜。

并发肝昏迷宜用安宫牛黄丸，半粒开水溶化点舌；半粒灌服或鼻饲，再随证治之。

二、治验医案

（一）早期肝硬化兼喘悸治验案

黎某，男，66 岁，加拿大华侨。初诊：1995 年 2 月 2 日。

消瘦，倦怠乏力，腹部肿胀，足肿，20 多天，体重减轻 20 磅。

患者于 1994 年冬，吃禾花雀后，腹泻三天三夜，身体突然消瘦，严重脱水，虚弱，疲倦，气喘，卧床十多天，入香港某医院留医，经输血、抗生素及白蛋白治疗，病无好转，反而加重，于 1995 年 1 月 30 日出院。出院之诊断：①心动过快；② 慢性气道阻塞性疾病；③早期肝硬化及贫血。病人已失去求生之信心，经介绍来诊。

诊查：形瘦骨立，面目黧黑，唇暗，腹胀足肿，时咳，心悸，气短而喘，口干缺津，舌嫩苔少，中有裂纹，脉细数涩。

辨证：早期肝硬化，病属鼓胀兼喘悸之证。此脾虚不运，肝肾俱虚兼血瘀所致。

治法： 拟健脾养肝肾治之。

处方： 太子参30克，云苓15克，白术15克，鳖甲30克（先煎），土鳖虫6克（打），川萆薢12克，菟丝子10克，淮山药24克，楮实子10克，首乌12克，苏子10克，白芥子10克，甘草3克，云苓皮24克。

二诊： 服药3剂后，口舌生津，食欲渐佳，胃纳好转，精神、体力有所好转，增强了治病的信心。舌脉同前，治守前法。

处方： 太子参30克，云苓15克，白术15克，鳖甲30克（先煎），土鳖虫6克（打），川萆薢12克，菟丝子10克，淮山药45克，楮实子10克，苏子10克，白芥子10克，薏苡仁15克，甘草3克。

服上药二十多剂，体重增加10磅，上方继服。患者先后请加拿大之肝病专家诊查，均认为肝功能基本正常。

三诊： 5月18日，患者面色有所好转，额部及下颌部仍色黯，舌嫩苔白，脉虚大数。仍守前法治之。

处方一： 太子参30克，鳖甲30克（先煎），云苓15克，白术15克，川萆薢12克，楮实子10克，淮山药30克，苏子10克，白芥子10克，菟丝子10克，内金10克，甘草5克。

针对其10多年之心悸，拟处方二如下：花旗参12克，麦冬10克，炙甘草6克，大枣4枚，云苓12克，白术12克，法半夏10克，竹茹10克。

处方一，每天1剂，连服5剂，接服处方二1剂，交替服。

四诊： 7月20日，患者已无任何症状，但面还有黯滞之色，舌嫩苔薄，脉虚。嘱其不可停药，治守前法。

处方： 仍予前诊之处方一去内金，改用麦芽30克，此方一直服至9月。对心脏病药，患者愿服其已服用多年之西药，故处方二不用。

五诊： 9月26日，无任何症状，已全天工作，舌嫩胖，苔薄，脉细缓。治守前法。

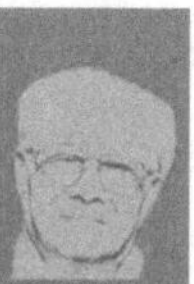

处方：太子参30克，云苓15克，白术15克，白芥子10克，苏子10克，菟丝子10克，麦芽30克，甘草5克，淮山药24克，大枣4枚，楮实子12克。

按语：本病西医诊断为早期肝硬化，腹大而形瘦骨立，更兼心肺同病，病属危重。根据“见肝之病，知肝传脾，当先实脾”之论，再加上心与脾、肺与脾为母与子、子与母的关系，故论治始终以健脾为主，脾得健运则四脏俱安。用苏子、白芥子以降气除痰而治其喘悸；鳖甲、土鳖以软坚化结，活血养阴；肝肾同源，故以鳖甲、淮山药、楮实子、首乌等以养肝肾。患者口津缺少，饮食不思，当其服第一剂药后，口舌津生，饮食渐增，足见方已对证。第一诊之处方即邓氏所拟的专治早期肝硬化的软肝煎加味。此例又一次证明软肝煎对早期肝硬化有效。

（二）慢性肝炎肝硬化腹水治验案

刘某，女，50岁，外籍华人。1983年初就诊。

自述患肝炎多年，由于失治，病情发展，遂成肝硬化，在广州某医院住院治疗，虽经西药护肝、静脉注射血清白蛋白时达2周之多，但病情未见明显好转，反而症情日渐加重，出现腹水。肝功能检查：麝浊6U，麝絮（+++），锌浊16U。谷丙转氨酶400U。血清总蛋白46g/L，白蛋白20g/L，球蛋白26g/L。B型超声波检查示：肝脾肿大，肝硬化图像。医院主治大夫告知其丈夫，病情有急转直下之势，乃邀邓老会诊。

患者症见精神不振，神疲气短，说话有气无力，纳差，形体瘦弱，胁肋胀痛，肋下癥块，舌质淡，苔白，脉沉弦细无力。诊为脾虚，肝木克土，血瘀邪实。治以健脾为主，遂投四君子汤合黄芪，佐以理气活血、利水之法。医治1个月，精神日振，胃纳渐进，胁肋胀痛大减，腹水消退，临床诸症好转。后转来中医学院附院治疗。邓老重用党参、白术、云茯苓、黄芪，加强实脾，继守前法，佐以补益肝肾，用楮实子、女贞子等，再进药2个月，面色红润且有光泽，体重增加，肝脾回缩至常态，肝功能复查：麝浊2U，麝絮（+），锌浊9U，谷丙转氨酶正常范围，血清总蛋白60g/L，白蛋白

36g/L，球蛋白 24g/L。B 型超声波复查显示：肝脾无肿大。出院后随访一年余，病情稳定，肝功能多次复查均属正常范围，能自理家务，参加工作。

（三）慢性肝炎肝硬化黄疸案

陈某，男，38 岁，工人。

10 年前患急性肝炎，因久治不愈，遂成肝硬化，入院求治，时 1984 年 11 月。观其面色晦暗，目身微黄，形体羸瘦，食欲欠佳，胁肋胀痛，胸前、面颈、双上臂多处有散在性红缕，舌苔薄黄，舌质紫黯，有瘀点，触其肋下有癥块，脉弦细涩。肝功能检查：麝浊 8U，麝絮（卌），锌浊 18U，谷丙转氨酶 470U，血清总蛋白 55g/L，白蛋白 28g/L，球蛋白 27g/L，黄疸指数 10U，血清胆红素 23.94μmol/L。B 型超声波示：肝硬化图像。邀邓老会诊。

邓老诊之谓脾虚，气滞血瘀，肝胆湿热未清，治宜扶正祛邪，以四君子汤合黄芪益气健脾，以茜根、丹参、柴胡、枳壳活血理气疏肝，加减选用川萆薢、黄皮树叶、田基黄清热化湿，医治 2 个月，肋下癥块软缩，目身黄疸消失，精神日振，面色转为红润光泽，食欲增加，胁肋胀痛缓解，脉来有力。肝功能复查：麝浊 3U，麝絮（+），锌浊 10U，谷丙转氨酶 100U。黄疸指数 4U，血清胆红素 10.26umol/L，血清总蛋白 64g/L，白蛋白 34g/L，球蛋白 30g/L。出院之时，红缕消失，体重增加 3 千克，B 型超声波复查示：肝属正常，脾大左肋下 1 厘米（入院时脾大左肋下 3 厘米）。因病邪已去，正气渐复，出院后乃以四君子汤为君，健脾扶正，调理脾胃，佐以理气活血消癥有关药物，以善其后，巩固疗效。出院半年，据来信反映，病情稳定，已参加日常工作。

按语：病例二、三，慢性肝炎肝硬化腹水、黄疸，是临床上常见病症，治疗也有一定难度。邓氏治疗肝病，善从脾胃论治，临床用药既有东垣之法，又有他本人的独特见解，其原则有四：肝木克土，治当实脾；理气活血，病从脾治；清利湿热，扶脾固本；滋水涵木，补益肝肾。例二肝硬化腹水，并没有攻下利水而是以四君子汤为主以补其正气，益其脾胃，随证配用补益肝肾活血化瘀有关药物，如楮实子、女贞子。例三肝硬化黄疸，亦在健脾益气的基础上，加入清利湿热之川萆薢、黄皮树叶、田基黄，这些都是广东地区民间常用而且行之有效的中草药。

（四）慢性丙型肝炎治验案

庞某，男，32岁。以乏力、纳差3个月，于1996年11月初诊。

患者3年前因“胆石症”手术而输血300毫升。最近神疲倦怠，乏力，少气自汗，食欲不振，胁部不适感，腹胀便溏。查皮肤、巩膜无黄染，未见肝掌及蜘蛛痣，肝肋下未及，肝剑突下2厘米，无压痛，脾未及，舌淡红胖嫩，边有齿印，苔薄白，脉弦细。化验：ALT 102U，AST 86U，抗HCV（+），HCV-RNA（+），A/G比值1.2∶1。

诊断：慢性丙肝。

辨证：脾虚肝郁。

治则：健脾疏肝，佐以活血解毒。

处方：太子参20克，茯苓15克，白术15克，甘草5克，萆薢12克，楮实子15克，黄芪20克，丹参30克，珍珠草25克，白芍20克。每日1剂，水煎服。

坚持服上方4个月后复查：ALT 26U，AST 18U，抗HCV（+），HCV-RNA（+）。纳食增加，精神好转，体力明显好转，已无不适之症状。

按语：从临床上看，慢性丙型肝炎大多表现为倦怠乏力、食欲不振、腹胀、失眠、胁痛、头目眩晕等症状，结合体征、舌脉表现等，属中医“胁痛”、“郁证”，出现黄疸者，属“黄疸”范畴，但大多数病例为无黄疸型，早期症状不明显，不少患者一经诊断却已成慢性，本病例即如此。邓氏认为，湿热毒邪内侵是发生丙型肝炎的基本原因。若湿热邪气外袭，内蕴于脾胃与肝胆，则发为急性丙肝；若患者脾气本虚，或邪郁日久伤及脾气，或肝郁日久横逆乘脾，或于治疗急性丙肝的过程中寒凉清利太过而伤及中阳，均可导致脾气虚亏，而转变为慢性丙肝。

本案例治疗以健脾补气为主，基本方药还是四君子汤加味。太子参（党参）、茯苓、白术、甘草，补气健脾；川萆薢祛除困郁脾土之湿浊，楮实子疏肝行气解郁；珍珠草清热利湿解毒，可代黄皮树叶；丹参活血化瘀，冀防慢性肝炎出现早期硬化；白芍柔肝养阴，缓解胁肋胀痛；黄芪益气健脾。诸药合用，有健脾疏肝，活血解毒，治疗丙肝之效。

治疗过程中，经常加减的药物有，若兼湿浊上泛，并见脘闷、恶心呕吐、舌苔厚浊、脉缓滑者，加法半夏10克，砂仁6克以和胃降浊；若湿浊中阻，身肢困重、腹胀便溏明显者，加薏苡仁15克，以通阳除湿；兼肝气郁结，并见胁痛较明显，易急躁，头晕头痛，脉弦者，加柴胡12克，郁金10克以疏肝解郁；兼肝阴不足，并见头目眩晕、失眠多梦、舌边尖红、苔少、脉弦细弱者，加桑寄生30克，女贞子12克；兼肾阴虚，并见面白唇红、头晕、口干咽燥、腰膝酸痛、舌质红嫩、苔薄白或苔少、脉细数而弱者，加首乌30克，山茱萸12克，熟地黄20克，桑寄生30克，旱莲草12克；兼肾阳虚，并见面色青白、精神不振、腰腿酸痛、四肢欠温、脉兼迟或稍沉者，加杜仲15克，巴戟天12克，肉桂2克，以温补肾阳；兼血瘀阻络，并见面色黧黑或唇色紫暗、胁痛明显、肋下癥块、舌质紫暗或有瘀点、脉弦缓或涩者，加丹参15克，茜草根12克，桃仁10克，以活血祛瘀；兼湿郁化热，并见口苦、小便黄浊、或轻度黄染、或低热、舌嫩红、苔黄白厚浊、脉虚数者，加金钱草25克，茵陈25克，鸡骨草25克，以清利湿热。

此外，邓氏根据慢性丙肝的特点，采用健脾疏肝、行气活血、除湿解毒的治疗法则组成协定方“肝舒胶囊”。该药在经过数十例慢性丙肝患者服用后，显示出良好的疗效。

三、学生之研究

20世纪90年代指导博士研究生肖会泉，运用慢肝六味饮及软肝煎加减，治疗慢性乙型肝炎及慢性丙型肝炎。根据邓氏上述经验组方为：太子参、云苓、白术、川萆薢、楮实子、丹参、珍珠草、白芍、白花蛇舌草、甘草等，并研制成中药制剂“肝舒胶囊”，临床观

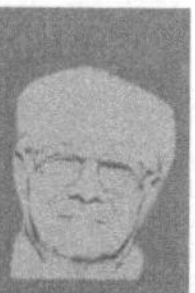

察乙肝病人129例，丙肝病人31例，治疗4个月为一疗程。结果乙肝患者临床症状、体征均有不同程度的改善，其例数分别为：肝区疼痛36/52，乏力78/98，纳差65/79，腹胀32/36，失眠27/32，黄疸11/14，肝肿大8/22；乙肝病毒标记物HBeAg转阴率27.4%，HBV-DNA转阴率22.5%，ALT复常率60.5%。治疗慢性丙肝31例，结果ALT复常率32.2%，HCV-RNA复常率12.9%。肝舒胶囊组分别与干扰素组、联合组作治疗前后比较，结果三组ALT治疗后均有明显改善；HCV-RNA复常率为联合组30.3%，干扰素组19.1%，肝舒胶囊组5.5%。在疗效判断上，似乎联合组 > 干扰素组 > 肝舒组，但各组患者停药后复发情况可以说明一些问题，肝舒胶囊组尽管疗效低，但在停药半年后追踪的患者均无复发，而干扰素不仅价格昂贵，副作用大，且复发率高。（肖会泉．邓铁涛教授治疗慢性乙型、丙型肝炎的临床研究及实验研究．载《邓铁涛学术论文集》．广州中医药大学第一附属医院．1999年11月．）

四、中药制剂

（一）疏肝胶囊

处方组成：太子参、白术、云苓、甘草、川萆薢、珍珠草、白芍、丹参等。

功能：补气健脾，理血疏肝，祛湿除毒。适用治疗脾虚肝郁证之慢性肝炎，有改善症状及肝功能作用。

用法：口服，每日3次，每次3~4粒。

佛山邓铁涛中医药开发研究所制剂。

（二）软肝煎胶囊

处方组成：太子参、白术、云苓、川萆薢、楮实子、菟丝子、鳖甲、丹参、土鳖虫、甘草等。

功能：益气调养肝肾，祛瘀软坚解毒。适用治疗早期肝硬化。

用法：口服，每日3次，每次3~4粒。

佛山邓铁涛中医药开发研究所制剂。

肾病（慢性肾炎、肾盂肾炎）

中医所指的“肾病”，内涵非常丰富，包括现代医学多个系统如泌尿系统、生殖系统、内分泌系统的多种疾病，本文仅就最常见的慢性肾炎、慢性肾盂肾炎整理邓氏临证治疗经验。

一、邓铁涛教授论慢性肾炎

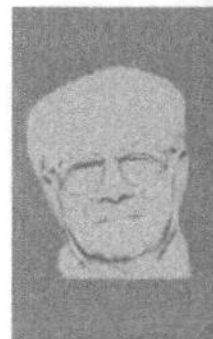

慢性肾小球肾炎（简称慢性肾炎），是较常见的泌尿系内科病，它与急性肾炎同属中医“水肿证”的范围。中医学认为水肿证的发病机理主要与肺、脾、肾三脏有关。若肺失宣肃，不能通调水道，或脾失健运，不能为胃行津液，或肾阳虚衰，不能气化、蒸腾津液，或开阖不利失去主水的作用，均能导致水湿停留，泛滥溢于肌肤，而成水肿之病。如《素问·至真要大论》说：“诸湿肿满，皆属于脾”；《素问·阴阳别论》说：“三阴结谓之水”（三阴指手、足太阴肺脾二经及足少阴肾经）；《素问·水热穴论》：“其本在肾，其末在肺，皆积水也”；而《诸病源候论·水肿病诸候》亦说：“水病无不由脾肾虚所为。”

（一）慢性肾炎主要因脾肾两脏虚损所致

水肿证分阴阳，肾炎病分急慢。急性肾炎发病多急骤，病程短，多属实证；而慢性肾炎则发病多缓慢，病程较长，腰以下肿甚，多属虚证。前者属于水肿证“阳水”的范围，后者则属“阴水”的范围。急性肾炎主要是由于风、寒、热、湿等外邪侵袭肺肾两经，尤其肺经所致；慢性肾炎则主要因脾肾两脏虚损所致。如《诸病源候论·水肿病诸候》说：“脾肾虚则水妄行，盈溢皮肤而令身体肿满。”

1. 早期表现脾虚湿困

慢性肾炎在发病过程中，早期主要表现为脾虚湿困，症见面色白或萎黄不华，身重倦怠，身肢浮肿轻重不一。浮肿严重者，可并见腹胀大如裹水之状，脘闷纳呆，气短自汗，大便时溏，小便短少，舌淡胖有齿印，苔薄白或白腻，脉缓弱。脾虚则气血生化之源不足。若血虚明显的患者，可并见头目眩晕，心悸易惊惕，手足发麻，唇甲淡白，脉兼细等症。至中后期，由于先天与后天密切相关，往往因脾虚损及肾，而表现为脾肾阳虚，症见面色白或晦暗，形寒怕冷，四肢欠温，精神萎靡，腰膝酸软，纳呆便溏，或五更泄泻，浮肿显著，以腰以下为甚，或可伴有胸水、腹水，咳逆上气不能平卧，小便短少，少数亦可表现为浮肿不太甚，小便频数而清长，舌淡而黯，苔薄白，脉沉细，软弱无力。这一阶段，少数患者，可因阳损及阴，或经过治疗，病情好转，但由于温阳或利水太过损伤阴液（尤其是经过激素治疗的患者），而表现为肝肾阴亏，症见浮肿不甚，面白颧红，眩晕头痛，心悸耳鸣，腰酸腿软，失眠盗汗，遗精，咽干，舌质嫩偏红，或边尖红，苔少，脉弦细稍数。

2. 晚期脾肾衰败

慢性肾炎若治疗不当，或正气日虚，病情发展，可以出现脾肾衰败，湿郁化浊上蔽心窍的病理改变。除见上述脾虚湿阻或脾肾阳虚证之外，可并见恶心呕吐，心悸气短，呼吸不畅，或皮肤瘙痒，或口有尿臭，或呕血便血，或胸闷喘息，烦躁不宁，甚则抽搐惊厥，昏迷不醒，舌苔黄浊或舌光无苔，脉象虚大或沉微细数，此时病情已经危重。

（二）慢性肾炎治疗要注意调补脾气

对本病的辨证分型，邓氏虽主张分为脾虚湿阻、脾肾阳虚、肝肾阴亏、脾肾衰败浊蒙心窍四个证型，但始终认为脾虚是慢性肾炎上述四种分型共性病理基础，治疗治疗过程中应时时注意调补脾气，保持脾气的健运，这是愈病不可忽略的关键环节。

1. 脾虚湿阻型，参苓白术散加减

邓氏较常用的是参苓白术散加减以健脾利湿。

基本方：党参 15 克，白术 12 克，云苓皮 25 克，甘草 5 克，山药 12 克，苡仁 15 克，黄芪 20 克，牛膝 12 克，猪苓 15 克，桂枝 12 克（或肉桂心 1.5 克焗服）。

方中党参、白术、山药、黄芪、甘草健脾补气，苡仁、云苓皮、猪苓利水而不伤正，桂枝温阳利水，牛膝引水下行。

加减法：若湿重，而见苔白厚腻者，去山药，加防己 12 克，砂仁 8 克；血虚明显者，去猪苓、桂枝，加当归 12 克（或鸡血藤 30 克），枸杞子 12 克以养血；若见血压升高者，重用黄芪（用至 30 克以上），去桂枝、山药，加生石决明 30 克（先煎），代赭石 30 克（先煎）以潜虚阳；若见血尿（镜下血尿）者，去桂枝，选加小叶凤尾草 15 克，淡豆豉 30 克，田七末 3 克（冲服）；若水肿严重，尤其是胸腹腔有大量积水，则先治其标，邓氏早年多采用十枣汤或积苍丸。积苍丸系民间验方，药物组成及服用方法如下：

三棱 2.3 克，莪术 2.3 克，苍术 2.3 克，春砂仁 2.3 克，连翘 2.3 克，黑丑 1.5 克，大戟 1.5 克，巴戟 1.5 克，陈皮 1.5 克，川椒 1.5 克，葶苈子 1.5 克，桑白皮 1.5 克，益智仁 1.5 克，汉防己 1.5 克，芫花 1.5 克，青皮 1.5 克，小川芎 1.5 克，牛膝 1.5 克，槟榔半个，大黄 7.7 克，甘遂 1.5 克，木香 4.6 克，紫荆皮 3.1 克。研为细末，为小糊丸，每次服 12.5 克，每日于五更空腹时顿服，连服 3 天，第 1 天用淡姜汤送服，第 2 天用陈皮汤送服，第 3 天用桑白皮汤送服。

上方为民间验方，功效去菀陈莝，洁净府，有一定疗效。在水肿明显减轻后再予参苓白术散加减。

近年年邓氏摸索到一个更简捷峻下逐水的方法，即用甘遂末 1 克，装于空心胶囊，早晨白粥送一次吞服（若患者服后，有呕吐副作用出现时，可用肠溶胶囊套装，便可防止或减轻副作用），此方法的确具有简、验、便、廉的优点。必要时可加艾灸法，灸法处方：① 肾俞、水分、阳陵泉；② 三焦俞、关元、三阴交；③ 膀胱俞、中极、足三里，或加膏肓。每日灸一组穴位 1 次，使用 3 天，换另一组，背部穴位双侧同时悬灸 20 分钟，腹部、足部穴位可悬灸 10 分钟左右。若患者上半身肿甚或见胸腔积液者，则先予麻黄（微炒）15 克，杏仁 10 克，熟附子 3 克，生姜 3 片，赤小豆 30 克，茯苓皮 60 克，煎水服，以开鬼门，夏天冷服，冬天温服，服后微汗出为度，

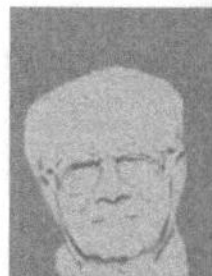

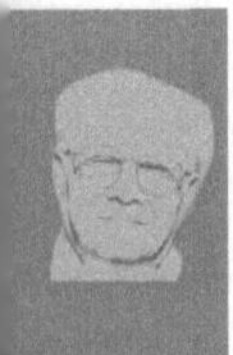

待水肿或胸水减轻后，仍予参苓白术散加减。

若经治疗后病人症状基本消失，唯尿蛋白长期不除者，则改用邓氏自拟之消尿蛋白饮，药物如下：

黄芪15～30克，龟板30克，淮山药15克，薏苡仁15克，玉米须30克，旱莲草12克，菟丝子12克。

本方具有健脾固肾，利湿化浊之功，经临床验证效果尚好。

2. 脾肾阳虚型，真武汤合五苓散、五皮饮加减

可用真武汤合五苓散、五皮饮加减化裁。

基本方： 熟附子10～15克，姜皮20克，白芍12克，白术15克，云苓皮30克，肉桂3克（焗），大腹皮12克，猪苓15克，泽泻12克，党参20克，黄芪20克。

方中党参、白术、黄芪补气健脾，附子、肉桂温肾，白芍以制附子、肉桂之温燥，姜皮、苓皮、腹皮、猪苓、泽泻利水，共收温阳利水之功。其加减法可参考上述脾虚湿阻型。

3. 肝肾阴虚型，杞菊地黄汤加减

多用杞菊地黄汤加牛膝、车前子等。若为阴阳两虚者，则喜用济生肾气丸；若血压升高者，则加生牡蛎30克，草决明25克。

（三）脾肾衰败，浊蒙心窍

慢性肾炎尿毒症，属中医脾肾衰败，浊蒙心窍，病情危笃，应积极救治。除按上述脾虚湿阻或脾肾阳虚辨证用药口服之外，还可用生大黄30克水煎保留灌肠，每日1次，连用数天，有时能使血氮下降，对消水肿亦有帮助。若出现昏迷不醒时，宜针灸人中与涌泉；如湿浊化热患者见舌苔焦黑而干的，则兼灌服或鼻饲安宫牛黄丸。

二、邓铁涛教授论慢性肾盂肾炎

慢性肾盂肾炎等泌尿系统感染疾病临床也很常见，尤其是妇女，患病后往往反复难愈。邓老认为该病应属中医淋证中“热淋”、“气淋”、“劳淋”一类，发作之时可急可缓，急者可按热淋（慢性泌尿系感染急性发作）论治，缓者缠绵不已，反复难愈，当从虚论治，按气淋、劳淋处理。

（一）珍珠草与小叶凤尾草治热淋

珍珠草与小叶凤尾草，邓氏简称为珍、凤，是治疗热淋常用的一对草药，对急性泌尿系感染（热淋）或水肿（阳水）疗效较佳，鲜者效果更好。用量：鲜者各30克，干品各15克左右。

对于热淋（急性泌尿系感染）可以独用珍珠草与小叶凤尾草，亦可稍加清热祛湿之品如苡米、车前之属。若舌红苔薄有伤津现象者，注意勿利水太过，可用珍珠草与小叶凤尾草加导赤散治之。

（二）自拟珍凤汤治气淋、劳淋

常见妇女患慢性肾盂肾炎，即使用了抗菌药物甚至高级抗菌药物疗效亦欠佳。西医认为长期使用抗菌药物，细菌产生了耐药性，或进入细胞内成为细胞内细菌，使抗菌药物失去杀菌能力，故慢性肾盂肾炎为比较难治而有发展倾向的疾病。所谓发展倾向，不但难以治愈，还可引起肾性高血压、肾功能不全、尿毒症等病变。本病应属中医淋证中气淋、劳淋一类，乃邪少虚多之证。多因急性时期未彻底治愈，邪气深藏伏匿于内，正不胜邪，一遇劳累或情绪不佳或感外邪病即复发。发作可急可缓，急则邪热盛实，应以清热为主；缓则缠绵不已。治此病邓氏喜用自拟之珍凤汤。

处方组成：珍珠草、小叶凤尾草、太子参各15克，云茯苓12克，白术、百部各9克，桑寄生18克，小甘草5克。

此方即珍珠草、小叶凤尾草合四君子汤再加桑寄生、百部而成。立方之意，乃根据脾胃学说，如张仲景有“四季脾旺不受邪”之说，李东垣有“内伤脾胃百病由生”之论。本病既是邪少虚多之证，要使正气充足以逐邪气，健脾便是重要的一着，故用四君子汤以健旺脾胃，调动人体之抗病能力；用珍、凤以祛邪，形成内外夹击之势。百部佐“珍、凤”以逐邪，现代之研究证明百部有抗菌（包括大肠杆菌）之作用。桑寄生，《神农本草经》谓：“主腰痛”，《本经再新》说主“补气温中，治阴虚壮阳道”，现代之研究认为：“治动脉硬化性高血压”及“治郁血性肾炎”。邓氏认为桑寄生既能帮助扶正，又入肝肾经，为本方之使药。

（三）论尿闭与尿频

1. 尿闭

有人说中医过去没有导尿法，这种说法不准确。据说以前小太监做完手术后小便困难就有用麦秆导尿的方法。当然导尿法西医方面是比较先进的，但中医之治尿闭，有中医之法，有时且能治本，是其优势，试举几例以说明之。

20 世纪 30 年代，邓氏的堂弟当时才 10 岁，因患尿闭，邓氏父亲邓梦觉为之诊治，认为系下焦虚寒所致，用肉桂心五分服而解决问题。当时惯用正安桂（即越南产之肉桂），现在多用国产之肉桂，疗效不及正安桂。

20 世纪 60 年代，解放军 157 医院曾邀邓氏会诊一病人，当时西医诊断为"脊髓空洞症"，病人排尿困难，尿量很少，邓氏认为此为肾气不足，初用大量黄芪行气利尿未效，后来改用济生肾气丸汤剂，服用五六剂后逐渐好转而出院。

另有一青年军人患尿闭，每天靠导尿维持，会诊时见其脉缓，苔白如霜，辨证为水湿内停，肾不化气，故用五苓散治之，服 1 剂后不用导尿，而自行排尿了。病者自述服药约 2 小时后自行小解，先排出一些气，接着便有尿液排出，继服 3 剂便痊愈出院。这个病例舌白如霜给邓氏的印象很深，过去舌诊的文献很少提到这个问题，邓氏认为此系水湿内停之故。后来邓氏又诊治一病人，是海军医院邀请会诊的，病者因患眩晕屡治不效，邓氏用除痰湿的办法治疗亦不见效，后来细为诊察，发现其苔白如霜，始忆起上一病例苔亦如此，即改用五苓散治疗，10 剂而瘥。

当然，尿闭在许多情况下是由于慢性肾炎所引起，不仅是尿潴留，多为肾功能衰竭所致。有人讲自从西医有了"速尿"以后，中医的利尿方剂就已经落伍了。真是这样吗？20 世纪 70 年代，邓氏在广州军区总医院会诊一水肿女患者，约 40 岁，这位病人肿得出奇，身体几乎胀成一个啤酒桶般，病人已经几个月不能卧床，而特制了一张有活孔的坐椅，吃、睡、拉都在这张椅子上，带此椅来住院。医院连用速尿，但始终尿量只有 200~300 毫升。后请邓氏会诊，开了真武汤原方，不增不减，茯苓改用茯苓皮，第二天尿量便增加到600～700毫升，以后守方加减，服了半月左右，水肿一天天消退，再也不用生活在那张特制的椅子上了。出院前再会诊一次，见面时竟认不出她来，身体肥瘦已判若两人。

20世纪80年代，邓氏又会诊省农垦医院一慢性肾炎的患者，约50岁，滴尿不通已达三四个月，全靠人工肾维持生命，病人不见浮肿反而消瘦，面色黧黑无华，唇暗，舌淡胖嫩，苔白润，脉沉细。邓氏认为肾气亏虚，肾阳不振，用真武汤加肉桂、丹参，黄芪重用30克，连服一周后便有尿液排出，从20～30毫升开始慢慢增至60～70毫升，在继续人工肾治疗的基础上，先后治疗约1月后，每天约有200～300毫升尿排出。后来因患者出现高血压，用真武汤加减未能降压便中断了治疗。本例患者西医诊断两肾已经萎缩，由此可见如果对这些晚期的病人用中西结合的办法，估计可以增加一线生机。

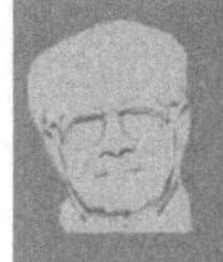

2. 尿频

尿频牵涉范围比较广，根据《中医症状鉴别诊断学》（人民卫生出版社出版）小便频数之常见证候有：① 膀胱湿热尿频：小便频数，尿急尿痛，尿道灼热感，小便短黄浑浊，口干而黏，小腹胀满，大便秘结，或见发热恶寒，舌红，苔黄腻，脉滑数。② 肾阴亏虚尿频：尿频而短黄，伴眩晕耳鸣，咽干口燥，颧红唇赤，虚烦不寐，腰膝酸软，骨蒸劳热，五心烦热，盗汗，大便硬结，舌红苔少，脉细数。③ 肾气不固尿频：尿频而清长，或兼尿失禁，伴面色㿠白，头晕耳鸣，气短喘逆，腰膝无力，四肢不温，舌质淡胖，苔薄白，脉沉细弱。④ 肺脾气虚尿频：尿频清长，或伴遗尿失禁，兼见唇淡口和，咳唾涎沫，头眩气短，形寒神疲，纳减便溏，舌淡苔白，脉虚弱。膀胱湿热尿频治宜清利湿热，方选八正散；肾阴亏虚尿频治以滋阴降火，方选知柏地黄丸加减；肾气不固尿频治以温补肾阳，方选右归丸；肺脾气虚尿频治宜温肺健脾，方以温肺汤合补中益气汤化裁。

《中医症状鉴别诊断学》是《中医鉴别诊断学》的一个组成部分，其后还应有《中医证候鉴别诊断学》和《中医疾病鉴别诊断学》，这是中医规范化的工程之一。这是前人没有做过的工作，因此这是一本好书，值得向大家推荐。

所谓规范就是给我们在症状鉴别时有一个规矩准绳，并不是教我们去对号入座，因为疾病千变万化，好比木匠手中有了规矩绳墨，便能做出高超的工艺。当然还要靠匠心独运，巧手精施。

邓氏曾治一蔡氏女，17 岁，小便频数，几乎每分钟都要小便，而尿量甚少，苦不堪言。先求于市人民医院，住院按泌尿系感染治疗 1 月余无效，转某军医大学附属医院，亦按泌尿系感染治疗并进行膀胱冲洗。住院 2 月亦无效。来诊时病已 3 年，面色萎黄，口唇淡黯，脉弦细涩，舌边左右各有宽约 0.5 厘米的淡黑色带从舌根至舌尖，舌之底面亦有黑色带与舌面之黑带相连，好像在舌边镶了一条黑边。按张景岳的理论所谓“独处藏奸”，再追查其起因，由于学骑自行车为车座猛撞了下阴部，不久得病。病已多年，体质已虚，但体虚而病实，治疗原则应以消补兼施。先补多于消，使其体质日复，疾病可愈。处方以四君子汤健脾益气以固其后天之本，兼予祛瘀。药用党参、云茯苓、白术、五爪龙、蒲黄、五灵脂为基本方，或用乳香、没药易蒲黄、五灵脂。后期增加活血祛瘀药，同时更加黄芪以行气，偶或用轻量小叶凤尾草或珍珠草或琥珀末为引。病情稍有好转，坚持治疗，约半年舌边之淡黑长斑逐步变窄变淡，共治疗 2 年始愈。追踪十多年未有复发，数年前结婚生子矣。

附院收发员小胡患尿频，每三五分钟便要小便一次，尿量不多，人不胖，个子中等而小腹隆起如球，年 20 岁，未婚。经医院外科诊断为处女膜病变，因而施手术治疗。术后病不见好转，来诊时已术后数月，主要症状仍为尿频，无其他不适。诊其面色稍黄，唇如常，舌胖嫩有齿印，苔白厚润，两手脉虚。来诊之前除了手术治疗之外，服中药亦未停，其中有补有消，或攻补兼施，多作中医之淋证治疗，终未见效。根据证脉分析，下焦湿困故面黄而苔白厚润，但前医屡用去湿之法而湿不去；两手脉虚是体质已虚，结合舌胖嫩有齿印，非尺脉独虚，则其虚在肺脾为主，当然肾司二便，与肾虚亦有关。其所以湿困不解主要是肺气不足，脾不运化，故膀胱气化无力，小便次数多而量不多，尿液积蓄故小腹如球。治疗原则不治其肾而重在肺脾。处方用四君子汤加黄芪、五爪龙各30克，并加枳壳6克以为反佐。初服7剂效果不明显，但精神稍佳，胃纳稍增，舌脉同前，嘱其继续服药，仍宗上法随证加减，治约半年病有好转，小便时间延长，尿量稍多，但小腹虽不如球仍大于同龄女。除继续用上方加减之外，另加食疗，用黄芪30克，枳壳6克，煮猪膀胱，每周二三次。治约年余，小便大为改善，但仍稍多于常人。后结婚生子，疾愈至今数年未发。纵观此证，疗效较慢，若不根据辨证坚持治疗，病人没有信心不予配合，恐难治愈。

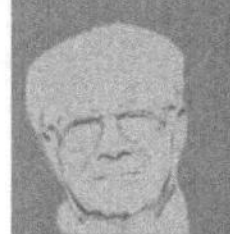

三、治验医案

（一）慢性肾炎激素伤阴治验案

黎某，男，22岁。初诊：1980年3月16日。

几个月前睑部浮肿两次，均未治疗而自然消退。今年2月3日，眼睑、头部出现水肿，渐蔓延至全身而住院，西医诊为慢性肾炎急性发作，经用激素、利尿药与五苓散、五皮饮等治疗，水肿在1周内消退，而后隔日服强的松80毫克（16片），共50余天，其中加服环磷酰胺半个多月，但蛋白尿持续，逐渐出现激素副作用，全身毛细血管扩张而发红，脸上长满痤疮，两颞有搏动性头痛，服安眠药始能入睡，但易惊醒，易兴奋激惹，头发脱落。

诊见：尿蛋白（++++），眠差易惊，头发脱落，食欲一般，大便正常，小便稍少，色淡黄，口微苦，不渴，舌边尖略红，有齿印，苔灰黄浊腻，脉弦滑，左关尤甚，重按无力。

处方：黄芪15克，玉米须30克，淮山药30克，茯苓皮15克，生苡仁30克。每日1剂，水煎，连续服用。

服上方药1周后，尿蛋白（++）；2周后，尿蛋白（+）；3周后，小便蛋白（±）；第4周末，尿蛋白（-）。以后连续服药3周，尿蛋白都是阴性。嘱其以后仍服此方药，酌加龟板，以图巩固（治疗期间仍隔天服强的松80毫克。曾因预防感冒注射过丙种球蛋白1支）。

按语：本病蛋白尿与脾肾两脏关系最大。脾气散精，肾主藏精。脾气虚弱，不能运化水谷精微，上输于肺而布运全身，水谷精微反与湿浊混杂，从小便而泄。肾气不固，气化蒸腾作用减弱，亦致精气下泄而为蛋白尿。故治此病，常以补脾益肾涩精，恢复脾肾功能而收效。

本案为慢性肾炎急性发作，临床症状控制后，蛋白尿持续不退。就诊时虽出现一派阴虚阳亢症状，但这是激素的副作用所致，掩盖了原有病证。中医认为，肾上腺皮质激素虽有补肾阳之作用，但剂量过大或使用时间过长，极易耗损阴液而出现阳亢症状。根据患者舌有齿印，苔灰黄浊腻，脉重按无力，并且服用激素后蛋白尿不消退等，认为脾气虚弱，失于升发，水谷精微与湿浊混杂下注是主要矛盾。论治时应舍弃用西药所出现的假象，抓住主要矛盾加以解决，方可奏效。故以黄芪、玉米须为主药，益气升脾，降泄浊阴；佐以茯苓皮、生薏苡仁利水而健脾；淮山药益脾阴而固肾涩精，利水道而不伤阴，并能抑制激素的副作用，起到补阴配阳的作用。药虽少而力专宏，故能收效。

（二）慢性肾功能衰竭合并消化道出血治验案

萧某，女，80岁，香港居民。

初诊：1993年10月11日。

眩晕，怠倦乏力，食欲差，大便色黑1年。

自1992年底患者日渐消瘦，时有眩晕，胃纳渐减。1993年2月因眩晕严重，面色苍白，倦怠甚，食欲差，大便色黑，即送医院治疗。当时查血红蛋白47g/L，而非蛋白氮明显增加，小便有红白细胞，大便潜血（卌），西医诊断为慢性肾功能衰竭合并消化道出血，严重贫血。反复X线照片及纤维胃镜、灌肠造影皆无法找到出血部位。只在同位素检查中，发现小肠回盲部有少量的血液积聚。西医治以止血剂及输血，但大便潜血仍不能控制。输血不及一月血色素又下降至70g/L。加用中药如高丽参、归脾汤、补中益气汤、十全大补汤及紫地合剂、白及粉等，中西结合治疗3月余，大便潜血经常在（卄）～（卌）之间，先后输血11次，每次1000毫升。而血色素仍继续下降，9 月 23 日查血色素 70g/L。

患者有高血压史 30 余年，糖尿病史 20 余年，长期用西药控制。

诊查： 精神萎靡，眩晕倦怠，面白少华，声低气短，动则气喘，畏寒肢冷，口淡，胃纳不振，小便频数而清，大便数日一行，量少色黑。唇淡，舌淡胖嫩而无苔，脉微细。

辨证： 气不摄血，脾肾俱虚。

治法： 补气健脾，固肾止血。

处方： 高丽参 15 克（另炖服），党参 15 克，黄芪 30 克，淮山药 80 克，山萸肉 10 克，黄精 18 克，玉米须 30 克，阿胶 6 克（烊化），鹿角胶 6 克（烊化），田七末 3 克（炒至深黄色去火气，冲服）。（注：炒田七末去火气法，将炒后之田七末放冰箱 6 小时，或密封瓶装放水中半日）

二诊： 停服其他中西药，服药 6 天患者胃纳稍增，夜能入睡，大便转咖啡色，潜血试验（+）。效不更方。

连服 1 个月，患者精神好转，胃纳增，眩晕减，大便潜血时为（+）或呈阴性，按上方去田七末，加花生衣 9 克。服药 1 周后，大便潜血阴性。上方每日 1 剂，连服 3 个月，患者胃纳佳，睡眠好，已无眩晕气短，大便正常，血色素维持在 108g/L 以上，体力日渐恢复，并能栽花浇水，进行些轻的体力活动。遂改为每周照原方服药一剂以巩固疗效。1994 年 5 月，患者体力复原，已能参加各种户外活动，于是停药，追踪 1 年，精神体力均佳。

按语： 慢性肾功能衰竭并消化道出血，其原因多由肾炎、肾盂肾炎、高血压病、糖尿病所致，后期尿素氮、肌酐持续增高，胃肠黏膜由于毒素的刺激、缺血缺氧等原因导致弥漫性出血。这种消化道出血与溃疡病、胃炎所致的出血有本质区别，后者以胃热十居八九，前者以脾肾俱虚，气不摄血为主，治疗当补气、固肾、止血为先。

本例临床治疗难度甚大，西医西药治之已不效，靠反复输血维持，曾考虑剖腹探查出血原因。因患者年老，肾功能衰竭兼贫血，故不敢手术。在邓氏接手诊治之前，虽曾服归脾汤、补中益气汤之属，但始终未能对证，故疗效亦不佳。归脾汤补脾，对于脾不统血之患者，可能生效。十全大补汤过温动血，补中益气汤虽能治气虚，但其着重点在于升发脾胃之阳气，此方“走”多于“守”，故于消化道出血者，虽有气虚亦不相宜，甚至得到相反的效果，不可不知。上述处方，以独参汤以益气固脱补五脏，人参“守”多于“走”，且选择性较温的高丽参以峻补之，实为主药。党参、黄芪、淮山药以辅佐高丽参以健脾；淮山药、山萸肉、玉米须以固肾；黄精、阿胶、鹿角胶以补血止血；田七末止血为使药。田七末所以要炒黄色，是邓氏多年临证之经验。田七生用冲服活血多于止血，若将炒黄者冲服则止血多于活血，若切片煎服，虽亦能活血但偏于补血矣。方中淮山药用至80克，根据邓氏经验，对于糖尿病患者，重用淮山药60克以上再加玉米须30克，往往有降糖之效果。处方用药，该重该轻，用之得法，往往效速。其后所以用花生衣以代田七末，因花生衣止血生血之效果有时在田七之上也，但活血则远不及田七矣。

（三）泌感、肾盂畸形、肾性高血压治验案

某妇，48岁，1973年10月初诊。

患慢性泌尿系感染、肾性高血压已1年多，经肾盂造影，诊断为两肾盏先天性畸形，肾图检查认为左肾已失去功能，小便检查有红、白细胞，尿蛋白（++），小便培养有大肠杆菌生长，曾用各种抗菌药物均不敏感，血压130/110mmHg（17.3/14.3kPa）。

症见：头晕，神疲，胃纳不好，小便频少，不能工作。诊其人瘦，面色少华，下腹隐痛，舌淡嫩边红，苔白，脉细稍弦而寸弱。

此乃虚实夹杂之证，虚者脾肾虚，实者湿浊下注，予以珍凤汤加味治之。

处方：小叶凤尾草、珍珠草、桑寄生、云茯苓各12克，黄皮树寄生15克，百部、太子参、白术各9克，鸡内金6克，茅根18克，小甘草5克。

服上方半年多，胃纳转佳，精神振作，已恢复全天工作，小便检查尚余蛋白微量，白细胞几个，多次尿培养已无大肠杆菌生长，血压稳定在110/90～120/100mmHg（14.6/12～15.9/13.3kPa）。病至此，湿浊邪已近净，转用补脾肾以收功。追踪数年未见复发，并告邓氏曰某妇幼保健院院长，试用此方治疗此病数人，亦收良效云云。

重症肌无力

一、邓铁涛教授论重症肌无力

重症肌无力是一种由乙酰胆碱受体抗体引起的自身免疫性受体病，主要临床特征为受累肌肉极易疲劳，经休息后可部分恢复。全身骨骼肌均可受累，以眼肌为主，呼吸肌受累则出现肌无力危象，甚至危及生命。中医历代医著对重症肌无力虽未见较完备而系统的记载，但从本病的病理机制和临床表现来看，应属中医的“虚损”病。

（一）重症肌无力属虚损性疾病

邓铁涛教授认为，重症肌无力不同于一般的虚证，就其病因病机及治疗的难度，应当属于中医“虚损”病范畴，虚损有虚弱与损坏的双重含义。虚弱着眼于功能，损坏着眼于形体，故虚损是对各种慢性疾病发展到形体与功能都受到严重损害的概括。重症肌无力是自身免疫性受体病，临床上既有功能性障碍也有实质性损害，病程长且易反复，具有虚损证的特点。因此，重症肌无力不是一般的虚证或脾虚证，其实质应是虚损性疾患。

（二）中医认识重症肌无力的学术源流

中医学对虚损证早在公元一二世纪就已有认识，《难经·十四难》记载损脉为病的临床表现及其传变过程：一损损于皮毛，皮聚而毛落；二损损于血脉，血脉虚少，不能荣于五脏六腑；三损损于肌肉，肌肉消瘦，饮食不能为肌肤；四损损于筋，筋缓不能自收持；五损损于骨，骨痿不能起于床。古人认识的虚损病证是个难治的慢性病，它传变过程由轻到重，从上到下；由皮毛、血脉、肌肉开始，到最后筋缓骨痿不能起床。

历代中医对虚损的论述也十分详尽，而“脾胃虚损”这个病证名称，见于12世纪（金元时代）李东垣的《兰室秘藏》。李东垣是中医脾胃学说的创始人，著《脾胃论》、《内外伤辨惑论》，创制名方“补中益气汤”，后人在该方基础上发展用于治疗重症肌无力，体现中医一脉相承的学术渊源。

根据中医学虚损的理论，结合脾胃学说“脾主肌肉”的理论认识及临床运用效果，将重症肌无力的中医病名诊断，归属于“脾胃虚损”是比较适当的。具体还可以结合病位、病性、病机，分别用“睑废”、“痿证”、“大气下陷”进行诊断，紧密联系中医五脏相关理论学说，去认识重症肌无力的各种临床分型。

眼睑下垂为重症肌无力的常见症状，《北史》有“睑垂覆目不得视”的记载。巢元方《诸病源候论·睢目候》中称“睢目”，亦名“侵风”。《圣济总录·卷第一百一十》称“眼睑垂缓”，清代黄庭镜《目经大成》称为“睑废”，后世称为“上胞下垂”。

重症肌无力的临床特征是一部分或全身骨骼肌异常地容易疲劳，部分病例的骨骼肌可以发生萎缩。《素问·痿论》根据痿证的病因、部位、临床表现及五脏所主，有皮痿、脉痿、筋痿、肉痿、骨痿五痿之分，其中的肉痿与重症肌无力的症状有类似之处。《素问·太阴阳明论》指出：“脾病而四肢不用，何也？岐伯曰：四肢皆禀气于胃，而不得至经，必因于脾，乃得禀也。今脾病不能为胃行其津液，四肢不得禀水谷气，气日以衰，脉道不利，筋骨肌肉皆无以生，故不用焉。”这一论述强调四肢不用，痿软乏力乃脾病所致，脾不为胃行其津液，气血不充而引起肌肉病变，与重症肌无力的临床表现及病理机制颇为吻合，现代的临床观察也证实了这一点。

重症肌无力还可出现延髓支配的肌肉如面肌、吞咽肌、咀嚼肌无力，面部表情呆滞，说话声音逐渐减低，讲话不清，吃力，吞咽困难，饮水呛咳等。声音嘶哑，中医称为“音喑”。重症肌无力之声音嘶哑，乃因脾虚气陷，肺气虚衰，肾虚无根，致使气机无力鼓动声门而出现声音嘶哑。吞咽困难，中医责之胃。咽为胃之系，上接口腔，下通胃腑，是胃接纳水谷之门户。脾胃虚衰，则摄纳运化无权；又肾为胃关，胃肾亏损，则吞咽困难。

呼吸困难，是肌无力危象，中医称之为“大气下陷”。如张锡纯《医学衷中参西录》指出：“胸中大气下陷,气短不足以息,或努力呼吸,有似乎喘,或气息将停,危在顷刻。”

综上所述，中医虽无重症肌无力之病名，但是根据其临床特点及中医的理论认识，将其归属为“脾胃虚损”病之范围是比较恰当的。具体还可以结合病位、病性、病机，分别用“睑废”、“痿证”和“大气下陷”进行诊断。一般来说，成人眼肌型及少年型多属“睑废”范围；成人重症肌无力轻度、中度全身型、迟发重症型、伴肌萎缩型多属“痿证”范围；成人重症激进型多属“大气下陷”证范围。

（三）脾胃虚损，五脏相关

重症肌无力的病因可归纳为先天禀赋不足，后天失调，或情志刺激，或外邪所伤，或疾病失治、误治，或病后失养，均可导致脾胃气虚，渐而积虚成损。因此，重症肌无力的病机主要为脾胃虚损。脾胃为后天之本，气血生化之源，居于中焦，为气机升降出入之枢机。脾主升主运，脾虚气陷，则升举无力；上睑属脾，故提睑无力而下垂；脾主肌肉四肢，脾虚生化濡养不足，故四肢痿软不能遂用；胃主降主纳，与脾相表里，脾虚胃亦弱，则升降之枢机不利，受纳无权，故纳呆溏泄，吞咽困难；脾气主升，上充于肺，积于胸中而为宗气（大气），司呼吸，贯百脉，中气下陷，胸中之大气难以接续；肺之包举无力，故气短不足以息。若胸中大气亦下陷，则气息将停，危在顷刻。

重症肌无力的病机主要为脾胃虚损，然而与他脏关系亦密切。脾病可以影响他脏，而他脏有病也可影响脾脏，从而形成多脏同病的局面，即五脏相关。但矛盾的主要方面，仍然在于脾胃虚损，气血生化乏源。肝乃藏血之脏，开窍于目，肝受血而能视；肾主藏精，“五脏六腑之精，皆上注于目而为之精”，肝血不足，肝窍失养，肾精不足，精明失养，“精脱则视歧，视歧见两物。”故见复视、斜视或视物模糊，易倦。脾胃为气机升降之枢机，气出于肺而根于肾，需脾于中间斡旋转运，使宗气充足以司呼吸。脾胃虚损则枢机不运，聚湿生痰，壅阻于肺，故见胸闷、疼痛、气促等。脾病及肾，肾不纳气，气难归根，甚或大气下陷，而出现肌无力危象。声音嘶哑，构音不清，吞咽困难等，亦与脾、胃、肺、肾的病理变化关系密切。有些患者尚有心悸、失眠等症，则是由于脾胃虚损，心血不足所致。

重症肌无力病因病机示意图

脾胃虚损：

先天不足、后天失调 → 脾胃气虚—积虚成损—肌肉失养—
- 眼睑下垂（上睑属脾）
- 四肢无力（脾主四肢、肌肉）
- 吞咽困难（胃主受纳）

五脏相关：

延及五脏：
- 肝血不足，肾精亏损——复视、斜视、眼睑闭合不全
- 损及肺肾——构音不清、声音嘶哑、饮水反呛、呼吸气短
- 脾虚及肾——咀嚼乏力、颈软头倾、躯干全身无力
- 心血不足——表情呆滞、心悸、失眠
- 肝郁痰结——情绪不稳、烦躁不安、甲亢
- 肺门纵隔胸腺——胸腺肥大甚至肿瘤
- 胸中大气下陷——呼吸困难、危象出现

为了进一步探讨重症肌无力的病因病机和辨证规律，邓氏与广州中医药大学第一附属医院重症肌无力课题组对 1987 年 4 月到 1991 年 6 月收治的 233 例重症肌无力患者作了系统观察，并对 58 个中医证候做了频率分析，结果表明重症肌无力以眼睑下垂、四肢无力、纳差、便溏、舌淡胖、边有齿印、苔薄白、脉细弱等症状最常见。从而说明本病以脾胃虚损为主的观点是符合临床实际的。

可见，重症肌无力病理机转始终以脾胃虚损为中心环节，并贯穿于此病的全过程，这就是本病辨证论治的着眼点。

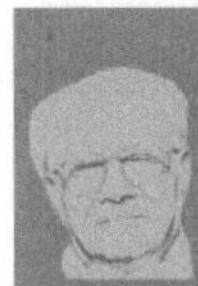

（四）重症肌无力辨证

根据上述理论，对重症肌无力的辨证如下。

1. 脾胃虚损

眼睑下垂，四肢痿软乏力，纳差，便溏，舌淡红而胖，边有齿印，苔薄白，脉细弱。

2. 脾胃虚损之兼证

兼肝血不足者，复视，斜视明显。

兼肾虚者，抬颈无力，腰背酸软。阴虚者，口干咽燥；阳虚者，夜尿多。

兼心血不足者，心悸，失眠，夜寐多梦。

兼胃阴虚者，口干，苔剥。

兼痰湿壅肺者，胸闷，气促。痰湿重，咳嗽痰黏，苔白厚或白浊。

兼瘀者，舌暗红，尖边有瘀点、瘀斑，脉涩。

兼外邪者，鼻塞流涕，喉痒咽痛，脉浮等。

3. 大气下陷

症见呼吸困难，痰涎壅盛，气短不足以息，气息将停，危在顷刻等肌无力危象。

（五）重症肌无力治疗

对于本病的治疗，根据“虚则补之”、“损则益之”之旨，当以补脾益损、升阳举陷为治疗大法。此外，本病毕竟有先天禀赋不足，精血虚损，况且气为血帅，血为气母，气血相生，故亦应兼顾养血益精以固肾。至于肌无力危象，则以标证为主要矛盾，急则治其标，缓则治其本，对于兼证的处理，则可随证加减，灵活变通。

常用方药如下：

1. 脾胃虚损

补脾益损，强肌健力饮（自拟方）。主要药物有黄芪、党参、白术、当归、陈皮、五爪龙、甘草等。

2. 兼证的处理

兼肝血不足，加枸杞子、首乌、黄精、鸡血藤。

兼肾虚，加菟丝子、桑椹子，阳虚明显加巴戟、肉苁蓉、淫羊藿；阴虚明显加山萸肉，或加服六味地黄丸。

兼心血不足，加熟枣仁、夜交藤。

兼胃阴虚，党参易太子参，加石斛。

兼痰湿壅肺，加橘络、百部、紫菀。

兼湿，加薏苡仁、茯苓。

兼痰，加浙贝母。

兼瘀，加丹参。

兼外邪，一般用轻剂之补中益气汤，酌加豨莶草、桑叶、千层纸、浙贝母等。

3. 大气下陷之肌无力危象

应及时采取抢救措施，加强吸氧、吸痰，插胃管，鼻饲中药，重用强肌健力口服液，辨证使用及其他中成药除痰，保留灌肠等。感染严重可用抗生素。

本病疗程较长，应注意从心理上使病者树立信心，保持精神愉快，以防情志所伤。平时应慎起居，避风寒，预防感冒，避免过劳。不宜滥用抗生素，忌食芥菜、萝卜、绿豆、海带、西瓜、豆腐等性味寒凉的食物，补之以血肉有情之品。凡临床治愈后，需继续服药1～2年，以巩固疗效，防止复发。此外，对于原已使用激素及抗胆碱酯酶药物者，中药显效即开始逐渐减量乃至停用，使患者摆脱对西药的依赖，促使病趋向痊愈。

二、治验医案

（一）儿童重症肌无力（少年型）治验案

娄某，男，15岁。1971年12月7日初诊。

患者于3个月前感冒发热后，突然出现左眼睑下垂，早上轻，晚上重，继则眼球运动不灵活，上、下、内、外运动范围缩小。约经月余，右眼睑亦下垂，并有复视现象。经某医院检查，X线片示胸腺无增大。经新斯的明试验确诊为“重症肌无力”。经抗胆碱酯酶药物治疗无效而来就诊。

症见眼睑下垂，眼球运动不灵活，运动范围缩小，复视，身体其他部位肌肉未见累及，饮食、睡眠、呼吸、二便、肢体活动均正常，仅体力较差，舌嫩无苔而有裂纹，脉弱。

辨证：脾肾两虚，以脾虚为主。

治法：以补脾为主，兼予补肾。

处方：黄芪10克，升麻9克，白术12克，菟丝子9克，党参15克，桑寄生18克，当归12克，石菖蒲9克，柴胡9克，首乌9克，橘红5克，紫河车15克，大枣4枚。

每日服1剂。另每日开水送服六味地黄丸18克，并配合针刺脾俞、肾俞、足三里等穴。

二诊：1972年3月2日。经上述治疗3个月后，病情稍有好转，原晨起后约半小时即出现眼睑下垂，现眼睑下垂时间稍推迟，余症同前。上方黄芪倍量，每周服6剂，每天1剂。另每周服后方1剂。

处方：党参9克，云苓9克，白术9克，炙甘草6克，当归6克，熟地15克，黄芪12克，白芍9克，五味子9克，肉桂心1.5克，麦冬9克，川芎6克。

补中益气丸12克，另吞服。

上法治疗月余，症状明显好转，晨起眼睑正常，可维持至下午三时左右，两眼球活动范围增大，复视现象消失。

三诊：6月6日。服前方药3个月，除左眼球向上活动稍差外，其余基本正常。舌嫩苔少有裂纹，脉虚。治守前法。

处方：黄芪60克，白术12克，党参15克，当归12克，柴胡9克，升麻9克，枸杞子9克，大枣4枚，阿胶3克，橘红3克，紫河车粉6克（冲服）。

每周6剂，每日1剂。另每周服下方1剂。

处方：枸杞子9克，云苓12克，淮山药12克，丹皮9克，山萸肉9克，熟地12克，生地12克，巴戟天6克。

四诊：1973年3月。服前方药半年多，两眼球活动及眼裂大小相同，早晚无异。嘱服上方2个月以巩固疗效。

追踪观察13年，病无复发。

按语：运用中医中药治疗重症肌无力，是当前很值得研究的课题。中医眼科虽有“睑废”之证及《北史》有“睑垂覆目不得视”的记载，近似于眼肌型重症肌无力，但尚未能形成对本病较完整系统的理论和临床验证。邓氏根据藏象学说，以脾主肌肉，脾为后天之本，肾为先天之本，先天后天互相关联等理论，治疗本病收到一定的效果。《灵枢·大惑论》曰：“五脏六腑之精气，皆上注于目而为精。”并指出：“精之窠为眼，骨之精为瞳子，筋之精为黑眼，血之精为络，其窠气之精为白眼，肌肉之精为约束”。后世医家据此发展为“五轮”学说，指出目部与脏腑的有机内在联系。其中“肉轮”——眼胞（眼睑）属脾，因脾主肌肉，肌肉之精为约束。邓氏根据前人这一理论，认为眼睑下垂主要是脾虚气陷，脾阳不足，清气不升，故提睑无力。治疗大法宜以大补脾气，使脾阳健运，清阳上升，则眼睑活动可复常。要升发脾阳，应首选李东垣之补中益气汤。通过反复的临床实践，加减用药，邓氏体会要重用黄芪。

本病的形成除与脾有关外，尚同肝肾相关，因除眼睑下垂外，还有眼球运动障碍，引起复视、斜视等症状，并多有肾虚或阴虚的脉象、舌象。所以治疗上除大补脾气外，还应根据肝肾同源、肝虚补肾之原则，同时补肾，即既补脾又补肾，使先天（肾）与后天（脾）同补，以图根治。

从脾与肾的相互关系来看，本案患者舌嫩无苔兼有裂纹，脉弱，都是肾阴不足的征象。治疗采用六天补脾阳，一天补脾阴之法，补脾时兼予补肾，养肾时兼予补脾，一法到底，直至治愈。

（二）成人重症肌无力（Ⅱ-A 型，轻度全身型）治验案

温某，女，25 岁。1989 年 4 月 7 日入院，住院号 52987。

患者因四肢、全身无力，复视，视物模糊 4 个月入院。起病前 4 个月前反复患“流行性结膜炎”后，渐觉全身乏力，行走易跌到，上下公共汽车困难，伴视物模糊，复视，病情以午后及夜晚为甚，偶有咀嚼乏力，无吞咽困难及呼吸困难。3 月 13 日本院肌电图检查，注射新斯的明前肌疲劳试验左三角肌平均衰减 20.3%，左小指展肌平均衰减 13.3%，注射新斯的明后 1 小时复查，左三角肌平均衰减

13%，左小指展肌平均衰减 11%，肌疲劳试验和新斯的明试验均阳性。入院诊断为重症肌无力（成人Ⅱ- A 型）。中医诊见四肢、全身乏力，视物模糊，咀嚼乏力，舌淡红，边有齿印，苔薄白，脉细弱。诊断为脾胃虚损，辨证为脾胃气虚，法宜健脾益气，予强肌健力饮，方中黄芪用至 120 克。治疗 112 天，全身乏力、视物模糊及复视等均消失。复查肌电图，肌疲劳试验左三角肌衰减 10.5 %，左小指展肌平均衰减 5%，肌疲劳试验阴性，肌电图检查结果与临床观察结果相一致。于 7 月 27 日出院，出院后继续以强肌健力饮巩固治疗，恢复正常上班。追访现仍健在。

按语：本病例无眼睑下垂，诊断依靠现代医学手段，进行新斯的明试验及肌电图检测确诊。但在辨证治疗方面则按照中医理法方药，诊断为脾胃虚损，辨证为脾胃气虚，治则强肌健力，补脾益损，方药强肌健力饮重用黄芪，疗效显著，肌电图检测也证明其与临床疗效同步一致。

（三）成人重症肌无力（Ⅱ-B 型，中度全身型）治验案

沈某，女，18 岁。1989 年 7 月 14 日入院，住院号 54923。

因吞咽困难、构音不清 4 个月入院。患者于 1989 年 3 月起出现吞咽困难，每餐时间约 1 ~ 2 小时，时有饮水反呛，继见讲话带鼻音，自感发音困难，甚则讲话断断续续。近来四肢无力，颈软，抬头无力，尤以活动后为甚，面部表情呆滞，舌淡红，苔白，脉细弱。6 月 1 日本院肌电图结果：肌疲劳试验左眼轮匝肌平均衰减 14.3%，左三角肌平均衰减 15%，左腓肠肌平均衰减 12.8%。入院诊断：重症肌无力（成人Ⅱ-B 型），中医诊断：脾胃虚损，辨证为脾胃气虚。法当益气健脾，予强肌健力饮，黄芪用至 90 克，病情日渐好转，黄芪用量减至 60 克，最后 45 克。住院 43 天，吞咽困难、构音不清均消失，仅时感乏力。8 月 23 日复查肌电图：肌疲劳试验左眼轮匝肌和左腓肠肌均无衰减，左三角肌平均衰减 4%，疲劳试验阴性，于 8 月 25 日出院。出院后继续服强肌健力饮巩固治疗。现已大学毕业在某医院工作。

按语：脾主运化，胃主受纳，咽为胃之系，上接口腔，下通胃

腑，是胃接纳水谷之门户。吞咽困难或饮水反呛，中医认为也是脾胃的病变，脾胃气虚者，其吞咽饮食功能亦随之低下，摄纳运化无权，发生吞咽困难。严重时饮水反从鼻孔倒流呛出，则不单是脾胃病变，肺窍亦受损害。重症肌无力之声音嘶哑，构音不清，中医称为“音喑”，肺主声，肾主纳气，脾土虚损则不能充养肺金，滋养肾气，致使气机无力鼓动声门而出现构音不清或嘶哑。颈软，抬头无力，此脾虚损及肾。脊柱骨由肾所主，如李东垣《脾胃论》说，脾病则下流承肾（注：承，克也，承肾即损伤肾之意），土克水则骨脊软乏无力。脸部表情肌无力呆滞，呈苦笑面容，中医认为，心主血脉，其华在面，脾土虚不能化生气血上荣于心，面色无华，表情呆滞，是心脾两虚之证候。邓氏运用五脏相关理论解释重症肌无力系列症状，辨证用药，故能取效。

（四）重症肌无力危象救治案

孙某，女，29岁，住院号44877。

因语言构音不清，吞咽困难，四肢无力3年余，于1987年9月18日入院，入院诊断为成人重症肌无力（Ⅳ型，即迟发重症型），予强肌健力饮治疗。

10月31日因肺部感染出现肌无力危象，当时呼吸困难，痰涎壅盛，堵阻气道，无力咯出，双肺可闻大量湿性啰音，血常规：白细胞 11×10^{9}/L，中性0.75，杆状核0.02。由于呼吸道痰液阻塞，当晚窒息两次，经予吸痰，吸氧，保持呼吸道通畅，以大剂强肌健力饮（方中黄芪用至140克），并予猴枣散1支冲服，每日3次；阿托品0.5毫克肌注，每日3次。同时给予新斯的明1毫克肌注，每日3次。新斯的明与阿托品使用3天后逐渐减为每日2次，1周后停用。地塞米松8毫克静滴，先锋霉素Ⅴ号4克静滴，均每日1次，连续使用2周。经上述处理后，肺部感染逐渐得到控制，肌无力危象逐渐解除。11月7日以后，病情趋于稳定，仍予强肌健力饮以巩固疗效，12月31日病情稳定，康复出院。追访10年，现仍健在。

按语：重症肌无力危象，病势凶险，死亡率高，患者表现为呼吸困难，气短不足以息，或努力呼吸，有似乎喘，或气息将停，危在顷刻。由于危象多是呼吸道感染诱发，这时患者呼吸道分泌物很多，容易堵塞气道造成窒息，情况危殆。中医认为重症肌无力危象属于“大气下陷”范围，与心、肺、脾、肾有关。人之呼吸，由肺所司，肺之所以能司呼吸，全赖以宗气。宗气又名大气、胸中之气。清末民初名医张锡纯《医学衷中参西录》认为，大气充满胸中，司肺呼吸之气，是元气之根本，以脾胃水谷之气为养料，以胸中之地为宅窟。称为大气者，诚以其能撑持全身，为诸气之纲领，内连心之血脉，包举肺之卫外，总司人身之呼吸，并制定“升陷汤”主治大气下陷之证。大气下陷的呼吸困难是虚损病证，其与实证之呼吸困难如麻杏石甘汤证有所区别，西医可同样给予吸氧，但中医则不可不辨虚实。

三、课题组之研究

在总结邓氏上述经验基础上，广州中医药大学第一附属医院重症肌无力课题组（邓铁涛、李任先、张世平、刘小斌、李顺民、杨文辉、邓中光）按照强肌健力、补脾益损的治疗原则，应用强肌健力饮对 252 例重症肌无力患者进行临床观察，总有效率为 98%。对其中 94 例住院患者进行强肌健力饮与激素强的松每天 100 毫克的疗效对照观察，结果强肌健力饮组总有效率 95.7%，强的松组总有效率 91.5%。强肌健力饮与激素强的松疗效相当，但无激素之副作用。

在对 28 例重症肌无力患者治疗前后的肌电图动态观察中，治疗前肌电图检查不同部位（眼轮匝肌、三角肌、腓肠肌）重复电刺激动作电位衰减百分率都有不同程度异常，治疗后随着临床症状好转消失，神经电生理也有明显改善，证实其药效与临床疗效同步。

重症肌无力是神经与肌肉接头间信息传递障碍疾病，其与传递物质乙酰胆碱受体异常有关。在对 23 例重症肌无力患者的抗乙酰胆碱受体抗体（AchRab）与抗突触前膜抗体（PrsMab）的分析中发现，经用强肌健力饮治疗后，上述两种抗体水平相应下降，有的甚至转为阴性，差异有显著意义，表明该药对重症肌无力致病因子有清除作用。

重症肌无力又是一种自身免疫性疾病。对 28 例重症肌无力患者的治疗前后的免疫学分析，证实强肌健力饮能使 IgG 和 C_3 值降低，LBT 值升高，表明该药有明显的免疫调节作用。这种免疫调节是双向的调节，不同于强的松等西药之单纯免疫抑制，而能高者抑之，低者举之，使重症肌无力病理过程中免疫反应的异常环节得到改善。

课题组成员还进行了脾虚型重症肌无力与人类白细胞抗原关联性的研究，ELISA 法测定脾虚型重症肌无力患者外周血白细胞介素 2 受体的研究，脾虚型重症肌无力患者唾液淀粉酶活性及 D - 木糖排泄率分析，重症肌无力患者头发微量元素分析，脾虚型重症肌无力患者细胞遗传学初步观察等多项研究。

在动物实验研究方面，课题组成员利用电鳐 AchR 免疫接种大鼠，制成实验性自身免疫性重症肌无力的动物病理模型（EAMG），设立正常大鼠空白对照及阳性药物对照组，对强肌健力饮的疗效和受体药理进行五个方面的探讨。结果表明，利用黑斑双鳍电鳐电器官 AchR 免疫接种大白鼠制成的“自身免疫性重症肌无力病理模型（EAMG）”，经强肌健力饮治疗后，EAMG 的临床症状、AchR 抗体滴度、箭毒致瘫耐量实验、负荷耐力实验各项指标都有明显好转，而且能提高 N-AchR 结合部位数，说明强肌健力饮对 EAMG 的疗效是肯定的。

四、中药制剂

（一）强肌健力胶囊

广州中医药大学第一附属医院根据邓铁涛教授验方研制。

功效：补脾益气，强肌健力。

主治：重症肌无力。症见眼睑下垂，复视斜视，四肢无力，咀嚼乏力，吞咽困难，构音不清，颈软头倾，气短体倦，或呼吸困难，或肌肉萎缩。

服法：口服，成人每次 4 ~6 粒，每日 3 次。儿童酌减。

（二）强肌健力口服液

广州中医药大学第一附属医院根据邓铁涛教授验方研制。

功效：补脾胃，益虚损，强肌健力。

主治：脾胃虚损之重症肌无力。症见眼睑下垂，复视斜视，四肢无力，咀嚼乏力，吞咽困难，构音不清，颈软头倾，气短体倦，或呼吸困难，或肌肉萎缩。

服法：口服，成人每次20毫升，每日3次。儿童每次10毫升，每日3次。

强肌健力口服液尤其适合危象抢救，重症肌无力危象时患者吞咽困难甚至无法吞咽，口服液具有容易服用的优点，必要时可以插胃管鼻饲给药。危象抢救，成人每次30～40毫升。

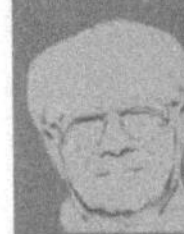

充血性心力衰竭

一、邓铁涛教授论心衰

充血性心力衰竭（简称心衰）是临床上极为常见的危重病证，是多数器质性心脏病几乎不可避免的结局。其发病率在普通人群中约为1%，随着年龄的增加，发病率相应升高，在65岁以上人群中约达8%。而且心衰死亡率高，在确诊后5年死亡率达45%～60%，严重心衰（休息时亦有心衰症状）的1年死亡率达50%以上，因此，心衰的防治一直是备受重视的研究课题。

近年来，现代医学对心衰的研究虽有长足的进步，但在治疗方面仍无一种理想的方法，作为一线药物的利尿剂、强心苷、血管扩张剂都具有较大的毒副作用，且远期疗效尚不肯定。中医中药防治心衰的研究也已做了大量工作。由于中医注重整体机能的调理，纠正心衰所存在的阴阳失调，从根本上纠正心衰的病理基础，加之中药副作用少，适于长期使用，因而在心衰的治疗方面具有良好的前景。

心衰一般属于中医学“怔忡”、“心痹”、“心水”、“喘证”、“水肿”、“气衰阳脱”等病证的范畴，根据邓氏的临床经验，对心

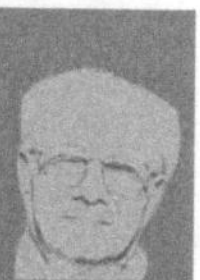

衰的辨证论治，应该抓住以下几个要点。

1. 心衰辨证，以心为本，他脏为标

辨证首先要辨明病位及其相关之脏腑，不明病位及其相关性，则不知病之所处，治疗不能有的放矢，自然难望收效。心衰病位在心，但不局限于心。五脏是一个相互关联的整体。在心衰的发生发展过程中，肺、脾、肾、肝都与心互相制约，互相影响，将心孤立起来看待就不可能正确地认识心衰的病因病机。如久患肺病，失于肃降治节之功，通调水道不利，水津不布，痰水内结，则可遏伤心阳，阻塞心气；久患肾病，肾精亏乏，命门火衰，精亏不能生血以上奉于心，火衰则气化不利而水饮内停，以致心体失养，水气凌心；脾病不能为胃行其津液，气日已衰，脉道不利，这些都可能是诱发心衰或使心衰加重的因素。反过来，心衰又可以引起多脏腑的功能衰竭。如心衰时，血脉痹阻，肺气怫郁而喘咳；母病及子，中阳不运而脘痞纳呆；水火不济，心肾两虚而水饮停积等。

辨证必须分清标本主次。正如《素问》所言："知标本者，万举万当，不知标本，是谓妄行"。就脏腑病位而言，也有标本之别。心衰虽关联五脏，但以心病为本，他脏为标，治疗应重点调理心脏的气血阴阳。

2. 本虚标实，以心阳亏虚为本，瘀血水停为标

病位确定，则应详审病机。心衰虽然病情复杂，表现不一，但病机可以概括为本虚标实，以心之阳气（或兼心阴）亏虚为本，瘀血水停为标。心主血脉，血脉运行全赖心中阳气的推动，诚如《医学入门》所说："血随气行，气行则行，气止则止，气温则滑，气寒则凝。"心之阳气亏虚，鼓动无力，血行滞缓，血脉痹阻，从而出现心衰。故心脏阳气（兼阴血）亏虚是心衰之内因，是心衰发病及转归预后的决定因素。标实则由本虚发展而来，阳气亏虚可以导致血瘀，也可以导致水饮停积。

心居胸中，为阳中之阳。心气心阳亏虚，则见气短，喘咳倚息，劳动则甚，重者张口抬肩，汗出肢冷，舌淡胖，脉沉细，甚者浮大无根。兼见口干心烦，舌嫩红少苔，则气（阳）损及阴，致气阴两虚。

阳虚水肿，则见水肿以下肢为甚，尿少，心悸，神疲，舌淡胖，苔白，脉沉细或虚数，甚则气促咳唾，胸胁胀痛，肋间饱满，形成悬饮。

阳虚血瘀，则见心悸气促，胸中隐痛，咳唾血痰，唇紫，爪甲紫暗，颈部及舌下青筋显露，肋下痞块，舌质紫暗，脉沉细涩。

一般认为，水肿形成主要与肺、脾、肾三脏有关，所谓其标在肺，其本在肾，其制在脾。但就心衰而言，水饮停积的根本原因还是心阳不足。另外，水饮亦与血瘀有关，所谓“血不利则为水”。瘀血水饮虽继发于阳气亏虚，但一旦形成又可进一步损伤阳气，形成由虚致实，由实致更虚的恶性病理循环。因此，截断这一恶性循环的关键在于补虚固本，在补虚的基础上兼以活血化瘀，利水祛痰消肿，绝不可标本倒置，专事攻逐，愈伤其正。

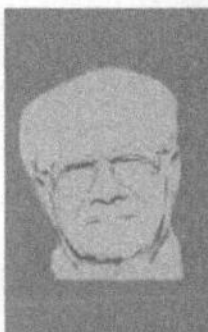

3. 阴阳分治，以温补阳气为上

根据上述的认识和辨证，治疗必须重点调补心脏的气血阴阳。而气属于阳，温阳即所以补气；血属于阴，滋阴即所以养血。因此，辨治心衰主要可分为两大类型，即心阳虚型与心阴虚型，故立温心阳和养心阴为治疗心衰的基本原则，代表方为暖心方（红参、熟附子、薏苡仁、橘红等）与养心方（生晒参、麦冬、法半夏、茯苓、田三七等），前者重在温心阳，后者重在养心阴，分别用于阳气虚和气阴两虚的心衰患者。

二方均以人参为主药，培元益气，一配附子温阳，一配麦冬养阴，薏苡仁、茯苓健脾以利水，法半夏、橘红通阳而化痰，三七虽功主活血，但与人参同科，也有益气强心的作用。二方均属以补虚为主，标本兼顾之剂。除二方外，阳虚亦可用四君子汤合桂枝甘草汤或参附汤，加五爪龙、黄芪、酸枣仁、柏子仁等；阴虚用生脉散加沙参、玉竹、女贞、旱莲、桑椹子等。在此基础上，血瘀者加用桃红饮（桃仁、红花、当归尾、川芎、威灵仙）或失笑散，或选用丹参、三七、鸡血藤等；水肿甚者加用五苓散、五皮饮；兼外感咳嗽者加豨莶草、北杏仁、紫菀、百部；喘咳痰多者加苏子、白芥子、

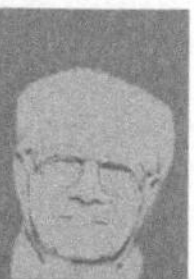

莱菔子、胆南星、海浮石；湿重苔厚者加薏苡仁。喘咳欲脱之危症则用高丽参合真武汤浓煎频服，配合静脉注射丽参针、参附针或参麦针，以补气固脱。

阴阳为八纲之首，《景岳全书·传忠录》曰："凡诊病施治，必须先审阴阳，乃为医道之纲领。阴阳无谬，治焉有差，医道虽繁，而可以一言蔽之者，曰阴阳而已。"辨治心衰亦然。之所以阴阳分治，还有其病机根据：其一，心衰虽可累及五脏六腑，但以心病为本，调理心之气血阴阳，为治本之法。其二，心衰虽有气血阴阳虚损之不同，但气属阳，血属阴，辨明心阴心阳，则心气心血已在其中。其三，心气虚是心衰最基本的病机，在所有患者都有不同程度的存在，乃心衰之共性。若进一步发展，则有由气损及阴或气损及阳的两种可能，临床出现心气阴虚和心阳气虚两种证候。其四，标实证多以兼证出现，可见于各类型心衰患者，治疗也只能在补虚方药上加味。由此可见，虽然只分二证，但提纲挈领，概括其余。临证在辨明阴阳的基础上，可视脏腑虚实的具体情况，灵活变通，随症加减。

阴阳分治之中，又以温补阳气为上。《素问·生气通天论》说："阳气者，若天与日，失其所则折寿而不彰，故天运当以日光明。"心属火，为阳中之阳，人体生命活动有赖于心阳的温煦。心衰就是因为心阳气虚，功能不全，血脉运行不畅，以致脏腑经脉失养，功能失调。所以《素问·脏气法时论》说："心病者，日中慧，夜半甚，平旦静。"日中阳气盛，心脏活动增强，故患者一般情况尚好。而夜半，阴气盛，阳气衰，故心衰更为加重，治疗重在温补阳气。

在用药方面，补气除用参、芪、术、草之外，邓氏喜用五爪龙，且用量多在 30 克以上。五爪龙又名五指毛桃根、南芪，性甘平微温，有益气、祛痰、除湿、平喘的作用。温阳可用桂枝、附片。但应注意，附、桂大辛大热，一般只用于阳虚阴盛，形寒肢冷，面白肢肿的患者。寒象不明显者，则多用甘温之剂，或配合温胆汤意在温通心阳。对于心阴虚患者，也宜在益气温阳的基础上，加用滋阴养血之品。这一点从养心方即可看出，方中用人参、茯苓、法半夏三药益气祛痰通阳，而仅用麦冬一味滋心阴，退虚热。若虚热已退，气虚突出之时，仍当以益气扶阳为主。

4. 病证结合，灵活变通

对于心衰的辨治，虽然强调辨证论治，但也不能忽视西医诊断，结合西医的辨病对治疗有参考意义。必须病证互参，灵活变通，根据心衰的不同病因，适当调整治疗方案。病因为冠心病者，多见气虚夹痰，痰瘀互结，可用温胆汤加人参、白术、豨莶草、田三七等，益气祛痰，温阳通脉。若属阴虚，则多用温胆汤合生脉散加减。病因为风湿性心脏病者，每有风寒湿邪伏留，反复发作，治疗则在原基础上加用威灵仙、桑寄生、豨莶草、防己、鸡血藤、桃仁、红花以祛风除湿，并嘱患者注意防寒避湿，预防感冒，防止风寒湿邪再次侵入为害。病因为肺源性心脏病者，可配合三子养亲汤、猴枣散，以及鹅管石、海浮石等温肾纳气，降气平喘。病因为高血压性心脏病者，大多数肝阳偏亢，则需配合平肝潜阳法，常用药物有草决明、石决明、代赭石、龟板、牡蛎、钩藤、牛膝等。若心衰尚不严重时，可先按高血压辨证论治，常常也可同时收到改善心衰的效果。原有糖尿病或甲亢的患者，证候多属气阴两虚，治疗一般以生脉散加味。糖尿病患者可加山萸肉、桑螵蛸、玉米须、仙鹤草、淮山药等，淮山药用量要大，一般用 60～90 克。甲亢者则加用浙贝母、生牡蛎、山慈菇、玄参等，以化痰软坚、散结。

二、治验医案

（一）风湿心难治性心力衰竭案

患者女性，40 岁，工人。

1982 年 3 月 7 日以心悸、气促、水肿反复发作十余年，病情加重 1 周收入急诊室观察。

患者有风湿性关节炎史，20 岁时发现有风湿性心脏病，30 岁孕产时开始出现心衰，以后反复发作。7 天前因精神受刺激而症状加重，经外院用强心、利尿、扩张血管等治疗近 1 周而未曾完全缓解。目前患者自觉心悸不宁，胸闷，喘促，短气难续，咳咯白色泡沫痰，

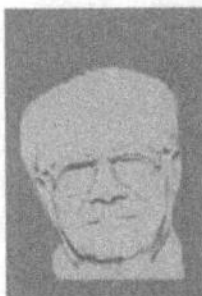

小便勤，下半身水肿，舌淡胖嫩，苔薄白，脉促沉细无力。

诊见患者急重病容，喘促声怯，强迫半坐卧位，面色苍白、晦暗，口唇、肢端轻度紫绀，颈静脉充盈，右下胸肋间饱满，叩诊呈实音，呼吸音消失，其余肺野可闻少量干湿啰音，心尖搏动弥散，心前区可扪及不规则搏动和猫喘，心界向左下扩大，可闻四级收缩期杂音和三级舒张期杂音，心律快慢强弱绝对不规则，心率 120 次/分。腹软，肝下界可在右肋下 4 厘米处扪及，质中等，边钝有压痛，肝颈静脉回流征阳性，脾于左肋下仅可触及。臀部以下有凹陷性水肿。化验：血红蛋白 96g/L，红细胞 3.34×10^{12}/L，白细胞 19×10^{9}/L，其中中性 0.88。血清谷丙转氨酶 160U。X 线示：心脏向两侧扩大，搏动不规则，右侧胸腔中等量积液。心电图：快速心房纤颤伴室内差异传导，左右心室肥大，心肌劳损。超声心动图：二尖瓣狭窄与关闭不全，全心各房室均增大。

中医诊断为心悸、水肿、喘证，兼患癥瘕、悬饮。

西医诊断为慢性风湿性心脏病、二尖瓣狭窄与关闭不全、全心扩大、心衰三度、快速心房纤颤，合并右侧胸腔积液、心源性肝硬化。

中药曾用真武汤加减，每日 1 剂。西药先后用过西地兰、地戈辛、心得安、多巴胺、双氢克尿噻、氯化钾、肌苷、维生素 B_1、氨茶碱、青霉素等。心悸气促稍减轻，但水肿始终消退不多，仍心房纤颤。遂请邓氏会诊。

邓氏认为本病病机为心、脾、肾阳气欲脱，血瘀水饮交结难解，本虚标实，当标本同治而以固本为要。

处方：高丽参注射液 2 毫升加入 50% 葡萄糖 40 毫升静注，每日 1～2 次，或每日炖红参 10 克服。

另用熟附子、茯苓、防己各 10 克，白芍、桂枝各 12 克，黄芪、丹参各 30 克，白术 20 克，炙甘草 10 克，生姜 3 片，每日 1 剂，上午水煎服，下午复渣再煎服。嘱暂停西药。

服药 3 日后，加用复方丹参注射液 4 毫升肌肉注射，每日 2 次。

用药 1 周后，病人小便量渐增至每天 2000 毫升以上，水肿消退大半，精神较好，每餐进一小碗稀饭，心悸气促，肝区痛等明显减轻，可在病房内走动。但夜晚失眠，梦多，觉心烦，心率90次/分，心律不齐，右胸腔还有积液，舌淡红仍黯，苔少，脉仍细促。此乃胃气渐复，阳气能抵达四末、温化膀胱之佳象，但因利水过快，渐现心阴不足、心神不宁之象。遂按上方减温阳利水药，加入益气养阴安神之品。

处方：党参、白术、白芍各10克，茯苓、枣仁、黄精各20克，麦冬12克，五味子9克，桂枝8克，丹参30克，每日1剂；另参须16克每周炖服2～3次。并督导病人饮食、生活忌宜。

病人出院后遵此方加减服用，1个月后随诊，心率在安静时减少至80次/分，仍心房纤颤，水肿全消退。病情稳定，可从事较轻的家务劳动。

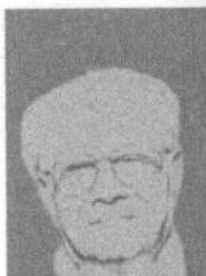

（二）风湿心二尖瓣狭窄咯血案

患者女性，31岁，护士，住广州白云机场。

自小有风湿性关节炎反复发作史。于1985年3月因心悸、气促、咳血丝痰就诊于中山二院及省人民医院，经X线、心电图、超声心动图等检查确诊为风湿性心脏病、二尖瓣狭窄、左房右室增大、食道受左房压迫、肺淤血。多次劝告其手术治疗，并认为若不抓紧时机，病情容易恶化成二尖瓣狭窄与关闭不全、心衰。因患者害怕手术而请邓氏诊治。

诊时患者心悸怔忡，短气乏力，步行稍快则喘咳，甚而需停下休息片刻，时咳咯血丝痰，平时易惊善恐，失眠梦多，反复感冒难愈。两面颊红而带黯，舌淡稍胖黯，苔薄白，脉细数涩时促，重按无力。症状虽多，病之本全在于心气困乏，无力运血而瘀阻心脉、肺络，宜益心气、活血祛瘀为主，拟方应紧守此法而兼顾其他。

处方：五爪龙30克，太子参30克，白术12克，云茯苓15克，鸡血藤30克，川芎10克，桃仁10克，当归12克，丹参18克，红花5克，甘草5克。

以上方为基础，气血虚甚时，加吉林参10克（另炖），黄精18克；血瘀严重时，于短时间内加三棱、莪术各10克活血化瘀，注意中病即止，恐其太过正气不支；出现下肢浮肿时，加茯苓皮30克，泽泻15克；咳血时，加仙鹤草、白及各15克；阳损及阴而有心阴虚表现时，加麦冬12克，五味子10克；关节不适时，加桑寄生、豨莶草各30克等。

患者服药后，日渐好转，诊治达1年多，从不间断。1年来，很少感冒发热，关节疼痛与水肿、咳血等也很少发生，逐渐走路甚至上二楼也不觉气喘，面颊和舌质的黯红也渐消失。1年来能够上班坚持工作，从事一般的家务劳动如煮饭、洗衣服等，唯仍不能适应跑步和较重的体力劳动。

三、学生之研究

20世80年代初邓氏指导研究生梁德任，运用脏腑相关学说解释冠心病、风湿心引起的心力衰竭，解释心力衰竭、心跳骤停出现的各种复杂临床证候。90年代指导博士研究生李南夷，对治疗心衰的两种中药制剂——养心、暖心胶囊（均为邓氏验方）辨证治疗心衰进行临床研究及实验研究。

李氏使用养心、暖心胶囊辨证治疗慢性心衰患者45例，其中男性24例，女性21例，年龄在28～78岁之间。心衰病因，其中冠心病者20例，风心病者10例，肺心病者6例，高血压心病者5例，慢性心肌病者3例，先天性心脏病者1例。根据中医辨证，偏阴虚者29例，治疗用养心胶囊；偏阳虚者16例，治疗用暖心胶囊。

治疗方法：每次6粒，每日3次。疗程为3周。结果：经过养心、暖心胶囊一个疗程的治疗，显效的11例，占24.4%，有效29例，占64.4%，无效5例，占11.2%，总有效率为88.8%。其中养心胶囊显效率17.2%，总有效率86.2%；暖心胶囊显效率5%，总有效率93.8%。二药治疗后临床心功能（NYHA分级）均有明显改善（$P<0.01$）。临床症状的改善亦较显著，最为突出者为水肿与呼吸困难，其次为心悸、胸闷、头晕、乏力等，服药后均有明显的好转。体征以肝颈静脉回流征、肺部啰音的效果较好，对早搏也有一定的疗效。

实验研究用两方的水煎醇沉剂——暖心液、养心液进行了离体豚鼠心房肌、离体豚鼠心脏、麻醉犬与心衰模型犬实验，观察两药的变力作用与心脏血流动力学效应。以离体豚鼠心房肌实验为例，暖心液分50毫克与100毫克两个剂量组给药，观察给药前后豚鼠离体心房肌的收缩节律与收缩力，结果暖心液对收缩节律影响不大，对收缩力则有抑制作用，并随剂量增大，作用增强，50毫克使收缩力下降33.9%，100毫克下降42.0%，说明暖心液对离体豚鼠心房肌有直接负性变力作用。对离体豚鼠心脏收缩的影响为先抑制后兴奋。而养心液对离体豚鼠心脏影响与暖心液相似，但能够明显地增加冠脉流量。

急性痛症

一、邓铁涛教授论外科急腹症

现代医学认为急腹症属于外科，应该手术治疗，过去中医没有急腹症的病名，许多急性腹痛运用中医中药治疗也有良好的效果。邓氏在20世纪70年代以前经常用中药治疗急性阑尾炎、胆道蛔虫症、胆石症与胆囊炎、肠梗阻等现代医学急腹症，并主编全国西学中教材《新编中医学》（该书至1991年已先后三次由人民卫生出版社重印，册数多达100万册）。以下是邓氏经验。

（一）急性阑尾炎

急性阑尾炎属于中医学所称的“肠痈”范围。

本病往往由于脾胃功能失于调节，再加上其他诱因，如饮食不节、突然奔跑等而发病。初期邪正相争于肠内，加上郁热，使气血蕴积不得通畅，结聚而成痈；如果积热不能散泄，血肉腐败，便化而成脓。

本病为实证、热证。现按西医分型介绍非手术疗法。本病的复发往往与治疗不彻底有关。要治疗彻底，宜针刺、服药、外敷等综合治疗。

1. 急性单纯性阑尾炎

针刺与草药均有良好的疗效，可首先选用。

（1）针刺疗法

取穴：阑尾穴、足三里、右天枢。

针法：强刺激阑尾穴。此点多有压痛，进针时须刺在痛点上。同时在左下腹针刺与右下腹压痛点相对称之点，或右天枢，强刺激，可留针数分钟或 1～2 小时，每 15 分钟捻转一次。效不佳时再强刺激足三里。有发烧、恶心、呕吐者加曲池、合谷、内庭等。每日针2～3 次，至症状消失。体质较差、病情较轻的，宜用较弱刺激。

（2）草药单方

1）红藤 60 克，败酱草 60 克，生大黄 10 克（后下），水煎服，每日一两剂。

2）白花蛇舌草 60～100 克，羊蹄草 30～60 克，两面针 10 克，生大黄 10 克（后下），水煎服，每日一两剂。

3）金盏银盘、白花蛇舌草各 30～60 克，水煎服，每日一两剂。

4）猪殃殃（茜草科猪殃殃属植物，产于安徽、江苏）100 克，水煎，空腹服。

（3）中药

阑尾炎一方（大黄牡丹皮汤加减）：生大黄 12 克（后下），桃仁 12 克，冬瓜仁 30 克，丹皮 10 克，蒲公英 15 克，芒硝 3 克（冲服），皂角刺 12 克，水煎服。病重加马齿苋（瓜子菜）30 克，白花蛇舌草 30 克。可隔 10～12 小时服一剂。

本方有较强的消炎作用。服后轻泻使肠腔内的异物及炎性渗出物得以排除，改善局部血循环，有利于炎症的消退。

经过 3 天治疗，一般病者多已无自觉症状及腹部体征。为防止复发，可继服大黄四逆散：生大黄 10 克（后下），桃仁 10 克，冬瓜仁 30 克，柴胡 10 克，赤芍 10 克，枳壳 6 克，甘草 6 克。每日 1 剂，连服 3 天。

2. 阑尾脓肿

（1）针刺与草药治疗同前。

（2）服阑尾炎一方，每日 1～2 剂。

（3）外敷双柏散（侧柏叶、大黄、黄柏、泽兰、薄荷），用水和蜂蜜调敷，药干即换。

经 3～4 天的治疗，症状消失后，仍应服大黄四逆散 3 剂，每天 1 剂。如舌苔仍厚腻，应服药至苔薄白脉缓为度。

如腹部肿块不缩小、全身中毒症状加重时，应考虑手术治疗。

3. 阑尾炎合并弥漫性腹膜炎

（1）针刺与草药治疗同前。

（2）用地胆头 100～120 克，水煎保留灌肠，每日 2 次。

（3）外敷双柏散于腹部（可按痛区大小敷药），每天换药 2 次。

（4）阑尾炎二方：生大黄 12 克（后下），桃仁 15 克，羊蹄草 25 克，冬瓜仁 30 克，丹皮 15 克，蒲公英 20 克，银花 30 克，连翘 30 克，皂角刺 15 克。水煎服，每日 2～3 剂。

（5）穿心莲注射液 2 毫升，肌肉注射，每天 2～4 次。

症状消失热退后，可根据情况用大黄四逆散数天，巩固疗效，以防复发。如舌苔薄白，则改服健脾药（如党参、白术、茯苓、甘草、柴胡、枳壳、白芍之类）数天。

若有休克表现，腹腔脓液多者，或经治疗，病情继续发展，可考虑手术治疗。

4. 慢性阑尾炎

（1）酌情用阑尾炎一方，减轻其分量，但服药天数要 7～8 天或至 10 天。

（2）每天针阑尾穴一次，一般针 3～5 天，不用留针。

（3）若慢性阑尾炎急性发作，则按急性期处理，方法见前述。

5. 妊娠期阑尾炎

方药：红藤 15 克，黄芩 10 克，丹皮 15 克，连翘 10 克，当归 10 克，冬瓜仁 15 克，银花藤 10 克，赤芍 10 克，白芍 10 克，陈皮 3 克，炙甘草 3 克。水煎服，每日 1 剂，分 2 次服。

（二）胆道蛔虫病

本病中医学称为“蛔厥”。近年来中西医结合用非手术治疗，取得较满意的效果。

本病的主要原因是由于身体内在失调，消化道机能紊乱，胃酸分泌减少，肠管蠕动失常，以致蛔虫上窜，钻入胆道而发病。常因过饥、受寒、发热、手术、妊娠、驱蛔不当等而诱发。

本病最突出的症状是上腹部突然阵发性剧烈钻顶样痛或绞痛，甚至满床打滚，大声叫喊，多喜捧腹卧或俯卧。疼痛部位常在心窝部偏右侧或右季胁下，并可向背部或右肩放射。常伴有食欲减退、恶心呕吐、发冷发热、黄疸或呕吐蛔虫，舌苔白或白腻，脉弦数。

治疗要解痉、利胆、驱虫。

1. **方药治疗**

（1）食醋30～60毫升，温服（如无食醋，用30%醋精稀释100倍，每服50～200毫升），或加入花椒少许，煮开后，去花椒顿服。

（2）胆蛔汤（邓氏自拟方）

乌梅12克，槟榔18克，使君子30克（打），榧子30克（打），苦楝根白皮15克，郁金12克。根据病情可加加郁金12克，或木香6克（后下）。

本方有安蛔与驱蛔作用，是邓氏六七十年代下乡巡回医疗治疗本病的主方。

（3）柴胡驱蛔汤

柴胡10克，黄芩10克，黄连10克，黄柏10克，槟榔30克，苦楝根皮15克，使君子15克，雷丸10克，鹤虱10克，木香10克，细辛3克，芒硝10克（冲）。

本方适用于胆道蛔虫合并胰腺炎。

（4）如出现发热、黄疸，可用鸡骨草、柴胡、茵陈、郁金、大黄之类。

（5）如病情迁延数天，并有高热、肝大时，多已并发胆道炎症，须于上述方剂内加入消炎抗菌药物，才能显效。

2. 针刺及其他疗法

（1）体针第一法

主穴：迎香透四白（眼平视时瞳孔直下1寸）、人中。

配穴：足三里、曲池、至阳。

针法：疼痛发作时，先针迎香透四白，用捻转法，针人中、曲池，用震颤手法。有隐痛时针至阳、足三里。

（2）体针第二法

取穴：第九、十胸椎下夹脊穴，太冲，胆囊穴。

针法：夹脊穴直刺1寸，用提插捻转手法。太冲、胆囊穴用强刺激，针感宜向肢体远端放散，双侧同时持续捻转。痛不缓解者留针，痛止起针。

除上述方法外，还可针刺百虫窠（血海上1寸），用泻法。另以粗针针四缝，挤出黄水或血点。条件许可时，配合输液。

（3）穴位注射疗法

穴位：鸠尾、中脘、上脘、合谷、阳陵泉、足三里。

方法：用蒸馏水0.5毫升于上述穴位注射，对腹痛发作有止痛效果。

（4）耳针疗法

取胆、交感、神门穴。可配体针胆囊穴，均强刺激。

本病的预防很重要，注意个人饮食卫生，普查普治蛔虫病人，彻底消灭传染源。结合积肥，加强对粪便的管理；

（三）胆石症与胆囊炎

本病一般属于肝胆郁结兼湿热内蕴的一类疾患，是常见急腹症之一。以胆绞痛、黄疸为临床特征。较多见于中年妇女。

胆腑以疏泄通降为顺，若肝胆郁结或中焦湿热滞结，均能引致胆道不通而发生痛证。气郁与湿热多与精神刺激、气候失常和饮食不节有关，加上局部某些刺激因素，如胆道内的异物、寄生虫体、虫卵或细菌等，引起胆道的感染与结石。

本病出现的寒热往来、恶心呕吐等，均属少阳胆经证。出现其他消化道的证候，是由于肝气郁结，侵犯脾胃，脾胃运化障碍所致；

如果湿浊停留，郁湿化热，可以出现黄疸，所谓“瘀热在里，身必发黄”。

1. 药物疗法

根据临床表现，本病可分湿热、气痛、化脓溃疡、正虚邪陷四种类型。

（1）湿热型

相当于胆总管急性梗阻和急性胆管、胆囊炎。

证候：起病急剧，右上腹剧痛，恶心呕吐，厌食，口渴喜饮，高热，恶寒，发黄，右上腹硬满拒按（压痛，反跳痛，肝及胆囊肿大），小便少，大便秘结，粪便白色。舌质微红，舌苔黄腻或白腻，脉弦滑或洪数。

治法：以清热、利湿、利胆为主。

方药：

1）胆道排石汤一方：黄芩10克，枳壳10克，枳实10克，木香20克，大黄6克，茵陈蒿30克，银花15克，芒硝30克（冲），加水约400毫升，煎至200毫升，每日2剂，分4次内服，即每6小时服100毫升（孕妇不忌，但芒硝、大黄应减量）。

2）胆道排石汤二方：黄连3克，黄芩10克，枳实10克，木通10克，大黄6克。每日1剂。

上两方可酌情加入金钱草30克或大叶蛇总管（虎杖）30克。

（2）气痛型

相当于无明显梗阻与感染的肝管、胆总管及胆囊结石及某些慢性胆囊炎。

证候：右上腹短暂的或轻度的隐钝痛，间歇时如常人。常有口苦，恶心，食欲不佳，或食后心窝部不适，或有轻度巩膜黄染，上腹部轻度或明显压痛，小便清利或黄，大便如常。舌苔薄白或净，脉弦或弦滑。

治法：疏肝和胃，理气通瘀。

方药：胆道排石汤三方：黄芩10克，枳壳10克，茵陈蒿30克，白芍12克，柴胡6克，青皮10克，陈皮6克。

（3）化脓性溃疡型

相当于胆石症并发坏疽性胆囊炎、胆囊积脓、胆囊穿孔、急性弥漫性腹膜炎、肝脓肿等。

证候：除有湿热型证候外，尚有寒热往来、谵妄神昏、持续腹痛、肌紧张、拒按或反跳痛、休克等征象。

治法：宜及早采取手术治疗。

（4）正虚邪陷型

相当于胆石症伴有急性肝功能衰竭、肝昏迷者。

证候：隐钝痛持续存在，神志不清或昏迷，面色枯萎，语声低微，皮肤黄晦，间或青紫，甚至有出血倾向；腹部气膨，轻度压痛，肝脏肿大，并多有触痛，小便黄短，大便秘结。舌质绛紫，舌苔干枯如砂皮样，脉弦数或沉数。

治法：芳香开窍，镇静，清热解毒。

方药：发生肝昏迷时，可选用安宫牛黄丸或紫雪丹。若舌质紫绛而干，宜用清营汤。若语声低微，可加西洋参（或党参）。

2. 针刺及其他疗法

（1）针刺疗法

取穴：胆囊穴、阳陵泉、胆俞（第10胸椎棘突下旁开1.5寸）、太冲、内关、足三里。

针法：每次选2~3穴，取中强刺激。亦可用电针。

（2）耳针疗法

同胆道蛔虫症。

本病预防，要注意饮食卫生，有寄生虫病者，要彻底治疗。患过胆囊炎的，应注意不要过食燥热食品，或定时煎服金钱草作清凉饮料，以预防复发。

（四）肠梗阻

肠梗阻，类似中医所称“关格不通”的“肠结证”。以痛、呕、胀、闭为主症。

肠梗阻是由于全身和局部的因素对于肠管的综合作用，引起机体调节机能失常，肠管通过障碍而发生。全身性因素如受寒发热、饮食不节、腹泻、过劳、上呼吸道炎和肺炎等，局部因素如粘连带、蛔虫团、肿瘤或先天异常等，引起肠腔狭窄或阻塞，或肠管痉挛、麻痹而成本病。

肠属于六腑，“传化物而不藏”，以通降下行为顺，以滞塞不通为逆。不管气、血、寒、热、湿、食、虫等哪一种原因，都可导致通降失常，出现肠梗阻的症状。

本病的治疗，应根据不同情况确定治疗方法。一般来说，麻痹性肠梗阻应着重治疗原发病，以非手术治疗为主；单纯性肠梗阻也可试用非手术治疗；绞窄性肠梗阻或有肠坏死、肠穿孔者，应手术治疗。

在非手术治疗上，以“行气导滞”为基本原则。由于寒热证候的不同，分别采用温下与寒下法，对虚中夹实的患者可用攻补兼施的方法。

1. 热结型

证候：腹痛剧烈，大便秘结，发热，尿赤，腹部拒按，脉沉数或弦数，或沉紧、沉伏，苔黄燥。

治法：攻下泻热。

方药：加味大承气汤。厚朴 30 克，莱菔子 30 克，枳壳 10 克，大黄 15 克（后下），玄明粉 15 克（冲），代赭石 15 克，竹茹 10 克。水煎分二次温服。亦可用药渣再煎，保留灌肠。

本方适用于身体一般情况良好、无明显腹水征象的青壮年患者，如各种单纯性机械性肠梗阻、早期粘连性肠梗阻及其他腹部手术后腹胀或实证肠麻痹。

服上方前后，应给予针灸治疗：

根据病情选用足三里、内庭、天枢、中脘、曲池、合谷等穴。腹痛加针次髎、大肠俞；疼痛甚加针内关、章门；少腹痛加针气海、关元。

耳穴取耳区压痛点，针刺双侧。

2. 气结型

证候：腹痛便结，脉沉细或沉微弦，舌苔白润。

治法：行气润下。

方药

（1）五仁汤加味：厚朴10克，木香10克，香附6克，乌药6克，莱菔子10克，青皮4.5克，陈皮4.5克，桃仁10克，瓜蒌仁10克，火麻仁10克，郁李仁10克，番泻叶10克。适用于患者身体虚弱，或老年、小儿虚中夹实，不宜猛攻者，如慢性粘连性不完全肠梗阻等。

虚证明显者加党参、当归、肉苁蓉；呕吐甚者加旋覆花、法半夏、竹茹、代赭石；偏寒者加附子、干姜、细辛、乌药；津亏者加生地、玄参；发热者加黄芩、黄连、连翘、银花之类。

（2）豆油：成人每次200~300毫升，或加入生葱汁2匙。小儿酌减。

（3）理气宽肠汤：全当归15克，桃仁6克，青、陈皮各15克，乌药10克。加水400毫升，煎成200毫升，早晚各服100毫升。

无内热者艾灸关元、气海。有内热者针足三里，强刺激；针合谷，弱刺激。

3. 寒结型

证候：平素身体虚寒，突然腹痛，大便不通，脉沉迟，苔白腻。

治法：温寒散结。

方药：生姜煎：老生姜30~60克，苍术15克，陈皮10克，急煎服。

艾灸足三里穴。

4. 虚寒型

证候：老年体弱，平素脾胃虚弱，突然腹中寒痛，甚至高起似块状物，而不可触近，呕不能食，脉沉弦无力，舌淡润。

治法：温中补气。

方药：大建中汤加减：蜀椒6克（炒），干姜30克，党参15克，桂枝10克，饴糖30克（溶化），水煎分2次服。

艾灸气海、关元、足三里。

西药新斯的明穴位注射，每侧足三里注射0.25毫克（此法对麻痹性肠梗阻有一定效果）。

对于各型肠梗阻，还可采用生葱切碎炒热，或用生盐，或吴茱萸炒热，热敷或热熨腹部，作为辅助治疗。

也可试用推拿疗法：患者取仰卧屈膝位，先抚摩全腹 1 分钟，使腹壁放松；继以掌推法赶胃，即从胃的左上角推到右下角，另一手从胃的右上角推到左下角，再沿胃底横推到右下角；从此点起，在脐周做顺时针方向两手交替掌揉，反复数十遍；再用食、中、无名指自升结肠起，沿整个结肠到左下腹做指端继续式揉按，重复 5 ~ 7 遍以消滞理气；再点按天枢、气海、承山、足三里等穴以疏通经络；最后弹大腿内侧大筋三次，并自上而下以小鱼际推按骶尾椎 150 次，以通便消积。

二、治内科急性痛症之五灵止痛散

五灵止痛散是邓氏祖传验方，邓氏祖辈运用该药散治疗各种痛症长达近一个世纪，至1982年邓氏将其献出，进行临床研究与实验研究，开发成为获“准”字号的三类中药新药。

（一）验方来源及药物组成

五灵止痛散即由失笑散（五灵脂、蒲黄）合冰片（原方为梅片）组成。它是邓氏先父邓梦觉先生所拟的止痛药散，是过去开业时用以“守门口”的一种治疗各种急性痛症的有效药散，邓氏又经过自己长期临床实践验证，确定其研制方法其分量配伍。

失笑散源出于宋代《太平惠民和剂局方》。《太平惠民和剂局方》是由宋代官府设立的和剂局（即现药局）出版，和剂局专门管理药材和药剂的经营业务，失笑散就是经当时国家药局试验有效可发售于市民的一张方子及一种药散，历史悠久，因而它治疗痛症疗效可靠。

失笑散药性平和，组方数简单，五灵脂、蒲黄活血祛瘀，通利血脉止痛，古人谓用本方后，痛者每在不觉之中诸痛悉除，不禁欣然失笑，故名失笑散。近人对失笑散进行药理研究，证明它能够提高机体对减压缺氧的耐受力，降低心肌耗氧量，增加动脉灌流时间，防止或削弱动脉血栓形成，并对机体有明显的镇静止痛作用。失笑散中的单味药物，五灵脂能够缓解平滑肌痉挛，蒲黄可缩短凝血时间。所以，明代李时珍《本草纲目》上记载：五灵脂“主气血诸痛”，男女一切心腹、胁肋、少腹诸痛，疝痛，血痢，肠风，腹痛，身体血痹刺痛；蒲黄“凉血活血，止心腹诸痛”。可见古人的临床经验与现代药理研究结果是一致的。

前人用失笑散止痛，偏重于血瘀方面，而对气滞、邪闭所致的痛症似兼顾不够。不通则痛，痛则不通，这是中医认识痛症的高度理论概括，也是临床用药的理论依据。因此，如果在失笑散里再加入一种强有力的通利脉络、走窜气分的药物，其止痛效力会得到更大发挥。邓氏祖辈经过几十年的临床摸索，认为冰片（梅片更佳）最合适。冰片是凉开药，气味芳香走窜，有行气通络、辟秽开窍、清热止痛的作用，加入失笑散方子，相得益彰。药方分量之比例，又几经研究加以调整，时历半个世纪方才定型。按定型后的分量配制的药散疗效肯定，嗣后该药交广州中药三厂采用新工艺研制成成品药投放市场。

（二）典型病例

1. 胸痹（冠心病、心绞痛）

吴某，男，53岁，干部。1983年3月23日上午以“心前区闷痛”为主诉入观察室。

患者曾于1982年6月在广东省某医院住院诊断为“下壁心肌梗死”，经抢救后好转出院，一直靠服用消心痛维持。但近4天来心前区间疼痛反复发作，伴心悸，气短，汗多，作呕，口干苦。

检查：脉搏92次/分，血压13.3 /10.7kPa，精神倦乏，短气懒言，形体肥胖，心率92次/分，律整，心音低钝。心电图：慢性心肌缺血。舌瘀黯，苔黄腻，寸口脉弱，关脉弦。

中医诊断：胸痹。

西医诊断：冠心病，心绞痛，陈旧性心肌梗死。

治疗：五灵止痛散0.3克含服，服后30分钟心前区疼痛消失，且无既往服西药消心痛后头发胀、口干苦之感觉。留观期间以五灵止痛散0.3克每日3次常规口服，并停用消心痛等西药，3月27日心电图复查结果："心肌供血改善，属正常心电图。"

2. 胃脘痛（慢性胃炎）

苏某，女，57岁，农民。1983年3月27日上午10时以持续腹痛2小时入观察室。

患者主诉上腹部隐痛已3个月，近几天来加重，伴嗳气反酸，胃纳差，今天早餐吃米粉后胃脘部持续疼痛，在医疗站肌肉注射阿托品，口服普鲁本辛等西药未能缓解。患者症见口干，作呕，腹压痛，喜按，无反跳痛。舌胖淡嫩，苔薄黄，脉弦细。大便常规：钩虫卵（+），鞭虫卵（+），潜血试验阳性（+++）。

胃镜检查：慢性浅表性胃炎。

中医诊断：① 胃脘痛（慢性胃炎），② 虫证（钩虫感染），③ 血证（上消化道出血）。

治疗：入院后即以五灵止痛散0.6克口服，每日3次，疼痛逐渐缓解，4小时后疼痛无再发作。次日又继续以五灵止痛散0.6克，每日3次，口服。服12天，并配以和胃疏肝、清热理气中药，西药驱虫，住院期间未有用其他特殊止痛药物。患者于4月8日出院，胃脘痛消失，大便常规检查及潜血试验均转阴性。

3. 胁痛、腹痛（胆道蛔虫症）

黄某，男，27岁，工人。1983年4月21日晚上10时20分入观察室。

患者右腹及脐周阵发性疼痛2天，在厂医疗室肌注止痛针（不详）2次，未见好转，1小时前又阵发性腹痛，呕吐胃内容物，口干口苦，前往附院急诊，收住入观察室。

查：急性痛苦病容，心肺未见异常，腹肌稍紧张，右上腹及脐周压痛明显，反跳痛（+）。舌质红，苔黄腻，脉弦紧。血象：白细胞14×10^9/L，中性0.19，淋巴0.20，伊红0.61。大便常规：蛔虫卵（+）。

中医诊断：腹痛（实痛），胁痛（虫痛）。

西医诊断：腹痛原因待查。胆道蛔虫症？

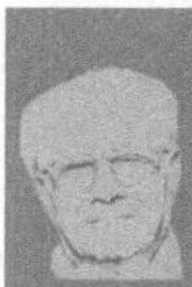

治疗：用五灵止痛散0.6克口服，10分钟疼痛即止，患者自诉吞服五灵止痛散后胸腹有冰凉舒服感觉。后又按常规0.6克，每天3次，连服4天；中药胆蛔汤加味驱蛔。4月25日出院，临床症状及腹部体征全部消失，血象复查正常。

以上3例为广州中医学院附属医院急诊观察室留观病例。

4. 痛经

何某，女，14岁，学生。1983年12月22日晚上9时20分急诊。

主诉小腹疼痛1天。患者月经初潮3次，每次月经来潮第2天少腹疼痛。本次月经12月22日来潮，少腹阵阵作痛，面青，伴有便意，频厕不解，月经周期短，量一般，色深红，有血块。

诊断：痛经。

治疗：五灵止痛散1克，分2次服。9时20分服0.5克，痛势减轻，继服0.5克，9时50分疼痛完全缓解。（新会县中医院提供）

5. 带状疱疹疼痛

朱某，女，50岁，工人。1983年4月15日就诊。

主诉：右胸胁疼痛起水疱已1周。

检查：右胸胁部有多片簇集之小水疱，基底皮肤潮红，各片水疱沿肋骨走向呈带状分布。

诊断：带状疱疹。

治疗：五灵止痛散1克，服药2小时后疼痛即明显减轻。其后连续服用，谓服该散后止痛效果能维持5小时。（广东省中医院提供）

昏　迷

昏迷是内科急症重症。邓氏经常用中药点舌法及中药灌肠方法抢救内科、外科昏迷患者。

一、临床治验

（一）一氧化碳中毒昏迷抢救案

吴某，男，29 岁，住院号 30046。

患者于 1983 年 9 月 16 日上午 6 时 30 分，在清理砖窑时，突然晕倒在地，五十多分钟后，被工友发现时已昏迷不醒，8 时 30 分送至我附院急诊室。

体查摘要： 血压 140/70mmHg，脉搏 120 次/分，呼吸 28 ~ 40 次/分，体温 37.6℃。神志昏迷，被动体位，双瞳孔等圆等大，对光反射迟钝，颈软，吸呼浅促，节律快慢不等，心率 120 次/ 分，律整，双肺闻及痰鸣音，肝脾未触及，生理反射（角膜、腹壁、提睾、腱反射）均减弱，但未引出病理神经反射。

诊断： 一氧化碳中毒。

治疗： 病势危急，立即抢救。给予吸氧、气管插管、吸痰、留置尿管、心电监护、冰敷头部、开两条管补液，先后使用了呼吸兴奋剂（洛贝林、可拉明）、脱水剂（甘露醇、速尿）、能量合剂（三磷酸腺苷、肌苷、辅酶 A、细胞色素 C、维生素 B_6、维生素 C、激素（地塞米松）、抗生素（青、链霉素，后用氨苄青霉素）、冬眠合剂（冬眠灵、非那根）、强心剂（西地兰）、输 A 型血 600 毫升、纠正电解质紊乱（氯化钾、乳酸钠）等等。

虽经上述抢救，但患者仍呈深昏迷状态，且从当日下午（16 日）起，持续高热 39.8℃，双瞳不等，左侧 4 毫米，右侧 2 毫米，对光反射及生理反射均消失。病人痰涎壅盛，双肺布满湿啰音，四肢不时抽搐。心电图报告：心肌损害。血检白细胞 30.7 $\times 10^9/L$，因输液不入，作周围静脉压测定，数值为 200 毫米水柱，后请外科施行腹股沟大隐静脉切开术，测定中心静脉压掌握补液量。

9 月 17 日上午 9 时，病情仍无起色，急诊室邀请邓氏会诊。

初诊：患者昏迷不醒，呼之不应，面色瘀黯，全身肿胀，肌肤灼热，呼吸喘促，痰涎壅盛，戴眼反折（眼球上视，仅见瞳仁边缘），口气臭秽难闻，二便闭塞不通。舌瘀黯，苔厚浊，脉洪大而数。

辨证：煤气乃温毒之气，此乃温邪毒气上侵肺系，逆传心包，致使患者痰毒蒙心，闭塞清空，昏迷不醒。

治法：因患者喉头水肿、痉挛，吞咽反射消失，无法插胃管鼻饲中药。根据中医学理论，舌乃心之苗，给药于舌，其作用可通过经络到达于心；肺与大肠相表里，灌药入大肠，可收通利泻肺热之效。

拟处方如下：

（1）点舌法。用安宫牛黄丸 1 丸，用 10 毫升水化开，棉签蘸之，不停点于舌面上，通过舌头吸收药物。

（2）灌肠法。生大黄 30 克，崩大碗 30 克，苏叶 15 克，煎水 200 毫升，紫金锭 3 片研细入药，保留灌肠，每日 2 次。

从 9 月 17 日至 9 月 19 日三天内，共用安宫牛黄丸 9 丸，灌肠 6 次。

二诊：9 月 20 日早晨，病人体温下降至 37.5℃，痰涎明显减少，吸痰机停止使用，解除心电监护。检查病人，压迫眶上神经有痛苦表情，角膜反射存在，瞳孔对光反射存在，从深昏迷转为浅昏迷。邓氏再次会诊，安宫牛黄丸改为牛黄粉每日 1 克溶水点舌，灌肠方同前。

三诊：9 月 21 日，病人小便常规发现真菌，加大牛黄粉用量，每日 3 克，溶水点舌。灌肠易方：上午用苇茎 30 克，桃仁 12 克，冬瓜仁 30 克，薏米 20 克，丹参 20 克，红花 6 克；下午用大生黄 30 克，崩大碗 30 克，鲜车前草 30 克。

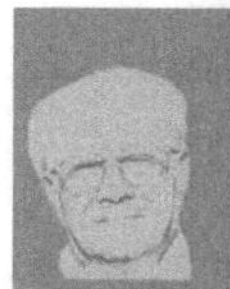

22日处理同上。

9月23日，患者已有吞咽反射，插胃管鼻饲中药：陈皮6克，法半夏10克，胆星12克，竹茹10克，枳壳6克，菖蒲6克，远志8克，郁金10克，桃仁10克，羚羊角骨25克（先煎）。灌肠药同前。

从9月26日起，患者体温37℃，双肺啰音全部消失，能够睁开双眼辨认家人，神志渐渐苏醒。9月26日拔除氧管，停止吸氧；拔除胃管，自行吞食流质饮食。各项检查：小便常规正常，血 K^+、Na^+、Ca^{2+}、Cl^-、CO_2 结合力、NPN 等生化检验正常，心电图正常，血检：白细胞 $14.8\times10^9/L$。患者病情日趋稳定，遂转送入病房继续调治，未再会诊。

按语：本案客观记录了抢救昏迷病人的中西医治法。初次会诊时，因喉头水肿，吞咽反射消失，无法鼻饲，似已无法使用中药（注：当时因体内静脉压较高，西药也无法通过静脉输液进入体内）。但细分析，中医认为“心主神明”，“舌为心之苗”，况且五脏六腑都通过经脉直接或间接与舌相连，于是确定舌上给药法。又因患者是吸入煤气而中毒，煤气乃温毒之邪气，温邪上受，首先犯肺，再逆传心包，蒙蔽心窍；肺与大肠相表里，若能打通腑气，使邪毒从下而解，有助于通窍，故选用中药灌肠之法。

患者面色瘀黯，全身肿胀，痰涎壅盛，高热，昏迷，这是毒盛病危之重候，急需清热解毒，祛痰通窍，安宫牛黄丸实为首选，故令其用水化开点舌给药，这是多年之经验。又因患者二便闭塞不通，全身肿胀，舌苔厚浊，这是温毒之邪弥漫三焦，充斥脏腑内外之恶候，若不迅速排解，邪无出路，正亦难复，故重用大黄、崩大碗灌肠，意在去菀陈莝，通利三焦，清热解毒。加入苏叶一味，在于上治肺系，开发水之上源，疏利上下，使热毒痰湿从下而解。经过3天抢救，病者由深昏迷转为浅昏迷，痰涎壅盛之候消除，此时改用单味牛黄粉重用点舌，是因病已有转机，如再过用芳香走窜之药，有伤其正气之弊，一味牛黄，药重力专，足能解神明之困。与此同时，将重点转移到灌肠用药上，并加大淡渗利湿、活血通腑之药，意在通利二窍，使湿邪热毒从下而出。当病者进一步苏醒、能鼻饲给药时，则用温胆汤以清化热痰，合菖蒲、远志、羚羊角骨以通心辟浊。证治相合，故效。

（二）颅脑损伤灌肠通腑点舌复苏救治案

例一：叶某，男，30岁。

于1998年4月6日酒后驾车，跌伤头部。诊见：神志昏迷，牙关紧闭，肢体强痉，面赤身热，气粗口臭，尿黄赤，大便不行，舌质瘀黑，苔黄腻，脉右滑左涩。双侧瞳仁不等大。CT检查示：脑疝，广泛脑挫裂伤，脑水肿，左侧颞顶叶硬膜下出血，蛛网膜下腔出血，为重型颅脑损伤。西医常规治疗3天，无明显好转，遂请邓氏会诊。

邓老认为：患者乃暴力损伤脑部，元神受伤，脑受震击，经脉受伤，血不循经，溢于脉外，而成颅内积瘀，内闭心窍，出现神昏、牙关紧闭诸症；苔黄、尿赤，则为积瘀化热伤津之象，属血瘀内闭证，治以祛瘀开窍，佐以清泄里热。

处方：红花、赤芍、当归尾各6克，川牛膝15克，桃仁、牡丹皮、地龙、生大黄（后下）、芒硝（冲）、石菖蒲、川芎各10克，冬瓜仁30g。煎汁灌肠，每天1次，辅以安宫牛黄丸溶化涂舌。

次日大便得解，但仍发热。守上法治疗1周后热退，刺痛见四肢回缩；2周后，刺痛可睁眼，不能言语，可进食果汁等流质饮食，遂守方，去大黄、芒硝，加五爪龙30克，黄芪20克，煎汁内服1周后，可唤醒，但对答错误，躁动。守二诊方加羚羊角30克，水蛭10克。再服1周，诸症消失，痊愈出院。半年后随访，无明显后遗症。

例二：欧阳某，女，59岁。

于1998年8月15日因车祸致头部受伤。诊见：头痛头晕，目眩，双目紧闭，恶心呕吐，颈项强痛，舌黯，苔白腻，脉弦涩。CT检查显示：脑挫伤，蛛网膜下腔出血，左额顶硬膜下出血。

邓老认为，外伤颅内积瘀，不能及时排散，血瘀而致气滞，阻碍气机升降，清阳不升，血瘀阻络，则头痛，颈项疼痛，舌黯，脉细涩；气机不畅，津液输布失司，聚而成痰，痰瘀阻闭，则头晕目眩，双目紧闭，恶心呕吐。属痰瘀内阻之证，治以豁痰祛瘀为主。

处方：枳壳、橘红、法半夏、红花、甘草各6克，茺蔚子、茯苓各15克，竹茹、桃仁各10克，五爪龙20克，豨莶草、地龙各12克。每天1剂，水煎服。

服药1周，可起坐，目眩、恶心等症缓解，尚有头痛、头晕，遂去茺蔚子、豨莶草，加黄芪40克，白芷、川芎各10克。再服1周，诸症缓解，病愈出院。数月后经MRI检查正常。

按语：颅脑损伤昏迷患者，使用灌肠通腑法可改善血液循环，促进新陈代谢，使大便通畅，腹内压降低，进而使颅内压降低。因此，采用逐瘀通腑法治疗脑损伤病人，既可减少颅内出血机会，同时降低颅内压，又可使脑水肿得以纠正。颅脑损伤病人多因伤后自主神经紊乱，肠动力减弱，即使鼻饲汤药，也会停留胃内，吸收甚少。中药灌肠法使药物吸收完全，生物利用度高，吸收快，显效速，甚至可与静脉注射相媲美，且直肠给药50%～70%药物不经肝脏，直接进入体循环，减轻肝脏负担，对急症患者有利。

当然，逐瘀通腑中药灌肠治疗脑损伤需要辨证论治才能取得满意的效果。颅脑外伤虽有轻重之分，但必伤血脉，造成颅内瘀血。上两案例，均见舌黯，脉涩，清醒者则头刺痛，昏迷者则肢体强痉，均为瘀血阻滞之故。所以，血瘀是其主要病机。此外，还有夹热、夹痰。例一出现面红身热，便结不下，尿赤，苔黄，此为积瘀化热，灼伤津液，故治以祛瘀泄热之剂灌肠，为上病下治。例二体质素弱，气血亏损。恐则伤肾，惊则气乱，肺、脾、肾三脏皆损，致水湿运化失司，痰湿内生，故有头晕目眩、恶心呕吐等症。治以祛瘀豁痰，疗效显著。以上两例，所用西药相同，但根据辨证，方药迥异而殊途同归。邓氏治病，所以屡效，功在辨证论治。

二、后学之研究

广州中医药大学第一附属医院谢裕华等，运用邓氏自拟灌肠方治疗颅脑损伤44例。

临床资料：男32例，女12例；年龄16～72岁，平均35岁；设对照组30例，男22例，女8例，年龄15～66岁，平均33岁。诊断和病例选择标准，按刘明铎主编《实用颅脑损伤学》分轻、中、重型并结合 GCS 计分。病例选择分组按 GCS 计分在 13 分以下为入选病例（原发脑干损伤、复合伤以及不适宜灌肠病例除外）。治疗组与对照组按病情分组，中型 23、13 例，重型 21、17 例。上述数据经统计学处理无差异，具有可比性。

治疗方法：对照组应用 20% 甘露醇脱水 1 周，止血芳酸静滴 3 天，脂肪乳剂、能量合剂支持治疗 1 周，抗生素治疗 1 周，维持水、电解质及酸碱平衡及对症治疗。治疗组除上述处理外，于伤后第 2 天开始用邓铁涛教授自拟灌肠方（桃仁、红花、生大黄、地龙、赤芍、当归尾、川牛膝、牡丹皮等）药液 150 毫升灌肠，每天 1 次，1 周为一个疗程。中型颅脑损伤治疗两个疗程，重型颅脑损伤治疗三个疗程，GCS 3～5 分患者治疗四个疗程。

治疗结果：按 GCS 评定五级法（即 GOS）分级，进行评定时间均在发病后半年。

Ⅴ级：恢复良好，成人能工作，学生能学习。治疗组达到 20 例，对照组为 5 例。

Ⅳ级：中度残废，生活能自理。治疗组 18 例，对照组 17 例。

Ⅲ级：重度残废，需要他人照顾生活。治疗组 4 例，对照组 7 例。

Ⅱ级：植物生存，长期昏迷，呈去皮质或去大脑强直状态。治疗组 1 例，对照组 1 例。

Ⅰ级：死亡。治疗组 1 例，对照组 0 例。

采用等级资料的差比差值法统计，$U = 2.44$，$P < 0.05$，说明治疗组疗效高于对照组，差异有显著性意义。

谢裕华等人研究认为，跌打损伤瘀血内积，如《灵枢·贼风》："若有所堕坠，恶血在内而不去"，瘀血化热而伤津，无水行舟，故大便干结不下。肠内容物积留过久，肠源性内毒素吸收入血，进一步加剧了脑血液循环障碍，此时速取下法，不但排除了肠内毒物，而且通腑攻下可减低腹压，也使颅内压降低和脑水肿得以纠正，这对改善脑细胞的缺血缺氧状态是十分有利的。因此邓铁涛教授以逐瘀通腑为原则，自拟灌肠方灌肠治疗颅脑损伤病人，取得满意疗效。这与现代药理研究结果即活血化瘀药物能降低血液的聚凝状态，扩张血管，改善微循环，减轻脑水肿，降低血管张力及明显抗低压缺氧，从而有利于脑组织细胞的恢复相吻合。

血　证

出血，特别是大出血，如不及时止血，将有生命危险。急则治其标，治标止血此时占有相当重要的地位，能救人于顷刻，达留人治病的目的。邓氏常用之止血法，有以下几种。

（一）止血散治疗吐血咯血

药物组成：血余炭、煅花蕊石、白及末、炒三七末各等分，共为极细粉末。

此散为邓氏自拟经验方，方中数药皆为收涩止血佳品，止血而不留瘀，内外出血均可用之。其中，三七末能走能守，炒至深黄色后则守多于走，故止血宜炒用。若三七末临时单味独用，须注意“去火气”。去火气之法，可将炒过之三七末放置冰箱 24 小时即可用。邓氏曾用单味三七末治疗鼻衄多日反复发作不止及胃溃疡小量出血日久不止之患者均效。此外，要注意的是，止血散数药为末时，一定要研成极细之粉末，一者，极细之粉末能增强止血效力，二者，可避免胃溃疡者服后因粉末粗糙而引致胃痛的发生。

该药散适用于吐血咯血患者。治疗血证时用法如下：

1. 用 5 岁以下之健康男孩之中段尿，送服止血散 1 ~ 3 克。

2. 用梅花针叩击人迎穴，以人迎穴为中心，叩击周围直径一寸至寸半（同身寸计），从中心开始圆周扩大；左右各叩击 1 ~ 3 分钟，每天 1 ~ 3 次。

3. 辨证用药以治其本。

邓氏曾用上法救治过肺病大咯血及胃病大吐血之患者均效。邓氏回忆，20 世纪 70 年代于农村带教巡回医疗期间，曾遇一老翁肺结核空洞型大咯血，到诊时见其被家人搀扶撑卧床边，不时大口地咯血，面色蜡黄，无神无气，遂急取其孙子童便一杯，冲服止血散，并唤其家人急到镇上买小缝衣针一包，制成梅花针叩击人迎穴，双侧穴位轮流叩击，一日 4 次。渐见血止，后煎服八珍汤加阿胶，结果将病人抢救过来。

又有一例，1973 年我院集中编写教材期间，同室的老师周某，年过七十，本有胃溃疡，因赴宴饱餐，半夜如厕，呕吐泄泻，邓老被吵醒，急往前看，只见他扶持厕边，颈软头倾，脚前一摊咖啡样呕吐物，大便如柏油，便知其伤食引致胃出血。当时身边无梅花针，急用手指代之叩击其人迎穴，10 分钟后，人觉舒缓，并主动要求继续叩击。后即送回我院附院救治，会诊时处拟清热和胃降逆之品加白及，后渐得愈，整个治疗过程未曾输血。

童便一般是指 10 岁以下健康男童之尿，以 5 岁左右为佳，去头去尾，取其中段。童便能引火归原，引浊气下行，气火得下则血归其位。《本草纲目》指出：“凡人精气清者为血，浊者为气，浊之清者为津液，清之浊者为小便，小便与血同类也。故其味咸而走血，治诸血病也……又吴球《诸证辨疑》云：诸虚吐衄咯血，须用童子小便，其效甚速。盖溲溺滋阴降火，消瘀血，止吐衄诸血，每用一盏，入姜汁或韭汁二三滴，徐徐服之，日进二三服，寒天则重汤温服，久自有效也。”据有关临床报道，治疗肺结核病咯血，取 12 岁以下无病男孩或病者本人的新鲜中段尿加糖调味，趁热服，每次 150～300 毫升，日服两次，血止后连服 2～3 天以巩固疗效。据 24 例观察，服后有 22 例血止，平均为 2.8 天。又有治疗溃疡病胃出血，童尿每日两次，每次服 100 毫升，共治疗 83 例，有效率为 97.6%。但对肿瘤出血无效。

（二）梅花针叩击人迎穴

人迎穴，在颈大动脉应手处，夹结喉两旁 1 寸 5 分，具有通经络，调气血，清热平喘，降逆之作用。吐血咯血，血随气脱，气随血虚，叩击该穴救治，因其属足阳明胃经之要穴，能候五脏气。足阳明胃经为多气多血之经，叩击人迎旨在振奋阳明，焕发气血，使气机充和，血脉固守。此外，人迎又是足阳明、少阳之会，梅花针叩刺，能清泄火热，调和气机，通畅经络，平降逆乱，故能治吐血咯血。因本穴不能深刺，故用梅花针叩之。

（三）妇人血崩用血余炭加艾灸

1. 血余炭

单味血余炭 3 ~9 克，每日 3 次冲服。

邓氏曾治一许姓妇人，48 岁，患血崩。1958 年 11 月起病，每于月经来潮的头几天，血下如崩，即头晕卧床，十多天后月经渐止，需炖服人参等补品，才能起床作轻微之劳动。服中西药近 5 年未愈，曾用价值 200 元一付的人参、鹿茸、肉桂等峻补之品制成蜜丸，服完后不但无效，且血崩更甚。

至诊时正值月经过后，精神不振，体倦乏力，观其面色萎黄少华，舌质淡嫩，苔少，切其脉细弱，一派虚象。究其致虚之由，乃因冲任不固，月经失常，失血过多，为病之根本，血虚为病之标，故前医累用补气以至大补气血阴阳之剂未效。若塞其流，使病人赖以濡养之血液不致崩耗，则病可愈而身体日壮矣。

止血塞流，应用何药？邓氏根据多年之经验，认为血余炭当属首选。血余炭性平，药力温和，为人发煅炭而成，有止血、散瘀之功。且发为血之余，又为肾之荣，肾主藏精、生髓，故煅炭存性之血余炭又有固阴之效，十分适用妇科失血证。本品既能止血，又不留瘀，既能活血，又可固阴，寓开源于塞流之中，治失血证之妙，非他药可比。故邓氏治妇科失血方中，每每伍入此药，多能收到满意的疗效。治此患者亦不例外，单味使用，冀其药力之至专。因考虑市上出售之血余炭杂而不纯，若能用血气旺盛的青年人之头发制成，效力最好。故为之收集广州中医学院某年级学生自己理发所积存的头发约数斤，洗净分 3 次制成血余炭 120 克，研为极细末，嘱每服 1.5 ~3 克，每日服 3 次，每于月经来潮第 2 天开始服，连服 3 ~5 次，血来多则多服，血止则停服。每次月经来时依法服用（并嘱其停服一切补品补药及其他药物）。第一个月患者服药，第三四天血崩渐止，第二个月即无血崩现象，且月经5天干净，但经量仍多于正常，之后月经逐月减少，如是者服药半年，共用血余炭120多克而收效，体亦日健，5年之后，年虽五十多，在干校劳动之强度为一般年轻妇女所不及。

2. 艾灸

艾灸，用切肤灸法，即将艾绒搓揉成绿豆大小，置于右侧隐白、左侧大敦，行直接灼灸，1～3壮便可。

曾治一妇，月经暴至量甚多，手头无艾，乃借用香烟代艾直接灸之，中午施灸，下午血止，喜甚，说：“中医也能救急”。

月经来潮量多于平常几倍者，亦可艾灸，服胶艾四物汤亦效。不少妇女因月经量多或月经时间过长，引至头晕、心慌、精神不振等多种症状，可于月经来后第二或第三日即服上方，月经止后再服一二剂停服，下次月经来潮又再照方服，如此行之三四个月便愈。笔者曾用上法治一产后大出血并休克之患者，先用艾灸隐白与大敦，然后用悬灸法灸两侧足三里及百会穴，悬灸至四十多分钟，血压回升稳定。再予养血凉血止血之汤剂以治其本而愈。

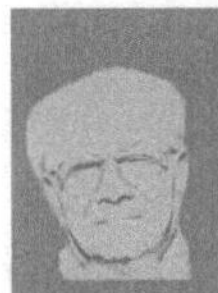

（四）支气管扩张、哮喘咯血治验案

李某，男，中学教师。

患咳嗽或时见咳血、哮喘8年，每当秋冬之际大发作，至明春始休。哮喘发则不能卧，呼吸困难，痰鸣如锯，口唇发绀，大汗淋漓。经西医院诊断为支气管扩张合并哮喘。曾用麻黄素，氨茶碱，青、链霉素等治疗，迁延难愈。1961年秋由1960年级同学带来就诊。

患者面色少华，舌嫩苔白，脉滑细数。为拟丸方：麻黄9克，白及30克，蛤粉15克，百部120克，百合120克，共研细末为一料，炼蜜为小丸，每服6克，每日服2次。并嘱其注意休息和营养，加强锻炼，以增强体质。

服上药一剂后，患者觉口干唇裂。嘱其以猪肺熬汤饮。一取肺主皮毛之意，以猪肺养肺；二则猪肺汤可养阴而治咽喉。丸药照服至第三料后，患者自觉症状减轻一半，发作间隔时间延长，每次发作时间短而症减轻。嘱其继服。1962 年秋虽仍发作一次，但瞬间即过，不致影响工作及睡眠。以后每年夏季服 3 ~ 4 料，秋后便不再发。2 年后停药。追踪 13 年，未再发作，体质与精神均胜于前。

1960 年级杨同学见此例奇效，她按此法治此类症亦多奏效，亦将其治疗之病案寄邓氏存。

又如治广东省中医院一护士长，为单纯之支气管扩张症，邓氏又用百合片丸剂治之，用了 3 料，初时未效，但其后渐好，随访二十多年，已无再发。

邓氏自按：咳血在旧社会时期为肺结核病之常见症。对肺结核病之治疗，我多采用张锡纯《医学衷中参西录》之理论与治法，用之确有一定的疗效。属阴虚劳热者喜用张氏之资生汤（生山药 30 克，玄参 15 克，于术 9 克，生鸡内金 6 克，牛蒡子 9 克炒捣。热甚者加生地黄 15 ~ 18 克）加仙鹤草、白及之类止血药。气血瘀者喜用张氏之十全育真汤（党参 12 克，淮山药 12 克，知母 12 克，玄参 12 克，生龙骨 12 克，生牡蛎 12 克，丹参 6 克，三棱 4.5 克，莪术 4.5 克）加白及、血余炭之类止血药。若大咯血则宜止血为先，如前述止血之法，即用梅花针叩击人迎穴，每侧 1 ~ 2 分钟，并用童便冲服止血散（煅花蕊石 2 份，白及 2 份，血余炭 1 份，共为细末，每服 3 克，每日 3 次服），然后辨证用药。60 年代在顺德陈村公社治一老翁，咯血甚多，已 2 天，面与皮肤色如黄蜡，人瘦甚，患肺结核多年。面色尚有华色，唇淡，舌淡胖嫩，苔薄，脉芤数。乃嘱取其孙之中段尿送服止血散一钱许，教其家人用梅花针叩击人迎穴，每日 3 次。中药处方用八珍汤加白及、侧柏叶、阿胶。3 日而血渐止。

近十多年来所治咳血之症，以西医诊断之支气管扩张为多。据说西医对于此病除手术切除有病肺叶或肺段之外，不能解除病人之痛苦，而手术治疗结果又并不理想。还有不能手术者，更是束手无策。而中医对此病之治疗在改善症状方面肯定有效。治血证，唐宗海之《血证论》为必读之书，宜注意体味其理论与治法。上海第一医学院中医科及肺科等教研组总结用百合片治疗本病 53 例，47 例有不同程度的改善，症状无改善者占 12 例。该方组成为：百合 30 克，

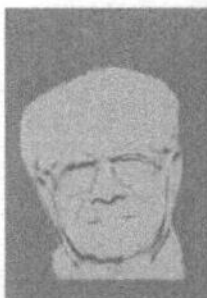

白及120克，百部30克，蛤粉15克。共研末制成药片，每服5片，日服3次。邓氏根据该方辨证加减用汤剂治疗，亦多有效。该方之百合有固肺敛肺之功，能治久咳、咳唾痰血。白及功能补肺消肿，生肌敛疮，是一味比较好的止血药，可治肺结核、百日咳、胃及十二指肠溃疡出血。近年还用单味白及为末，每服1.5克，每日3次，治疗矽肺有改善症状之作用。这两味是主药，再配合百部之止咳，蛤粉之除痰软坚，药虽四味，君臣佐使配合不错，故收良效。

眩　　晕

一、邓铁涛教授论眩晕

眩晕一证，与现代医学眩晕症状的概念基本一致，可见于现代医学中的多种疾病。耳源性眩晕，如美尼尔氏病、迷路炎、内耳药物中毒、前庭神经炎、位置性眩晕病等；脑性眩晕，如脑动脉粥样硬化、高血压脑病、椎-基底动脉供血不足、某些颅内占位性疾病、感染性疾病及变态反应性疾病、癫痫；其他原因的眩晕，如高血压、低血压、贫血、头部外伤后眩晕、神经官能症等。邓氏运用中医中药治疗眩晕积累了丰富的临床经验，现整理介绍介绍如下。

（一）病因为风、痰、虚、瘀；病机以内伤为主

历代文献中对眩晕的病因病机的论述比较丰富，后人把《内经》的“无风不作眩”（“诸风掉眩，皆属于肝”，包括内风、外风）、朱丹溪的“无痰不作眩”、张景岳的“无虚不作眩”（包括脏腑气血阴阳诸虚），即“三无不作眩”说，归纳为眩晕病机的经典之论，为一纲领性的概括，对临床辨证论治帮助不少。但如果加上虞抟倡导的“血瘀致眩”及陈修园所强调的相火，则比较全面。

眩晕的病因病机，前人虽将之分为外感、内伤两个方面，但临床上则以内伤为主，尤以肝阳上亢、肾精不足、气血亏虚、痰瘀内

阻为常见。病位虽在头颅脑髓，但究其病根，应责之于肝、脾、肾三脏，不外乎虚、实二端。因此，关于证型问题，邓氏认为，可以分型，但不宜太杂。临床上抓住一两个主型，其他作兼证处理即可。

（二）辨证

1. 肝阳上亢

临床上往往存在三种情况：①肝阳升发太过，故见眩晕、易怒、失眠多梦；肝火偏盛，循经上炎，则兼见面红、目赤、口苦、脉弦数；火热灼津，则便秘尿赤，舌红苔黄。②肝肾阴亏，精水不足，水不涵木，肝阳虚亢，则兼见腰膝酸软、健忘、遗精、耳鸣、舌红少苔、脉弦细数。③肝阳亢极化风，则可出现眩晕欲仆、泛泛欲呕、头痛如掣、肢麻震颤、语言不利、步履不正等风动之象。此乃中风先兆，应加紧防范，避免中风变证的出现。如椎-基底动脉系统闭塞常以眩晕为首发症状，发作突然，并感到地在移动，人要倾倒或如坐船中，或伴有耳鸣，此眩晕的产生是由于前庭核缺血所致。同时还可有双眼视朦、共济失调、眼球震颤、倾倒发作。部分患者还可以出现软腭和声带麻痹，吞咽困难，声音嘶哑和第Ⅲ、Ⅴ、Ⅵ对颅神经受损的症状，发作性一侧偏瘫和感觉障碍。当基底动脉主干闭塞时，会出现意识障碍、瞳孔缩小、四肢瘫痪，或伴有强直性抽搐、体温升高等。

2. 气血亏虚

因其髓海空虚，脑失所养，故头晕目眩，动则加剧，劳累则发，兼见神疲懒言，气短声低，食后腹胀，大便溏薄，或兼心悸失眠、唇甲淡白、失血等症，以及舌淡胖嫩、齿印、脉细或虚数等气虚血少的舌脉表现，如低血压、贫血、失血过多患者常见这一类表现。

3. 痰瘀内阻

必有痰瘀见症及舌脉见症。舌苔厚浊或腻，脉弦滑者或兼结代者，此为痰阻；舌有瘀斑或舌暗红，脉涩或促、结、代者，此为瘀闭。两者并见，则为痰瘀闭阻。

（三）论治

论治方面，肝阳上亢，治以平肝潜阳，邓氏常用自拟“石决牡蛎汤”，方用石决明、生牡蛎、白芍、牛膝、钩藤、莲子心、莲须。若肝火偏盛，可加龙胆草、菊花、黄芩、丹皮、木贼等；兼阳明实热便秘者可加大黄；肝肾阴亏者可加鳖甲、龟板、首乌、生地、熟地等；若肝阳亢极化风，宜加羚羊角或羚羊角骨、代赭石、生龙骨、珍珠母等。气血亏虚者以补益气血为主，可用加味八珍汤，方用党参、白术、云苓、甘草、川芎、当归、熟地、白芍、五爪龙、鸡血藤；偏于气虚者可用补中益气汤；偏于血虚者可用当归补血汤加杞子、淮山等；兼见失血者可加阿胶、白及、炒田七等。兼痰可合用温胆汤，兼瘀可用失笑散，或用豨莶草、田七、丹参等。

二、临床治验

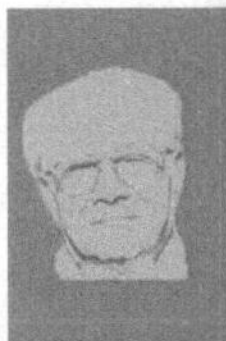

（一）内耳眩晕病（美尼尔氏病）

邓氏常用温胆汤加减治疗。若苔浊白厚腻而呕，必加生姜汁或重用生姜20～30克。另外，当其发作时，宜先艾灸百会穴，直接灸最好，壮数多少，可以根据具体情况而定。用悬灸法亦可。

本院一干部患此病反复发作数年，经用上法治疗而愈，追踪10年未见发作。曾有一妇女，患此病每月发作，发时即送西医院急诊，但未能根治，后来门诊，治以温胆汤加减，并教其丈夫为之悬灸百会，嘱其稍见眩晕即用灸法，经过治疗后得愈，数年未发。

（二）前庭神经炎性眩晕

邓氏用防眩汤加减治疗。

某空军干部贾某，于30天内晕厥20次，住院后经中西医治疗，眩晕次数减少，但仍头晕不止，血压偏高。人虽高大，但舌嫩红，苔白，脉弦而尺寸俱弱。西医诊断为前庭炎。邓氏证认为属于虚眩兼有相火，乃仿防眩汤加减：黄芪24克，党参18克，云苓12克，白术12克，川芎9克，天麻9克，杞子9克，钩藤12克，白芍9克，生地12克，甘草3克。此方服二十多剂后，眩晕消失。

此方在上海经方家曹颖甫先生所著之《金匮发微·血痹虚劳脉证病治》中曾有记载：“精神恍惚，开目则诸物旋转，闭目则略定。世传防眩汤间有特效，录之以为急救之助。方用党参、半夏各9克，归芍、熟地、白术各30克，川芎、山萸各15克，天麻9克，陈皮3克，轻者四五剂，可以永久不发。予早年病此，嘉定秦芍舲师曾用之，唯多川芎9克耳。至今三十年无此病，皆芍师之赐也”。邓氏认为这是治疗虚证眩晕的好方。广州名老中医吴粤昌先生对此方亦颇欣赏。

邓氏亦十分重视经方的运用。《内经》十三方中之“泽泻饮”为治湿浊中阻之眩晕之好方，由泽泻、白术、鹿衔草三味组成。《金匮要略》治“心下支饮，其人苦眩冒”亦用“泽泻汤”，即前方减去鹿衔草，此与《内经》泽泻饮有一脉相承的关系。

某海军干部住院2月余，经多方检查，仍不明原因，多方治疗均无效。后请邓氏会诊，诊为痰证之眩晕，用祛痰法治疗，但亦无效。再细为四诊，见其舌上苔白如霜，脉滑而缓，个人的经验认为凡舌白如霜多属水湿内困，脉缓亦是湿象，故予经方五苓散剂治之，一旬而愈。

（三）脑性眩晕

如脑动脉粥样硬化、椎—基底动脉供血不足、某些颅内占位性疾病，凡属气虚血瘀者，治以益气活血，重用黄芪益气，配以三棱、莪术活血，或用黄芪桂枝五物汤。

邓氏曾在门诊诊治一男性患者，56岁，自诉眩晕、肢体麻木无力、步态不稳反复发作2年余，曾作头颅CT检查提示轻度脑萎缩，脑血流图检查提示供血不足。局部脑血流量脑图成像检查提示普遍性血流量减少。素有低血压史。邓氏辨证为血气亏虚兼血瘀，治以益气活血。处方：黄芪15克，党参30克，白术15克，炙草3克，柴胡10克，升麻10克，陈皮3克，丹参18克，五爪龙30克，三棱、莪术各10克。每天1剂，其渣再煎，连服7剂，症状明显改善，连续治疗4月余，除劳累紧张时头顶偶有发胀外，眩晕基本消除。

附院某护士长，有冠心病、颈椎病史，曾因右上肢麻木、眩晕、发作性胸闷疼痛多次住院治疗，曾一度怀疑为颅脑肿瘤，后经会诊确诊为“左顶叶皮质炎性肉芽肿”。一直请邓氏会诊，认为证属气血两虚，用黄芪桂枝五物汤、八珍汤等方加减治疗，重用黄芪至 120 克，取得较好的疗效。

（四）高血压性眩晕

邓氏常辨证选用草决明、石决明、生龙骨、生牡蛎、代赭石等，舒张压偏高者可选加鳖甲、龟板等。

曾治一患者，收缩压不高，但舒张压很高，脉压差很小，仅 1.3 ~2.6kPa，用西药降压始终无法增加脉压差，患者常眩晕不止，邓氏在辨证基础上重用鳖甲、龟板滋阴潜阳，取得很好的效果。广东草药红丝线有降压作用，可用红丝线 30 克，瘦猪肉 100 克煎水饮用。

（五）低血压性眩晕

证属清阳不升者，邓氏喜用补中益气汤轻剂，黄芪用量不超过 15 克，与柴胡、升麻同用，以升清阳，服后患者血压可逐渐趋于正常。黄芪轻用可升压，重用则降压，故用于高血压属气虚者则须 30 克以上。

（六）头部外伤性眩晕

邓氏常在辨证基础上配伍活血药物，喜用失笑散、桃仁、红花、牛膝，或用血府逐瘀汤。血管性头痛亦可用之。

（七）神经官能症性眩晕

邓氏喜用甘麦大枣汤稍加疏肝健脾药，方用甘草、麦芽、大枣、钩藤、素馨花、云苓等。钩藤、素馨花疏肝兼治胁痛，麦芽也有疏肝作用。邓氏认为用浮小麦亦可或嘱患者用面粉代之，其用法是用 1 ~2 汤匙面粉，先用少许凉开水调匀，再用煎好滚烫之中药汁冲熟后内服。若用甘麦大枣汤治失眠则用面粉最佳。

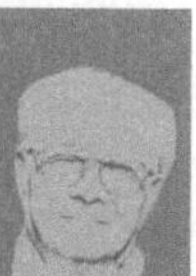

血瘀证及痰瘀证

一、邓铁涛教授论血瘀

“瘀”是血流阻滞，蓄积于脉道之内外。血瘀形成的过程，一般是血已离经，未出体外，停滞于内。如跌打损伤，或因病出血处理不当，或月经、产后致络脉受伤等均可继发血瘀之证。

气为血帅，气分受病亦引致血瘀之证。如因病气郁或气滞，使血行受阻，乃致血瘀。更有由于气虚，推动血行乏力，血行不畅，渐致血瘀。前者纯属实证，后者为虚中夹实证。此外，邪热入营入血，或温热、痰火阻遏脉络不通，均能导致血瘀之证。

邓氏认为，引起血瘀的病证甚为广泛，临床各科的疾病都会出现血瘀之证，实践证明凡兼血瘀的病证，用祛瘀法治疗，经常能收到良好的效果。因此，祛瘀法是中医学中有其独特之处的一种治疗经验与理论。

（一）祛瘀法学术源流

祛瘀法是中医独具特色的疗法与理论之一，此法源于汉代，发扬于晚清，现代更有新的发展。

《内经》时代对“瘀”与“祛瘀”的认识还浅，没有系统的论述。汉代对瘀血的辨证治法有所创立，特别是《伤寒论》与《金匮要略》有些可贵的经验与理论沿用至今。例如治疗蓄血证的桃仁承气汤与抵当场，治疗子宫肌瘤病的桂枝茯苓丸，治疗产后腹痛的下瘀血汤，治疗疟疾的鳖甲煎丸，治疗血痹虚劳的大黄䗪虫丸，治疗肠痈的大黄牡丹皮汤等，都是沿用至今有效的祛瘀方剂。

其中，桃仁承气汤伤科用得比较多，早在20世纪70年代，我校西中班学员，用桃仁承气汤治疗5例胸椎骨折早期病人，取得较好的疗效。在治疗中根据病人的体质和血瘀的轻重程度，适当调整

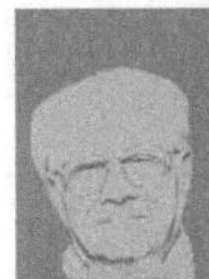

药量，服药后 5 例均可引起明显的腹泻，泻出暗棕色稀便，症状随之减轻，一般服 2 剂后，暗棕色稀便可以泻清，此时持续性剧烈疼痛、腹胀、尿闭、便秘等症状也得解除。例如一男性工人，因工作不慎，从四米高处跌落在地，入院时疼痛剧烈，腹胀，尿闭，便秘等，经 X 线照片，确诊胸 11、腰 3 椎为压缩性骨折（压缩 1/3 强），治疗稍加重桃仁承气汤的分量，服 2 剂后，上述症状全部解除，祛瘀生新，为骨折的治愈创造了有利条件。

桂枝茯苓丸，邓氏喜用来治疗子宫肌瘤。一般早期多用汤剂，待病情得以控制，肌瘤缩小后，合失笑散制成丸剂慢慢图治，多能获愈。

大黄牡丹皮汤治疗急性阑尾炎确有良效，邓氏在临床中屡用屡效，虽说此方以泻下攻邪为主，但方中的大黄、桃仁、丹皮，皆兼有活血祛瘀之功效，这就是此方高明之处，在泻下攻邪、清热的同时，更兼有消肿散结，防止肠痈病灶血瘀郁结，败血成脓。

鳖甲煎丸对于疟疾脾肿大有效，亦有用于肝病而致肝脾肿大者。邓氏治疗早期肝硬化的“软肝煎”，实受鳖甲煎丸的启发。

汉代以后，祛瘀法的研究续有发明，至清代王清任而大为发展，他继承前人的成就，结合自己的临床经验，总结出一套有效的治疗理论与方剂。他治学严谨，他说：“医家立言著书，心存济世者，乃良善之心也。必须亲治其证，屡验方法，万无一失，方可传与后人，若一证不明，留与后人再补，断不可徒取虚名；恃才立论，病未经见，揣度立方，倘病不知原，方不对证，是以活人之心，遗作杀人之事。”足见王氏对待著作的态度是非常严肃，这也是邓氏较为推崇王氏的原因之一。

王氏认为很多疾病，尤其是一些难治之证，与瘀血有关，因此治病时强调祛瘀，《医林改错》全书几十张方子，大部分用的是通瘀活血的方剂。他还根据气为血帅的理论，活血往往与理气相连，理气又常与祛瘀结合，特别是在祛瘀方中重用黄芪，是王氏所独创。

（二）邓氏运用王清任祛瘀方剂体会

1. 通窍活血汤

赤芍3克，桃仁泥10克，红花10克，川芎7克，生葱10克，生姜10克，红枣7枚（去核），麝香0.15克（绢包）。用黄酒250克将前七味煎一小碗去渣，入麝香再煎三沸，临卧服。成人一连三晚服三剂；七八岁小孩两晚服一剂，麝香可煎三次，再换新的。

主治：头发脱落，眼痛眼红，糟鼻子，耳聋，白癜风，紫印，牙疳等头面疾病；此外，还治妇人干血痨，男子痨病，小儿疳积等。

邓氏用此方法治一脑膜炎后遗症，收到良效。患儿男性，11岁，5年前脑膜炎后遗症，癫痫经常发作，至9岁即开始有发育征，出阴毛，嘴唇有稀疏的须，身型矮胖，无小孩性格，举动如成人，日饮茶水达7茶煲（1煲约5磅），经治数年未效。曾经针灸治疗，癫痫发作稍减轻，其他症状无改变。邓氏诊其脉沉实而有力，舌诊如常，证无虚象，其病在头，与血瘀有关，因而采用王氏法，予通窍活血汤原方，隔日一剂。约15天后，癫痫发作较轻，饮水减少，服至50剂，患者已愿和其他小孩玩耍，恢复小孩征象，体重减少5000克，并长高。桃仁、红花虽每剂各10克，而患者精神却日佳，智力逐步发育，能记一些单字（此前因病未上学读书），但癫痫未能完全控制，饮水已减少一半。前后治疗约1年，诸症皆愈，独余癫痫，后经精神病院治愈。追踪十多年，该患者发育基本正常，已当工人，唯智力稍差于正常人。

又曾用此方治一患颅咽管瘤之男孩（15岁），症状有所改善，如视力有所提高，但一年后X线检查肿瘤未见缩小，亦无增大。

2. 血府逐瘀汤

当归10克，生地10克，桃仁13克，红花10克，枳壳7克，柴胡3克，甘草3克，桔梗5克，川芎5克，牛膝10克。水煎服。

主治：头痛（无表证、里热证、元气虚、痰饮等证），胸痛，天亮汗出，心里热，瞀闷，急躁，夜睡梦多，不安，小儿夜啼，呃逆，干呕，心悸，易怒等。

此方为伤科医生普遍采用。邓氏曾治疗一位被手推车压伤胸部的患者，经其他法治疗十多天，胸痛仍甚，用此方内服，药渣复煎，加酒、醋各一两，热洗痛处，3 日后痛消，继服数剂（并加外洗）以巩固疗效。

此方对于顽固性之头痛、失眠，经久治无效，而舌边有瘀点，或见涩脉者，有时能收到意外效果。本方对胸部因于瘀热的证候多有效。

3. 少腹逐瘀汤

小茴香 7 粒，干姜 0.7 克（炒），玄胡 3 克，没药 7 克（研），当归 10 克，川芎 3 克，肉桂 3 克，赤芍 7 克，蒲黄 10 克，五灵脂 7 克（炒）。水煎服。

主治：少腹积块疼痛，或积块不疼痛，或疼痛而无积块，少腹胀满，经病崩漏，白带，不孕等病证。

据邓氏临床体会，本方对于妇科多种疾病有效，如少腹积块疼痛，或经痛之喜按者，经水过多，或断续淋沥不止者均有效。若用于经水过多，蒲黄应用蒲黄炭。王氏自称本方为“种子安胎第一方”。此方对于月经不调所致的不孕症确有良好的效果，对于附件良性肿块亦有效。该方小茴香可用 5 ~ 7 克，其他各药亦可稍增其分量。

4. 补阳还五汤

黄芪 120 克，赤芍 5 克，川芎 3 克，桃仁 3 克，红花 3 克，当归尾 7 克，地龙 3 克。水煎服。

主治：半身不遂，口眼歪邪等。

本方对于偏瘫、截瘫等属于气虚有瘀者，效果甚佳。邓氏曾用此方治疗各种脑血管意外后遗症之偏瘫者，都有不同程度的疗效，有恢复五成的，也有恢复八九成的。

曾治一例严重截瘫女子，后能不用扶杖跛行，恢复工作，结婚后产一子。该女子姓曾，时年 22 岁，就诊时已截瘫卧床半年，两腿消瘦，自膝下只余皮包骨头，需人搀扶起坐，坐亦不能久，面目虚浮，月经 3 月未行，唇舌色黯，苔白，脉细涩。乃予补阳还五汤，黄芪用 120 克，家人见方，初不敢服，后试配半剂，服后月经得通，

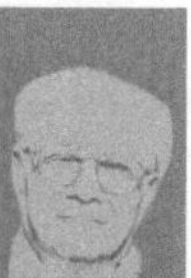

始有信心，连服十多剂。二诊时自觉精神较好，月经已净，腰部稍有力。再开处方为：

黄芪200克，全当归30克，川芎10克，赤芍13克，桃仁13克，红花5克，地龙10克，桂枝10克，黑老虎13克。水煎服。

该方服10剂后，已能自动起坐，胃纳甚佳，面色虚浮而转红活，上半身转胖，腿肉稍长。照方再服十多剂，能下床稍站一会。嘱其注意锻炼学站，进而扶双拐杖学步。照上方加减，服药8个多月，并经艰苦锻炼，已能扶一拐杖缓慢行进，一年多后参加教学工作，已能丢掉手杖跛行。

5. 开骨散加黄芪

当归30克，川芎15克，龟板15克，血余一团（烧炭），黄芪120克。水煎服。

主治：难产。

邓氏曾用此方配合针灸治死胎一例。患者陈某，妊娠8个月，胎动消失7天入院。诊断为过期流产。入院后未用其他方法治疗。诊其舌淡嫩，苔薄白有剥苔，脉大而数，重按无力。根据舌象、脉象分析，舌嫩苔剥是津液受损，脉数大无力是气分不足，脉舌合参属气津两虚。问诊知其妊娠反应较甚，呕吐剧烈，致伤津耗气。但胎死腹中属实证，是病实而体虚。考虑不宜纯用攻法，乃治以养津活血，行气润下，另针刺足三里、合谷等穴以配合治疗，连用2天，腹中动静全无！寻思试用前人之法，予平胃散加味如何？2剂无效。改用脱花煎一剂，仍无效！连用数方攻之不动，可见孕妇正气虚败，宫缩不能，无力祛邪（死胎）外出，于是改用补气活血法，但又因用药分量不足而未效，至此，决心重用黄芪合开骨散治之，药用：黄芪120克，当归30克，川芎15克，血余炭9克，龟板24克（缺药），煎服。下午4时许服药，6时许开始宫缩（约10～20分钟一次），晚上8时加用按摩、针灸。先指按三焦俞、肾俞以行三焦之气，但按摩后，宫缩反而减弱减慢。改用艾灸足三里这一强壮穴以增强体力，灸后宫缩随之加强，约10分钟一次，收缩较有力，灸半小时停灸。继用针刺中极穴，每2～3分钟捻转一次，针后每1～3

分钟宫缩一次，宫缩甚为有力，共针15分钟，停止针灸治疗，是夜11时，死胎产下，为脐带缠颈的死胎。

开骨散是由宋代龟甲汤（治产难及胎死腹中）加川芎而成，明代又名加味芎归汤。此方重用当归、川芎以行血，龟板潜降，血余炭引经而止血。本方不用攻下药和破血药，故明代以后多用以治产难。清代王清任认为本方治产难有效有不效，缘只着重于养血活血，忽视补气行气，故主张在开骨散的基础上，重用黄芪以补气行气，使本方更臻完善而疗效高。

王清任瘀血学说，对后世影响颇大，如近代名医张锡纯，在其《医学衷中参西录》中，一再运用祛瘀法以治疗多种疾病，例如对于肺结核病，除了重视补气养阴之外，喜用祛瘀药，他的十全育珍汤（党参13克，黄芪13克，淮山药13克，知母13克，玄参7克，生龙骨13克，生牡蛎13克，丹参7克，三棱5克，莪术5克），十味药中就用了丹参、三棱、莪术等三味活血祛瘀药。

邓氏新中国成立前治肺结核，多仿张氏法，用三棱、莪术等祛瘀药于治肺药中，有一定疗效。又如，张氏治肢体疼痛，多认为与气血瘀滞有关，方用活络效灵丹（当归15克，丹参15克，乳香15克，没药15克），邓氏用治腰腿痛多见效。曾治一坐骨神经痛之妇女，每夜痛甚，甚至呼叫不已，诊其脉弦稍数，舌质红，为血瘀兼热所致。乃予当归13克，丹参15克，乳香7克，没药7克，生地25克，赤芍15克，白芍15克，甘草7克。七剂痛全止。继服数剂善后，至今十多年未见复发。

（三）邓氏论王清任《医林改错》

邓氏50年代曾公开发表《清代王清任在临床医学上的贡献》一文，对我国中医界开展祛瘀疗法的研究、对选择王清任作为《中医各家学说》全国教材的医家进行教学有重要意义。据邓氏自言，受王清任《医林改错》学说影响颇深，主要在以下几个方面：

1. 接受其革新之精神，但未接受其“改错”之成果。王清任用了几十年的精力，把毕生最突出的经验载于《医林改错》中，该书也是他几十年亲身访验脏腑的记载，其原意以解剖部分为主，本想改前人之错，达到业医诊病，当先明脏腑，定论立方，要明病之本源的目的，可见其用心良苦。唯其受到历史条件的局限，访验某些脏腑组织，没有达到真切的程度。所以邓氏认为王氏在治疗上的贡献比之解剖的贡献更大，但这一亲验脏腑的行为本身是好的，是具有革新精神的。

2. 实事求是，言必有临床依据，不尚空言。邓氏非常推崇王氏之主张，反复引用王清任语“医家立言著书……必须亲治其证，屡验方法，万无一失，方可传与后人，若一证不明，留与后人再补，断不可徒取虚名；恃才立论，病未经见，揣度立方。”邓氏引用王氏这段论述，意在倡导医者需经长期临床磨炼，才能著书立说；有正确的内容与观点，才能根据中医的理论体系去思考问题，去指导临证实践，不要随便用西医的理论去对号入座，认为能对上号的为科学，对不上号的便是非科学。邓氏这一理论学说，对于今天中青年一代中医来说，仍然有着深远的教育意义。

3. 继承王氏祛瘀之法以治疑难病证。典型病例已如上述。邓氏还强调，建国前广东医家治疗天花、鼠疫等时行疫病，大都以祛瘀为宗旨，王清任治疗天花病的通经逐瘀汤等六张方子，用之往往有效，祛瘀法能够治疗传染病及感染性疾病，这都给后人以很大启发。建国后，各地中医运用祛瘀法治疗许多疑难病证，还认识到气虚气滞可以致瘀，通过补气理气可以祛瘀，祛瘀未必非攻伐之品不可，可见补气消瘀之说是王清任对中医内科学的重要贡献。

4. 继承与发扬其擅用黄芪之经验。黄芪一药，邓氏甚为喜用，其使用之经验，除得益于李东垣的脾胃学说之外，还得益于王清任《医林改错》，黄芪量最重用至八两。黄芪乃升阳之药，要掌握升降之机。以治高血压病为例，邓氏认为轻用则升压，重用则降压，气虚痰浊型高血压分量必须用 30 克以上。对于内脏下垂如子宫脱垂、胃黏膜脱垂患者，又宜重用黄芪以升之。黄芪益气又能实卫气，治疗盗汗自汗容易感冒者，玉屏风散方中黄芪量宜用 12 克。黄芪在外科疮疡方面也是一味重要药物，治疗伤口久不愈合，不断渗液者，可于补益气血之剂重用黄芪 30 克，内托正气，减少渗液，愈合伤口。而治疗虚损病黄芪宜重用，如治疗重症肌无力，黄芪用量120克，实受王氏重用黄芪经验之启发。

（四）血瘀证之股动脉硬化治验案

例一：梁某，男，50岁，干部。初诊：1965年4月19日。

患者于年初起，下肢疼痛逐步加剧，只能行走两三百米，站立不能超过30分钟，原患有高血压、阳痿，经某军队医院用脉搏描记器描记，其足背动脉无搏动，确诊为“股动脉硬化症”。患者曾到北京、上海等地的大医院求治亦确诊为此病，但未能获得有效的治疗。

诊查：面色黄滞，痛苦面容，下床站立下肢疼痛，步履艰难，夜间疼痛加剧，难眠，舌质暗嫩，苔白兼浊，脉尺弱兼涩象。

辨证：脾肾两虚兼血瘀。

治法：温补脾肾，益气行血，祛瘀通脉。

处方：

（1）吉林参10克（另炖），黄芪30克，云茯苓15克，白术15克，淮山药15克，牛膝15克，杜仲12克，续断15克，丹参15克，当归尾6克，赤芍15克，甘草5克，土鳖虫10克。

（2）外治用海桐皮12克，细辛3克，蕲艾12克，荆芥9克，吴茱萸15克，红花9克，桂枝9克，川断9克，归尾6克，羌活9克，防风9克，生川乌12克，生葱4条。水煎，并在煎液中加入米酒、米醋各二两，热洗患肢，每天2次。

有时根据病情在内服方中选加桃仁、红花或枸杞子。用内外法治疗3个月后，患肢疼痛消失，已能行三里许，能站立一二小时作报告。脉搏描记器检查，足背动脉已有脉搏波。继续用上法巩固2个月痊愈。追踪观察20年，未见复发。

例二：白某，男，50岁，干部。初诊：1974年1月17日。

患者于1972年7月起，左下肢渐进性疼痛麻木，慢行不到一里，急行不能达一百米，即觉股部疼痛，不能坚持，患腿测不到血压，甘油三酯及胆固醇均高于正常值。某军区总医院确诊为“左股动脉狭窄，闭塞性粥样硬化症”，经1年多的住院治疗，病情未见好转，特邀会诊。

诊查：症见患者下肢痹痛时轻时剧，不耐站立，走路难达百米，面色暗滞，唇暗，舌边红，苔白，脉稍数而寸弱，左趺阳脉仅可触及，但甚微弱。

辨证：血瘀闭阻。

治法：化瘀通络为主，佐以补气凉血。

处方：

（1）太子参15克，丹参15克，赤芍18克，丹皮9克，豨莶草9克，桃仁9克，水蛭9克，牛膝12克，银花藤30克，宽筋藤30克，威灵仙9克。水煎服，每天1剂。

（2）外治用上药渣，加生葱5条，生姜12克同煎，并在煎液中加米酒、米醋各一两，热洗患腿（从腹股沟洗至足趾）。

二诊：3月11日。天天坚持用上法，至再诊时病情好转，已能走五六里路，急行可达一里，患腿血压为15.5/ 12kPa。诊其面色由滞转润，唇稍暗，仍时觉患腿麻痹，舌边稍红，苔白，脉数，寸部稍弱。治守上法。

处方：太子参15克，丹参15克，赤芍18克，丹皮9克，桃仁9克，牛膝12克，水蛭9克，豨莶草9克，银花藤30克，宽筋藤30克，威灵仙9克，红花4.5克。外治法如前。

此案治疗3个月康复出院。

按语：此病一般发生于50岁以上的人（糖尿病者发病可较早），病机主要是股动脉粥样硬化，引起下肢血液供应不足，使下肢肌肉和神经营养障碍。表现为下肢疼痛，不能久站，间歇性跛行，休息时痛，股动脉搏动减弱，腘动脉和足背动脉减弱甚至消失，严重时可引起足趾溃疡与坏疽。

本病属中医的血瘀证范围。两病例都见下肢痹痛，不耐站立行走，足趺阳脉微弱甚至无脉，这些是瘀阻脉道的重要征象。致瘀之因，主要是气虚气滞。这正如《灵枢·刺节真邪论》所云："宗气不下，脉中之血，凝而留止"。第一例偏重于阳气虚衰，故重用人参、黄芪，佐以云苓、白术、淮山药以加强补气之力，气行则血行。第二例虽有气虚，但不甚，主要偏于瘀实并兼有郁而化热的征象，故只用太子参一味以补气，并用了丹皮、银花藤以清络热，祛瘀药用赤芍、桃仁、红花、丹参，此乃效法于王清任之《医林改错》。赤芍活血祛瘀并能疏肝以利气机之舒畅；桃仁破血并能滑肠以利腑气之通调；红花祛瘀力专，轻散而活络；丹参清凉活络，通心利脉。四味合用，相得益彰，共奏祛瘀利脉之功。用牛膝一味引药下行，使药力直达病所。上述两例还分别选用土鳖虫和水蛭，是取其善走窜经脉而更好地发挥活血通脉的作用。其中水蛭破血之力较土鳖虫强，故用在偏于瘀实的第二例，第一例只用土鳖虫。第一例兼有阳虚，故用杜仲、川断以温肾助阳，协助参、芪以解寒凝血脉之弊；第二例瘀实郁结，故用豨莶草、宽筋藤以舒筋通络，并用威灵仙以助之，增强其效力。

本病用外洗药熏洗相当重要。因外洗药能直接作用病所，而且脉中之血得温熏热洗必加强运行，有利于瘀阻的化解。外洗药中加入生姜、生葱、酒、醋有辛散酸收、走窜渗透的作用。这作用能加强药力的发挥，有利于机体组织对药物的吸收。第一例阳虚较甚，故另拟外洗方，用大队温经散寒、解凝止痛、祛风行血和活血通脉之品，使局部经脉疏通舒畅。此方是邓氏多年临床中用之有效的经验方，对肢节疼痛的风寒湿痹患者屡效，近借以治疗本病亦获良效。为什么不加入内服药中？此方温行力大，个别药兼有毒性燥性，内服对本虚之证容易耗阴伤血，且用方太杂，不成理法。热洗从肌表直接作用病处，既可直到病所排解风寒湿邪，又可内外配合，相得益彰。

二、从祛瘀法到痰瘀相关之研究

王清任《医林改错》有气血理论及补气祛瘀治法，但未有论述“痰”的问题。痰与瘀的关系怎样？邓氏在防治心血管疾病及老年病的临床实践中，又提出“痰瘀相关”的理论学说，认为痰与瘀者是津液的病变，痰是瘀的初期病理改变，瘀是痰的进一步发展。痰瘀两者异中有同，它们是病理性产物的同时又可以成为致病之因素。祛瘀可考虑除痰，除痰宜结合化瘀，并对痰瘀相关的理论学说进行临床研究与实验研究。

（一）痰瘀相关学说指导治疗心血管疾病

对冠心病心绞痛患者，根据《素问·痹论》“心痛者，脉不通”的认识，很多学者在对冠心病证治上都认为血瘀为患，采用活血祛瘀的治法，这当然是对的。患者心前区针刺样疼痛、舌黯红，为有瘀证候；但若舌苔黄腻浊，脉弦缓滑，症见胸闷压迫感，此乃痰浊之外候，故治则宜除痰化浊为主，处方温胆汤加郁金、布渣叶、党参、山楂等，祛瘀药只有丹参一味。可见“心痛者，脉不通”不单是血瘀为患，而痰浊闭塞，也是其主要病理机制。

邓氏首先对广东100例冠心病患者进行临床调查，认为岭南土卑地薄，气候潮湿，广东人身体素质较之北方人略有不同，故冠心病患者以气虚痰浊型多见。而且冠心病患者多因恣食膏粱厚味，劳逸不当，忧思伤脾，使正气虚耗，脾胃运化失司，聚湿成痰，这亦是造成气虚痰浊型多见之因由。

（二）学生之研究

邓氏指导研究生陈立典，通过对45例男性冠心病患者血浆性激素、血脂水平的对比观察，阐发了气虚痰浊型冠心病发病机制。实验研究表明，血浆雌二醇（E_2）、雌二醇/睾酮（E_2/T）值的异常增高及血清甘油三酯（TG）的增高、高密度脂蛋白（HDL－C）的降低是男性冠心病气虚痰浊型辨证的生化基础，上述生化指标可作为男性冠心病患者气虚痰浊型辨证的客观依据。而该型患者血液流变性的改变，是痰病致瘀、痰瘀同属津液病变的反映。临床观察以益气除痰主方“温胆加参汤”治疗，气虚痰浊组症状有效率95.6%，非气虚痰浊组症状有效率80.6%；气虚痰浊组心电图有效率55%，非气虚痰浊组有效率42.1%。这表明益气除痰法不仅对气虚痰浊型冠心病疗效显著，而且对非气虚痰瘀型冠心病也有相当疗效，证实前人所说“凝痰聚瘀”、“痰多能瘀脉”有实践依据。因此在临床用药中，治痰的同时应考虑佐以化瘀，治瘀的同时也可以考虑佐以除痰，或痰瘀同治，疗效优于单纯的一种治法。（陈立典．冠心病中血浆性激素、血脂的变化及益气除痰法治疗的影响．载《邓铁涛学术

论文集》．广州中医药大学第一附属医院．1999 年 11 月）

邓氏的另一位研究生张英民，对 119 例确诊为冠心病、高血压病患者，按中医辨证分为四型：痰证 43 例、痰瘀证 28 例、瘀血证 23 例、其他证型 25 例，并与正常组 30 例，进行血小板聚集性和血脂水平的测定。结果痰证、痰瘀证、瘀证患者的血小板最大聚集率明显高于其他证型和正常组（$P<0.01$）。痰证和痰瘀证的血清胆固醇、甘油三酯、低密度脂蛋白胆固醇、致动脉硬化指数比值（AI）明显高于正常值和其他证型组（$P<0.01$），也高于痰证组（$P<0.05$）；高密度脂蛋白胆固醇偏低（$P<0.01$、$P<0.05$）。对其中 44 例冠心病、高血压病痰证（包括痰瘀证）患者以益气健脾化痰方药治疗后，血小板最大聚集率、血清胆固醇、甘油三酯、低密度脂蛋白胆固醇，其致动脉硬化比值（AI）明显下降（$P<0.01$）；高密度脂蛋白胆固醇则有所增高（$P<0.05$）。上述数值治疗前后的变化，反映了它们可能是冠心病、高血压病痰证的客观指标，说明中医痰浊痰瘀之邪与动脉粥样硬化病理机制有关。（张英民．益气健脾化痰法对冠心病、高血压病痰证疗效观察及其血小板血脂的影响．载《邓铁涛学术论文集》．广州中医药大学第一附属医院．1999 年 11 月）

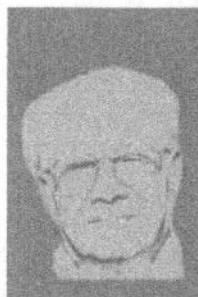

黄　疸

一、邓铁涛教授论黄疸

（一）治黄疸须辨证，不能只看化验单

在中医学的宝库中，有关黄疸的论治，内容甚丰。但在近年会诊一些黄疸患者的过程中，邓氏发现有些医院，着重辨病而忽视辨证。黄疸指数一高，便重用茵陈、栀子、大黄、虎杖等。诚然，急重症肝炎引发的黄疸，往往需要大剂清热解毒才能解决，但不能只看化验单而忽视辨证论治。在会诊中，就有这样的情况，有一患者，体质素差，有胃病史，黄疸已月余，住院期间服用大剂茵陈蒿汤加

味（茵陈60克，栀子15克等），但黄疸指数还在120单位上下！会诊时，诊其面色黄而欠光亮，消瘦，皮肤痒甚，胃纳差，大便条状，色略黑，不黄亦不白，舌嫩苔润，脉弦不任重按，是邪未退而脾胃已伤。处方以四君子汤以扶其脾胃，选用味带芳香之土茵陈15克及兼能散瘀消肿之田基黄15克以退黄，佐郁金以利肝胆，服后纳增痒减。后因输液反应及饮食不当而呕吐，继而消化道出血，医院为之输血并邀再诊，急予西洋参12克炖服（血脱益气之法），仍予健脾为主，退黄为辅，并加止血之药以治之。守方加减，黄疸消退而病愈。

目前杂志文章多倾向于用固定之方治疗多少病例，忽略讨论中医之理论与辨证。大批病例之统计以说明中医药治疗之效果，这是很需要的。过去对中医中药的疗效缺乏统计学的处理，没有能说服人的数据，是我们之短，但取长补短，不能丢掉原有之所长。应对理法方药、辨证论治加以论述，使人读后知所运用。

（二）吴鞠通《温病条辨》疸论启示

近来有人反对“医案”这一形式，认为这是落后的方法。其实自宋、元、明、清以来，不少名医医案是临床医生不可缺少的参考，直至今天仍可以看作是大学毕业之后的临床教材。例如叶天士《临证指南医案·疸》蒋式玉的按语就很值得一读。又如吴鞠通在《温病条辨》中，能从前人的医案中抽丝剥茧，上升为理与法，功不可没。吴氏之论，至今对后人还是很有启发的。吴氏自注：“以黄疸一证而言，《金匮》有辨证三十五条，出治一十二方，先审黄之必发不发，在于小便之利与不利，疸之易治难治，在于口之渴与不渴，再察瘀热入胃之因，或因外并，或因内发，或因食谷，或因酣酒，或因劳色，有随经蓄血，入水黄汗，上盛者一身尽热，下郁者小便为难，又有表虚里虚，热除作哕，火劫致黄。知病有不一之因，故治有不紊之法：于是脉弦胁痛，少阳未罢，仍主以和；渴饮水浆，阳明化燥，急当泻热；湿在上，以辛散，以风胜；湿在下，以苦泄，以淡渗；如狂蓄血，势以必攻；汗后溺白，自宜投补；酒客多蕴热，先用清中，加之分利，后必顾其脾阳；女劳有秽浊，始以解毒，继以滑窍，终当峻补真阴；表虚者实卫，里虚者建中。入水火劫，以及治逆变证，各立方论，以为后学津梁。至寒湿在里之治，阳明篇中，唯见一则，不出方论，指人以寒湿中求之，盖脾本畏木而喜风燥，制水而恶寒湿。今阴黄一证，寒湿相搏，例如卑监之土，须暴风日之阳，纯阴之病，疗以辛热无疑，方虽不出，法已显然。奈丹溪云：不必分五疸，总是如盦酱相似。以为得治黄之扼要，殊不知以之治阳黄，犹嫌其混；以之治阴黄，恶乎可哉！喻嘉言于阴黄一证，竟谓仲景方论亡失，恍若无所循从。唯罗谦甫具有卓识，力辨阴阳，遵仲景寒温之旨，出茵陈四逆汤之治。瑭于阴黄一证，究心有年，悉用罗氏法而化裁之，无不应手取效。间有始寒湿从太阳寒水之化，继因其人阳气尚未十分衰败，得燥热药数帖，阳明转燥金之化而为阳证者，即从阳黄例治之。”

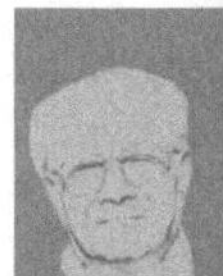

从上述这段文字可见，吴鞠通既虚心向前人学习，但又不拘泥于前人的经验，能深入研究前人的医案，并结合自己的临床实践提炼出理与法，总结出方与药，这是难能可贵的。

二、治验医案

（一）活动性肝炎合并肝胆道感染治验案

邓某，男，38岁，推销员。

患者4个多月前开始发现目黄，身黄，小便黄，伴疲乏，纳减，右胁部疼痛，黄染迅速加深，症状日益增剧，遂于香港某医院留医，诊断为“黄疸性肝炎”，经用西药（初为护肝药，后加用激素）治疗1个多月后，病情曾一度好转，黄疸基本消退，谷丙转氨酶由760U降至180U。但后来病情又加重，见黄疸加深，疲乏，右胁痛等症状加剧，胃纳极差，每餐只能食二三匙饭，肝功能检查提示肝损害加重，遂于1978年8月25日返穗求医。

27日初诊：患者皮肤中度黄染，面色黄而晦暗无华，满月脸，唇红，舌黯，苔白厚，中心微黄，脉滑缓。肝大肋下2.5cm，质中等，压痛（+）；麝浊2U，麝絮阴性，锌浊12U，谷丙转氨酶463U，HBsAg阴性，尿胆原阳性，胆红素阳性，尿胆红素阳性（+++）。血红蛋白 104g/L，红细胞 3.8×10^{9}/L，白细胞 8.7×10^{9}/L，杆状 0.04，中性 0.59，淋巴 0.36，伊红 0.01；B 型超声波示：肝上界第五肋骨间，剑突下 4.5 厘米，肋下 2 厘米，肝厚 11 厘米，脾厚 4 厘米，肝内稀疏平段波，脾内较密微小波，胆囊排泄功能好。

诊断： 活动性肝炎合并肝胆道感染。

处方： 金钱草、黄皮树寄生各 30 克，田基黄、土茵陈、麦芽各 24 克，郁金 9 克，云茯苓、白术各 15 克，甘草 6 克。每日一剂，复渣，共服 15 天，第 7 天加用茜根 9 克，停用一切西药。

1978 **年** 9 **月** 10 **日二诊：** 黄疸消退，面色稍华，唯胃纳仍差，肝区仍痛，并见左胸胁部时痛，舌嫩，部分色黯，苔白润，脉细缓。

处方： 金钱草、黄皮树寄生各 30 克，白术、云茯苓各 18 克，广木香 5 克（后下），甘草 3 克，郁金、茜根各 9 克，麦芽 24 克，田基黄 18 克。每日 1 剂，复渣，共服 28 剂，第 14 剂后田基黄减为 10 克。

1978 **年** 10 **月** 8 **日三诊：** 黄疸基本退去，胃纳增加，满月脸亦基本消失，面色转华，舌嫩红，有瘀点，脉细稍涩。上方（田基黄 10 克）加太子参 20 克，共服 7 天。

10 **月** 15 **日四诊：** 症状消失，唯时觉胸闷。肝功能：麝浊 2U（阴性），锌浊 12U，谷丙转氨酶正常，尿三胆均阴性，尿常规正常，胆固醇 5.96mmol/L。舌嫩红，瘀点退，苔白薄，脉细寸弱。

处方： 太子参、白术各 25 克，丹参、麦芽各 15 克，云茯苓、金钱草各 18 克，广木香 5 克（后下），郁金 9 克，黄皮树寄生 24 克，甘草 3 克。共服 27 剂。

12 **月** 12 **日五诊：** 仍觉胸闷，肝区稍觉胀。肝功检查：谷丙转氨酶正常，麝浊 2U，麝絮阴性，HBsAg 阴性。舌红，苔白，脉缓稍虚。

处方：

（1）金钱草、云茯苓各 18 克，茜根 9 克，乌豆衣 15 克，黄皮树寄生 24 克，太子参 30 克，淮山药 12 克，甘草 5 克，麦芽 20 克，大枣 4 枚。2 剂。

（2）太子参、桑寄生、黑豆衣各 30 克，首乌 24 克，云苓、白术各 15 克，淮山药、玉竹各 12 克，郁金 9 克，麦芽 20 克，甘草 3 克。5 剂。

以后以第二方加减善后，服药 1 月余以巩固疗效。追踪十余年，病未见复发。

（二）胆管结石腹痛黄疸治验案

陈某，男，22 岁，学生。

患者自 6～8 岁不时上腹疼痛发黄，发作频频，以后数月到数年发作一次不等。1954 年 10 月（19 岁）发作，入某医院，诊断为“胆石症”，进行胆囊摘除手术，术后痊愈出院。一年后复发，某医院 X 线检查诊断为“胆管结石”，拟再行手术治疗。1956 年 12 月 7 日经另一医院 X 线检查诊断与前同，拟采用保守疗法。一年曾三次发作。症状为上腹疼痛，发热呕吐，巩膜及皮肤发黄。第二次发作时曾诊断为胆管周围炎，再用保守疗法，经 11 天治疗，出院后 3 天又再复发，比前次疼痛，故又疑为胆石症，拟剖腹探查，病人阴历年出院后，没去医院进行手术。

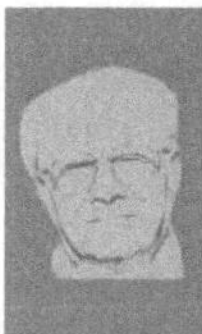

1957 年 2 月 5 日来诊，症见腹部时痛，巩膜黄，小便深黄，腹泻，消化不佳，脉滑，舌质深红，苔白，两颧赤色，鼻梁色微青，唇红。症脉俱实，此中医所谓阳黄，治以清热疏肝活血为主。

处方：郁金、五灵脂、白芍各 12 克，柴胡、枳壳各 9 克，桃仁、蒲黄、当归尾各 6 克，绵茵陈 24 克。

服药后肠鸣腹痛，小便更黄，大便溏黄中带黑，每天二三次，每次量不多。2 月 6 日再服，服后腹中不适减轻，精神较好，胃口好，大便有时结硬。

9 日再诊，上方白芍改为赤芍、白芍各 9 克。服后腹中无痛，巩膜黄色渐退，小便清，大便正常，胃口好，精神好，症状已消失，但感力气不足。

2 月 19 日病又复发，20 日痛甚，22 日处方如下：绵茵陈 30 克，山栀子、延胡索、柴胡、赤芍各 9 克，五灵脂、蒲黄、郁金各 12 克，黄芩、桃仁各 6 克。服后疼痛不再发展，继服 2 剂，病势减退，基本痊愈。

25 日再诊，已无任何症状，再方以善后，处方：首乌、白芍各 12 克，蕤仁肉 8 克，绵茵陈 18 克，五灵脂、柴胡、郁金各 9 克，枳壳 6 克。每隔 3 天服一剂，十多天后停服，以后每月服几剂，追踪 2 年未复发。

（三）胆绞痛黄疸治验案

简某，30 岁，教师。

患胆石症，1972 年手术治疗，至 1973 年 5 月胆绞痛又再发作，巩膜黄染，肝功能改变。从 5 月至 9 月发作七次（牵拉样痛）。医院建议再一次手术治疗，未做。

1973 年 11 月 4 日来诊。症见胆区钝痛，每天早上 10 时、下午 5 时左右其痛必增，舌黯苔白，舌边齿印，脉稍滑。

治则：疏肝利胆活血。

处方：太子参、白芍各 12 克，柴胡、郁金各 9 克，金钱草 24 克，蒲黄、五灵脂各 6 克，甘草 5 克。服 12 剂。

11 月再诊，病减，未见大发作，舌稍红活，齿印明显，脉缓滑。治守前法。

处方：金钱草 30 克，太子参 15 克，柴胡、郁金各 9 克，白芍 12 克，蒲黄、五灵脂各 6 克，甘草 5 克。

服上药 10 剂后已无痛，稍见口干，加白芍 18 克，以后每周服二三剂，至 1974 年 3 月已能上班工作。服之日久，曾出现贫血，乃减去蒲黄、灵脂，加首乌，金钱草亦减量，或予四君子汤加味以健脾间服。至今已二十余年，据患者说已能掌握什么情况服攻补之剂，并曾介绍该药方给其同类病友服用，均能取效云云。

邓氏自按：以上数案之诊治，均不同于古法，实受启发于吴鞠通《温病条辨》之疸论也。

失　眠

一、邓铁涛教授论失眠

失眠是临床比较常见而又难治的病证，长时间的失眠会给患者带来很大的身心损害，甚至诱发或加重其他病证。邓氏认为引起失眠的病因病机较为复杂，病因有七情所伤、饮食失节、劳倦过度等，但以情志所伤为最多见，病位则以心、肝、胆、脾、胃为主，总的病机是阳盛阴衰，阴阳失交，临床上可概括为虚、实两大类。

失眠虚者，以心脾血虚、心胆气虚、心肾不交为主；实者以痰热、内火、瘀血为多，其中以痰阻为最多见。临床表现为患者难以入睡或彻夜难眠，伴胸闷，头晕，大便不爽，或恶心，平素喜酒或肥甘饮食，舌体偏胖，苔厚或腻，脉弦滑。邓氏常以温胆汤变通化裁，加补气运脾之品以绝痰源，结合南方气候特点，枳壳、橘红因温燥而减量使用，再根据病情，或加重镇之剂，或合养血之方，或佐甘缓之品，治之多效。

失眠患者多从事脑力劳动，或性格内向，喜深思熟虑之人，因思虑过度则伤神，暗耗心血，心脾两虚。或久患失眠之症，大脑不能得到充分的休息，思想负担重，寝食俱减，脾胃虚弱，气机郁滞，气血不足致心脾两虚。所以在临床上，久患失眠的病人，辨证属心脾血虚者亦不少见，其临床特点为：平素性情忧郁，或久患失眠，寐而易醒，伴多梦，心悸气短，面色萎黄，精神疲惫，纳差，舌淡，苔白，脉细弱。邓氏喜用归脾汤加减治疗，或合用甘麦大枣汤养心安神，补中缓急。

瘀血与失眠的关系，古今中医医籍较少论述，临床上也不常见，但并非没有，女性患者闭经后出现狂躁不寐即是例证。其机理是瘀血内阻，气机逆乱所致。在临床上，由瘀血直接导致失眠者少，但失眠患者兼有瘀血则多见。如情志内伤，气机郁滞而致瘀；或气血虚弱，推动无力而留瘀；或外伤而致瘀血内停。瘀血不仅是一种病理产物，其又可作为一种病因导致气机阻滞，或留瘀日久，新血不生而致血虚。所以治疗这类失眠患者，活血化瘀乃是重要的一环。邓氏在临床上喜用补气活血法，重用补气药，配合活血药以消瘀散瘀。

在临床上，有的失眠患者病情极为复杂，尤其是老年患者，久病之人，或长期失眠久治不愈者，往往虚实错杂，多脏同病，或表里同病，治其实则虚者更虚，治其虚则壅滞邪气，多种治法同用，又显药力不专。遇此类病证，邓老多采用中药内服配合中药外洗的方法，内服中药主要治其本，外洗则主要治其标，使标本同治，又不致药力分散。

二、治验医案

（一）痰湿阻滞失眠治验案

肖某，男，40岁，教师。1999年4月2日初诊。

患者受精神刺激后失眠十余年，长期服用中西药治疗，效果不佳。诊见：失眠，不能入睡，伴头晕，胸闷，记忆力差，四肢疲乏，纳食一般，舌淡红，苔黄稍浊，脉弦滑。各项理化检查无异常发现，血压正常，既往有“精神分裂症”病史。辨证属痰湿阻滞，兼肝气郁结，治以理气化痰解郁，尤当以化痰为先，方用温胆汤加味。

处方：竹茹、法半夏、胆南星、素馨花各10克，枳壳、橘红、甘草各6克，茯苓、白术各15克，杜仲12克。14剂，每天1剂，水煎服，复渣再煎晚上服。

4月16日二诊：服上方后，睡眠好转，头晕、胸闷亦减轻，舌淡红，苔薄白，脉弦滑。痰湿渐化，虚象渐出，仍守上方加合欢花、酸枣仁各10克，并在上方基础上加减调治月余，患者睡眠明显改善。

（二）心脾血虚失眠治验案

肖某，男，53岁。

失眠十余年，经多家医院中西医治疗，无明显效果。诊见：夜间难以入睡，或时寐时醒，伴头昏，疲乏，心悸，纳差，大便秘结，5天一次，尿频，平素易感冒，舌胖嫩，苔白，脉细，右关弱。邓氏认为此属心脾两虚，治以补益心脾，益气养血。方用归脾汤合甘麦大枣汤加味。

处方：黄芪15克，党参、酸枣仁各24克，茯苓、当归各12克，白术、肉苁蓉各18克，木香、炙甘草各6克，远志3克，大枣4枚。

服上方十余剂后，睡眠明显改善，为巩固疗效，邓老嘱其守方再服一些时日，避免停药过早而使病情反复。

（三）痰浊瘀阻心脾两虚失眠治验案

黄某，男，41岁。1999年4月2日初诊。

患者于20年前因枪伤受惊吓后失眠，经服中药及针灸治疗，症状无明显改善。诊见：形体偏胖，夜间入睡困难，寐而易醒，伴胸闷，头昏，纳差，半身汗出，二便调，舌质胖，苔薄黄，脉沉滑，舌下脉络瘀紫。邓氏认为患者失眠因惊而起，惊伤心脾，枪伤致瘀，素体有痰，辨为有瘀有痰有虚，治以补益心脾，化痰祛瘀，方用温胆汤加补气活血药主之。

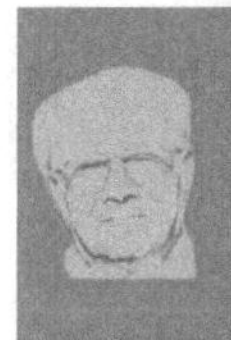

处方：

（1）竹茹、半夏各10克，枳壳、橘络、橘红各6克，五爪龙、生牡蛎（先煎）各30克，茯苓15克，丹参18克。

（2）炙甘草10克，麦芽30克，大枣5枚。

白天服一方，晚上服二方，连服2周。

4月16日二诊：症状明显改善，舌脉同前，将一方中丹参改为24克，加龙眼肉10克，二方照服。治疗月余，患者睡眠明显改善。

（四）内服外洗法同用治疗失眠案

池某，男，75岁。

头晕、失眠20年，经检查诊断为：① 原发性高血压病Ⅰ期；② 颈、腰椎骨质增生；③ 老年性肺气肿；④ 慢性咽炎、声带息肉。诊见：头晕头痛，睡眠不宁，一直服用舒乐安定方能入睡，停药则无法入睡，伴四肢麻木，咽喉不利，大便秘结，舌淡黯，舌体胖大，苔白，脉左紧右弦滑。邓老综合四诊资料，辨证为痰瘀互结，风湿痹阻，脾胃虚弱，肝肾不足。病情复杂，虚实夹杂，予中药内服健脾益气，理气化痰，以中药外洗祛风除湿，活血化瘀。

处方：

（1）竹茹10克，枳壳、橘红各6克，茯苓、肉苁蓉各15克，党参、草决明各24克，白术、鸡血藤、夜交藤各30克，甘草5克。水煎内服，每天1剂。

（2）川芎、桃仁各12克，艾叶、赤芍、续断各15克，防风、羌活各10克，丹参18克，红花6克，生葱4条，米酒、米醋各20克。煎水浴足，每晚1次。

一周后二诊：头晕失眠好转，舒乐安定已减量，且血压平稳，下肢麻痹亦好转，舌脉同前，仍便秘难解。一方中白术改50克，肉苁蓉18克，去草决明，加牛膝12克，酸枣仁24克，远志5克。二方中加桂枝15克，独活10克，当归尾10克。上两方调治月余，诸症减轻，痰瘀风湿渐去，虚象渐现，在原方基础上加益气健脾之品，如黄芪、党参、五爪龙等，浴足方不变。

8月3日三诊：头晕、失眠明显缓解，下肢麻痹明显减轻，精神转好，鼻准头明亮，好转出院。（徐云生整理）

硬 皮 病

硬皮病可分为局限性和系统性两类，前者指病变局限于皮肤，后者指皮肤硬化兼有内脏病变，是一种全身性疾病，病情缓慢进展，故又称之为进行性系统性硬化症。常发于20～50岁的女性，男女之比为1∶2～1∶3。

该病的病因、病机尚不清楚，当前多数认为与免疫有关，主要以皮肤等组织增厚和硬化，最后发生萎缩为特点。

一、邓铁涛教授论硬皮病

（一）硬皮病属中医虚损证

邓氏认为，硬皮病应归属中医虚损证，病在肾、脾、肺三脏。

中医古代文献未见有关硬皮病的明确记载，但有较多的类似描述。如宋·吴彦夔《传信适用方》记载："人发寒热不止，经数日后四肢坚如石，以物击之似钟磬，日渐瘦恶。"这一描述与现代医学硬皮病有不少近似之处。有人根据《诸病源候论》："风湿痹之状或皮肤顽厚或肌肉酸疼，风寒湿三气杂至合而为痹……由气血虚又受风湿而成此病，久不愈入于经络，搏于阳经，亦变全身而手足不遂。"结合硬皮病的临床表现，本病应属于中医痹证、皮痹、血痹、风湿痹的范畴，认为本病与风寒湿外袭，脏腑失和，经络受阻有关。但邓氏个人认为，根据硬皮病的病理及临床表现、治疗难度，应归属于中医的虚损证，病在肾、脾、肺三脏。

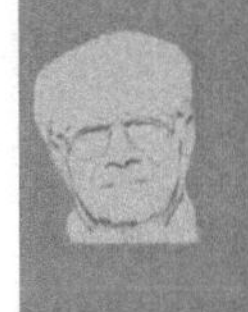

（二）硬皮病病位在肾、脾、肺三脏

肺主皮毛，肺之气阴亏损，失却"熏肤充身泽毛，若雾露之溉"的作用，故皮肤失其柔润，变硬如革，干燥，无汗；脾主肌肉、四肢，脾气虚亏，失其健运，气血生化乏源，饮食不能为肌肤，故肌肉萎缩而四肢活动困难；病久则"穷必及肾"，肾主骨，肾阴亏损，不能主骨生髓，故骨质受害，关节僵直，活动障碍。硬皮病患者病证先起于皮毛而后及于骨，波及内脏，是从上损及下损之证，病虽先起于肺，但又损及后天之本的脾和先天之本的肾，一损俱损，故出现上、中、下三损兼存的情况。因此，硬皮病的病机主要应为肺、脾、肾俱虚，然而与他脏关系亦密切，从而形成多脏同病，多系统、多器官受损的局面。

（三）硬皮病治疗

1. 辨证分型

邓氏认为硬皮病辨证可分为肺脾亏虚、脾肾亏损及兼证。

（1）肺脾亏虚：证见皮肤如革，干燥，甚则皮肤萎缩，皮纹消失，毛发脱落，疲倦乏力，体重减轻，纳差，便溏，舌胖淡嫩，边有齿印，苔薄白，脉细弱。

（2）脾肾亏损：证见面容呆板，肌肉萎缩，呼吸用力，吞咽困难，关节僵直，活动障碍，甚则骨质脱钙，关节畸形固定，挛缩，腰膝酸痛，肌肉无力，头晕耳鸣，妇女月经不调，甚或闭经，舌淡嫩，苔少，脉弱或细数。

（3）兼证：兼心血不足者，心悸，失眠，夜寐多梦；兼痰湿壅肺者，咳嗽，胸闷，气促。兼瘀者，肌肤甲错，皮色灰暗，舌暗红，边尖有瘀点、瘀斑，脉涩。兼胃阴虚者，口干咽燥，灼热感，苔剥。

2. 治则

根据“损者益之”、“虚者补之”的原则，结合历代医家的治虚经验，应以补肾为主，健脾养肺为辅，兼以活血散结。

3. 方药

软皮汤是邓氏自拟验方，药物组成如下：

熟地 24 克，泽泻 10 克，丹皮 10 克，淮山药 30 克，云苓 15 克，山萸肉 12 克，阿胶 10 克（烊化），百合 30 克，太子参 30 克。

本方以六味地黄丸为主，针对脾肾亏损之病机而设，补肾益精，配伍太子参，护养脾胃，脾肾双补，中下兼顾。虽以中、下损为主，但并非忽视上损，故配以阿胶、百合益肺养血以治皮。如心血不足者则加熟枣仁、鸡血藤；胃阴虚者加石斛、金钗；痰湿壅肺加橘络、百部、紫菀、五爪龙；兼瘀者加丹参、牛膝等。补肾益精方面还可以酌情选加鹿角胶、鳖甲等血肉有情之品。饮食疗法，如田鸡油，冰糖，沙虫干煮瘦肉，或猪肤煮淮山、黄芪、百合等。质重味厚，填阴塞隙，血肉有情，皆能充养身中形质。

二、治验医案

张某，女，35 岁。初诊：1971 年 11 月 3 日。

患者于 1963 年 5 月起，出现低热、乏力、面部及两上肢浮肿，后又延及两下肢，三四个月后，皮肤逐渐变硬如皮革样，颈部并出现白色脱色斑，手、腕关节活动不灵：1969 年 5 月在某医院皮肤科确诊为“硬皮病”，经用西药（强的松等）治疗 1 年，无明显好转，但仍能坚持骑自行车上班。1970 年到 1971 年又先后在两个医院进行中医中药治疗，但病情仍继续发展。皮肤发硬，脱色斑的范围继续扩大，并觉心跳，失眠，开口困难，胃纳差，全身肌肉萎缩，手足麻木，下半身无汗，四肢关节疼痛等，要求住院。

慢性病容，面部缺乏表情，骨质脱钙，头骨凹凸不平，四肢及面部、颈、肩部皮肤发硬，呈蜡样光泽，不易捏起，颜色加深呈棕色，并夹杂有大片的脱色斑，四肢无汗，无明显毛发脱落现象，心尖区Ⅱ级吹风样收缩期杂音，肺部正常，肝脾未扪及，指关节、腕关节呈轻度强直僵硬，无病理神经反射。舌质淡，瘦嫩，伸舌不过齿。苔薄白，脉细，两寸脉弱。实验室检查：血、尿、大便常规及肝功能检查均属正常，红细胞沉降率27mm/h，血浆总蛋白61.6g/L，白蛋白36.4g/L，球蛋白25.2g/L。X线检查：胸透心肺正常。

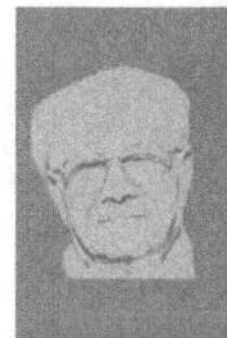

诊断：系统性硬皮病（硬化期及萎缩期）。

辨证：肺、脾、肾俱虚（阴阳俱虚）。

治法：补肾健脾，活血散结。

处方：鹿角胶6克（烊化），阿胶6克（烊化），鳖甲30克（先煎），熟地24克，淮山药15克，枸杞子9克，仙茅9克，巴戟9克，红花4.5克，桂枝9克，党参15克，白术12克，赤芍12克，炙甘草6克。

二诊：在上方基础上加减，服药1个月后，关节疼痛减轻，但月经来潮量多，舌嫩红瘦，苔黄，脉虚。证以阴虚为突出，乃改用六味地黄汤加行气活血药物。

处方：山萸肉9克，淮山药18克，云苓9克，熟地18克，丹皮6克，泽泻6克，杞子9克，鹿角胶4.5克（烊化），党参15克，黄芪12克，当归12克，丹参15克，麦芽15克。

三诊：上方加减服至1972年4月出院。出院时手足麻痹减轻，皮肤较松弛，颜面、左手皮肤可见皱纹并可捻起，指腕关节活动较前灵活，精神转佳。出院后仍照上方加减。

处方：黄芪15克，熟地15克，淮山药15克，云苓9克，山萸肉9克，鹿角胶6克（烊化），当归12克，白芍15克，丹皮9克，泽泻9克，杞子9克，谷芽12克。

上方或去当归、白芍，加巴戟，或以阿胶易鹿角胶，连服约4

个多月，后改为六味地黄汤加党参18克，服4个月。在这10个月中，间或炖服吉林参，每次9克。病情日趋好转。后因故停药10个月后，病情有些反复。

1974年8月再来诊，仍继用六味地黄汤加黄芪、党参、杞子之类。服药数月后胸部、腿部之紧束感已除，稍能下蹲，全身皮肤除手指以外均能捻起，两前臂已有汗出。

1975年下半年起仍用前方加减，每周服药3剂，每周加服东北产之田鸡油3克炖冰糖一次，或以海南产的沙虫干约30克，煮瘦肉汤吃，以代替难得之阿胶与鹿角胶，时或炖服白糖参15克，总的治疗法则仍然不离养阴益气。至1976年9月，患者体重增加，精神、食欲均好，能胜任一般家务劳动。颜面有表情，颜面至臂及手的皮肤可以捏起，能下蹲，各关节灵活，但两手的末节指关节活动仍欠佳，原来皮肤颜色车黯黑已接近正常颜色。除颈部隐约可见的白色脱色斑外，背及臀部的脱色斑已全部消失，张嘴活动灵活，舌可伸出唇外，舌尚瘦嫩，苔白浊，脉细。

按语：此病治疗达数年之久（虽然其中有10个月的耽搁），疗效缓慢，足见前人把这类病命名为虚损是有道理的。而虚损病的治疗，后天之本脾与先天之本肾的培补是关键。脾不健运则虽补肾亦不易受纳，但不补肾则病必难愈，补肾对于本病尤为关键中之关键也。田鸡油、沙虫干与阿胶、鹿角胶同样属于“血肉有情之品”，这是根据吴鞠通所说的填阴塞隙，必须用血肉有情之品之意。据病人反映，此两味服后，感觉甚好，睡眠亦佳，足可证其临床疗效。

多发性硬化症

一、邓铁涛教授论多发性硬化症

邓氏认为，多发性硬化症正虚为本，邪实为标。

多发性硬化症，出现全身情况，不但皮肤受损，并可波及内脏器官，严重者心、肾、肺等重要器官受损，可危及生命。也有与多发性肌炎、皮肌炎、红斑狼疮、类风湿等以重叠综合征形式存在，有的西医也称之为“混合性结缔组织病”，给予大量激素治疗，病情应当比单纯的硬皮病要重，也复杂得多，可归属于中医的痹证、虚损等病证范畴。

邓氏认为乃先天禀赋不足，后天失调，或外邪所伤，或内伤劳倦、情志刺激，或疾病失治误治，或病后失养，导致脾胃受损，累及他脏，以致气血亏虚，筋脉失养；或痰、瘀、风邪、湿热阻滞经络所造成。本病多以正虚为本，邪实为标，正虚以气血亏虚为主，邪实主要以风、湿、痰、瘀为主，受累的脏腑所表现出来的临床证候，可以运用五脏相关的理论解释。多发性硬化患者不但皮肤受损，而且可有多器官如食道、肠、肺、心、肾等器官损害的表现。若论病情，符合中医虚损之重证。

二、多发性硬化症治疗

（一）从虚论治，益气养血治本

多发性硬化病理特征为中枢神经系统内散在的多发性脱髓鞘“硬化”斑块，临床以视力障碍和肢体瘫痪为主要表现。根据其临床上既有功能性障碍又有实质性损害，病情多呈复发且有虚损性的特点，邓氏认为本病应属于虚损性疾患，以正虚为本，邪实为标；结合脾主肌肉的理论认识和临床运用，其病机主要为脾胃虚损，气血亏乏。脾胃为后天之本，气血化生之源，为气机升降出入之枢机。脾主肌肉、四肢，脾虚生化濡养不足，故四肢沉重无力，痿软不能随用；脾虚胃弱，升降枢机不利，则语言不清，吞咽困难；脾胃虚损，气血生化乏源，肝血不足，肝窍失养，故见视物模糊、复视、视力障碍；病人多见腰膝酸软，甚或瘫痪，舌淡胖有齿印，脉沉缓等一派脾肾两虚之征象。根据“虚则补之，损者益之”之旨，当以补中益气，养血益精为治疗大法。邓氏善用四君子汤或黄芪桂枝五物汤，重用党参（或太子参）、黄芪等药，加何首乌、枸杞子、鸡血藤、黄精为基本方，疗效比较满意。

（二）邪实为标，祛邪通络治其标

邓氏认为，本病的产生，固然有脾胃虚损正虚的一面，亦有风、湿、痰浊、瘀血阻滞经络邪实的一面。因此，除了上述益气养血治本以外，还应注意标本兼治，祛邪通络治其标。

1. 风湿阻络

患者常兼见肢体麻木、拘挛、震颤、行走不稳、脘腹痞闷、身体困重、束带感，甚至疼痛、胀痛等。本型尤以急性期、发作期为多见。此因病人阳气先虚，卫外失固，病邪乘虚而入，盘踞经遂，气血为邪所阻，风湿交结，阻滞经络，脉络凝滞不通所致。邓老主张治以祛风、通络、除湿，善用豨莶草、威灵仙、木瓜、宽筋藤、丝瓜络、白花蛇、乌梢蛇、僵蚕、全蝎等，既祛风、除湿、宣通经络，又借血肉有情之虫类药搜剔络邪，祛除病根，使浊去凝开，经行络畅，邪除正复。邓氏常用此方伍大剂量黄芪、丹参、五爪龙、鸡血藤治疗神经肌肉系统疾病，疗效比较满意。

2. 痰瘀阻络

患者神志症状表现突出，如焦虑、烦躁、心烦不寐、语言不清、肢体麻木疼痛甚至刺痛、唇舌紫暗、舌苔厚腻、脉弦滑或细涩等，尤以复发期为多见。此乃久病入络，病情反复发作，缠绵日久，正虚邪恋，五脏气血衰少，周流不畅，经脉凝滞不通，痰瘀互结，胶着不去，凝塞脉道所致。治以祛痰、活血、化瘀通络为主。邓氏善用温胆汤合桃红四物汤加丹参、郁金、三七等，通则不痛也。

“急则治其标，缓则治其本”。邓氏认为上述各法可根据病情需要，酌情使用，扶正祛邪，标本兼顾。来诊时已先用激素治疗的，则应注意配伍清热养阴之品如生地黄、旱莲草、女贞子、玉竹、麦冬、夜交藤、忍冬藤等；待治疗见效，病情稳定时方可缓慢递减激素，不可骤然停药，以防病情反复。另外，本病常有复发缓解交替出现，因此，治疗必须耐心，凡临床治愈后需要继续服药 1 ~ 2 年，以巩固疗效，防止复发。

三、多发性硬化症治验

徐某，女，45 岁，1998 年 6 月 9 日初诊。

年初患者出现视力下降，眼痛，继之四肢麻木、疼痛、无力，活动障碍。经某医院 CT、MRI 扫描，脑白质内见多个髓鞘破坏病灶，遂确诊为“多发性硬化（MS）”，经介绍求治于邓氏。诊见：四肢麻木，疼痛，抬举无力，视力下降，眼痛，焦虑，心烦不寐，大便难，舌胖淡红，苔白，脉滑，重按无力。先以祛痰安神为主，继以健脾益气养肝肾。

方一：法半夏、白扁豆花、竹茹各 10 克，枳壳、橘红各 6 克，酸枣仁 18 克，甘草 5 克，茯苓、丹参各 15 克，大枣（去核）4 枚。5 剂，水煎服。

方二：鸡血藤、太子参各 24 克，茯苓、白术、柴胡各 12 克，白芍 15 克，枳壳、炙甘草各 6 克，郁金、素馨花各 10 克，桑寄生 30 克，黄芪 60 克。7 剂，水煎服。

7 月 5 日二诊：先后服上方 20 多剂，肢体麻木、疼痛症减，烦躁、多虑明显减轻，睡眠好转，但仍肢软无力，口干痰黏，舌胖淡红，苔白，脉细。

治以健脾益气、活血通络兼养肝肾。

处方：威灵仙、宽筋藤、酸枣仁、丹参、太子参各 18 克，五爪龙、黄芪各 60 克，甘草 5 克，桑寄生 30 克，胆南星、郁金各 10 克，茯苓、菟丝子各 12 克。

1999 年 6 月 26 日三诊：服上方近 1 年，睡眠佳，四肢麻木、疼痛明显改善，自觉体力恢复，精神舒畅，舌淡、苔薄，脉细弱。

治以健脾补肾、益气活血为主。

处方：太子参、威灵仙、宽筋藤、丹参各 18 克，甘草 6 克，旱莲草、胆南星、女贞子、郁金各 10g，桑寄生、夜交藤各 30 克，赤芍、茯苓各 12 克。调理善后。

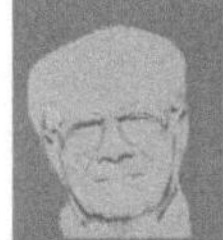

甲亢（瘿病）

一、邓铁涛教授论甲亢

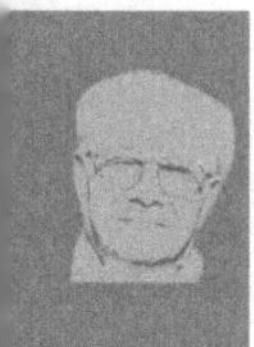

甲亢，是甲状腺功能亢进症的简称，临床以多食、消瘦、怕热、多汗、心悸、急躁、易激动等代谢增高、神经兴奋症状群为主要表现。中医虽无甲亢相对应的病名，但因中医称甲状腺肿为瘿病，故常常把本病亦归入中医瘿病的范围。然而，据其临床症状特点来看，似还涉及到中医之心悸、不寐、郁证、汗证、痰证、虚劳等内伤杂病的范围。盖古人有“痰为百病之母”，“痰生百病”，“百病多为痰作祟”之说法，朱丹溪更是强调杂病论治以气血痰郁为纲。

根据本病以弥漫性甲状腺肿伴甲亢这一主要病理特征，结合历代医家有关瘿病、痰证的论述，以及程氏消瘰丸的组方用意的启示，参以长期的临床实践，邓氏认为甲亢主要应从痰论治。

（一）病因病机

本病的病因病机，多为先天禀赋不足，后天失调，或兼情志刺激，内伤饮食，或疾病失治误治，或病后失养，导致人体阴阳气血失和、脏腑功能失调所造成。根据本病的主要临床表现，所涉及的脏腑虽多，但其证候特点仍属实虚错杂、本虚标实。本虚多为阴虚，渐至气阴两虚为主，故见形体消瘦、乏力、多食易饥、畏热多汗、手颤、舌红少苔、脉细数等症；标实则为痰凝气结，郁久化火，而表现精神、神经症状，如精神紧张、惊惕、健忘、失眠、烦躁易怒、多语多动等症，从而形成气阴两虚、痰瘀阻络之虚实错杂、本虚标实之证。

（二）辨证论治

根据以上的病因病机，对于本病的治疗应以益气养阴、化痰散结为主。故用生脉散合消瘿丸加减化裁。

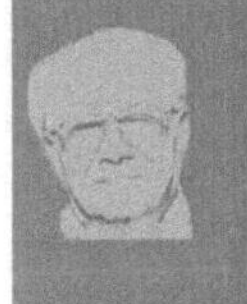

基本方：太子参30克，麦冬10克，五味子6克，山慈菇10克，浙贝10克，玄参15克，生牡蛎30克，白芍15克，甘草5克。

方中用生脉散益气养阴以治其本；配合程氏消瘰丸（玄参、浙贝、生牡蛎）以祛痰清热、软坚散结；白芍、甘草滋阴和中；山慈菇功能祛痰散结，为治甲亢必用之药。

加减法：肝气郁结者，宜疏肝解郁，合四逆散等；心悸心烦、失眠梦多者，宜养心安神，选加熟枣仁、夜交藤、柏子仁、远志等；烦躁易怒、惊惕健忘者，配合用脏躁方之麦芽、大枣等；汗多者加浮小麦、糯稻根等；手颤者重用白芍、甘草，或配合养血息风，用鸡血藤、钩藤、首乌等；突眼者加白蒺藜、菊花、杞子等；胃阴虚者加石斛、淮山药等；气虚较甚者加黄芪、白术、云苓、五爪龙等；肾虚者合用二至丸或加菟丝子、楮实子、山萸肉、补骨脂等。

合并症的处理：甲亢合并肝炎者合用四君子汤加珍珠草、黄皮树叶等；甲亢伴贫血者在原方基础上酌加养血之品，如首乌、黄精、熟地、阿胶等；合并重症肌无力者则在重用补中益气汤的基础上配伍玄参、浙贝、牡蛎、山慈菇等祛痰散结之品；合并糖尿病者宜在原方基础上合用六味地黄丸并重用淮山药、仙鹤草、玉米须等；合并闭经者在原方基础上选加王不留行、晚蚕砂、牛膝、益母草等通经药。慢性甲亢性肌病见肌肉萎缩者重用黄芪、党参、白术、五爪龙、鸡血藤、千斤拔等；甲亢性肢体麻痹者合用黄芪桂枝五物汤，或加威灵仙、豨莶草、木瓜、老桑枝、桑寄生等。由于甲亢属内分泌系统方面疾病，病情顽固，容易复发，因此，治疗必须持之以恒，临床治愈后仍需坚持服药半年，以防复发。对于已经服用抗甲状腺药物的患者，应在中药显效以后才开始逐渐减量，切勿骤然停药。对于出现甲亢危象的患者则应及时采取抢救措施，综合处理。

避免诱发因素：甲亢的发病虽然与遗传和自身免疫等因素有关，但是否出现甲亢的症状还和一些诱发因素有关，如感染、精神刺激、外伤、过度疲劳等。因此，应帮助病人注意保持精神愉快，以防情志所伤，说服家人对患者予以理解和谦让，避免病人情绪波动。慎起居，避风寒，预防感冒，避免过劳。饮食上宜多吃高营养食物和蔬菜、水果，少吃辛辣食物和含碘多的食品如海带、海虾、海鱼等，少喝浓茶、咖啡，不吸烟，不饮酒。

二、甲亢治验

（一）甲亢并周期性麻痹

梁某，男，28岁。2000年9月2日初诊。

主诉：心慌，气促，多汗，双下肢无力1月。

病史：缘患者近2年来时有咽喉部肿胀感，心慌，失眠，气促，怕热，多汗，口渴，疲倦，头晕，体重下降，伴肌肉酸痛，双下肢无力，活动后诸症加重，休息后减轻，并呈周期性发作，因工作繁忙，未予重视。至今年8月份，因情绪紧张病情突然加重，先后到广州两家医院诊治，24日不能行走被收入某医科大学附属医院，诊断为“甲亢并周期性麻痹”。当时检查记录：神清，颅神经（-），痛觉对称，双上肢肌力Ⅴ级，双下肌力Ⅰ级，双巴氏征（-），腱反射减低，甲状腺肿大Ⅱ度，心率124次/分，手颤（+），血生化：钾2.2mmol/L（参考值3.5～5.5mmol/L），T_3 8.5nmol/L（参考值1.2～3.4nmol/L），T_4 309nmol/L（参考值54～147nmol/L）。急收入内分泌科。住院1周，进行多种仪器检查，每天静脉滴注以及口服大量西药（药物不详），前后花费近万元，症状未见好转且副作用大，恶心呕吐，头晕耳鸣，病人难以接受，经朋友介绍来我院求治中医。

诊见：形体消瘦，神疲气短，四肢无力，肌肉酸痛，颈部粗胀，肢体震颤，心慌心跳，潮热汗多，消食善肌。舌淡红，边有齿印，舌苔厚腻，黄白相兼，脉弦细数。中医诊断属“瘿病、痿证”范围，辨证气虚痰浊，肝郁，脾肾不足。用温胆汤合强肌健力饮治疗。并嘱暂时停服西药。

处方：竹茹10克，枳壳6克，橘红6克，胆星10克，云苓15克，北芪30克，五爪龙30克，太子参30克，五味子10克，麦冬10克，山慈菇10克，甘草5克，生牡蛎30克。3剂。

加服我校第一附属医院中药制剂“甲亢灵”。日常饮食嘱咐少食寒凉，多吃豆类（绿豆除外）。

二诊（9月6日）：服用中药后症状大减，心慌气短，失眠多汗消失，全身情况改善，肢体震颤减轻。检查双下肢肌力Ⅳ级，腱反射仍低下，舌淡红，苔白厚，脉细数。效不改方，山慈菇量加大至15克。7剂。

三诊（9月13日）：偶有心慌心跳，口干，但睡眠转佳，肌肉酸痛消失，颈部发胀感减轻，体力增加，面有光泽，双上肢、下肢肌力均Ⅴ级，腱反射稍低下，舌淡红，苔薄黄，脉细数。考虑甲亢病人容易出现内热，且四肢肌力已经恢复，去北芪、五爪龙，加淮山药20克，石斛15克，薏米20克，并申请甲状腺功能五项复查。

四诊（9月20日）：患者临床症状基本消失，已经能够上班工作。继续守上方，加山萸肉15克。

五诊（9月27日）：甲状腺功能五项数值，均在正常范围。患者精神佳，体重增加，肢体无震颤，颈部甲状腺基本回复正常。为巩固疗效，仍以温胆汤加减治疗。现仍中医中药治疗，甲亢无复发。

按语：该病例乃是其学生效仿邓氏温胆汤、强肌健力饮之经验及理论而临床取效。邓氏温胆汤应用范围很广，西医多个系统多种疾病凡属中医辨证为气虚痰浊者均可加减使用。甲亢并周期性麻痹，本病多发于青壮年男性，以咽喉部肿胀，心慌，多汗，伴双下肢无力，肌肉酸痛为主要表现，结合血钾、T_3、T_4、心电图等检验结果确诊。中医认为属于瘿病、痿证范围，其病理机制为肝气郁结，气机阻滞，不足以化生津液，聚而生痰，结于颈部而成瘿病；脾虚气血化生之源不足，四肢肌肉失其濡养，双下肢无力，肌肉酸痛，发为痿证。周期性麻痹病有宿根，数月呈周期性发作，与中医肾有关系，临床观察多为肾阴不足。患者初诊时双下肢无力，身体消瘦，以痿证表现为主要矛盾，故在处方用药时必加黄芪、五爪龙，该两味药是邓氏强肌健力饮主药。颈部粗胀，肢体震颤，心慌心跳，潮热汗多，消食善饥，舌淡红，边有齿印，舌苔厚腻，黄白相兼，乃肝郁脾虚痰浊内生表现，故以邓氏温胆汤为主方，加减用药，其中山慈菇是治疗该病专药。病情稳定后，又须补肾以防其周期性麻痹一再出现，山萸肉补肝肾之阴，石斛养胃阴，薏苡仁祛湿，上三药适合岭南人阴虚湿热之体质。除痰益气，治其相关之肝、脾、肾三脏，故能收效，可见名老中医之经验可以重复，其理论可以指导实践。（本病案马小兰整理）

（二）甲亢性肌病

梁某，男，35岁。

因双手震颤，汗多，心悸2年，四肢无力3个月，于1988年6月2日来我院求治。询问其病史，自1986年发现双侧眼球向前突出，同时感觉怕热，多汗，心悸，情绪易激动，在外院诊断为“甲亢”，服他巴唑等药治疗，上症稍有好转。但最近几个月渐渐出现四肢无力，以至双上肢无法上举，双下肢蹲立困难。

体查见，体温36.6℃，脉搏92次/分，突眼征阳性，眼球活动受限，双眼睑闭合不全，双侧甲状腺轻度肿大，随吞咽上下活动。上肢近端肌肉萎缩，以三角肌最明显，双上肢肌力Ⅲ～Ⅳ级，双下肢肌力Ⅳ级，四肢腱反射存在，神经系统检查未发现阳性体征。

为明确诊断，即进行新斯的明试验，结果阳性。肌电图检查为“肌源性损害”。诊断为：①甲亢性肌病；②重症肌无力并甲亢？予溴吡斯的明、甲亢灵等治疗一年多，因患者出现腹泻等胃肠反应，而于1990年后停用一切西药，转由邓中光医生治疗。邓医生辨证为脾肾虚损，肝气郁结，予强肌健力饮为主而加减，主要药物方如下：

北芪90克，五爪龙60克（或牛大力60克，千斤拔60克），白术30克，党参30克（或太子参30克），当归10克，升麻10克，柴胡10克，山慈菇10克，玄参10克，甘草3克，陈皮3克。

若兼外感，加豨莶草、青蒿、千层纸、玄参、胖大海等；若咳嗽痰黏，加浙贝、薏苡仁以化痰，或以三蛇胆川贝末冲服；若烦躁失眠，或夜寐多梦，加熟枣仁养心，夜交藤安神；若口干口苦，加石斛以养胃阴；兼见肾虚加山萸肉、杜仲、关沙苑、菟丝子等。

患者两周看一次门诊，坚持治疗10年，至1999年7月，萎缩的前臂肌肉得到康复，四肢肌力Ⅴ级，肢体无力等现象消失，颈部粗大、突眼、心悸、汗多等症状明显好转，可以坚持正常生活工作。

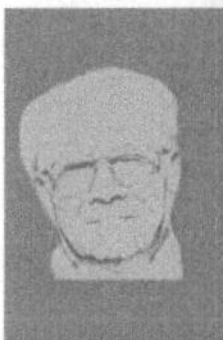

按语：本病之诊断，原为甲亢性肌病，后因新斯的明试验阳性，考虑重症肌无力并甲亢。西医诊断虽然不很明确，但根据临床表现，甲状腺肿大、突眼、双手震颤、汗多、心悸、烦躁易怒，同时兼见有四肢无力，尤其上下楼梯、蹲坐起立困难，肌肉萎缩等，可以按照中医“瘿气”、“痿证”进行辨证。本病中医认为脾肾虚损，肝气郁结，病位在肝、脾、肾三脏。

甲亢为虚实夹杂之证，与肝脾两脏关系最大。肝喜条达，主疏泄，主情志活动，开窍于目，其经脉循行两胁、颈部两侧。若精神焦虑，肝气郁结，痰浊内生，上扰目窍，阻滞经络，则眼球突出，颈部气结成瘿。甲亢为慢性病，日久耗伤肾气、元气，肾气、元气者，真气也，非脾胃之气不能滋生，故与脾胃之气异名而同类。肝气郁结，病久及脾肾，肝、脾、肾三脏同病。肝阴不足，肝血不能濡养筋脉肌膜，造成筋脉痿软无力；脾主四肢肌肉，脾气虚弱，生化之源不足，气少血虚不能充养肌肉，故见四肢无力，肌肉萎缩；眼球瞳仁属肾，肾虚则眼球转动不灵，眼睑闭合不全。根据《内经》“虚则补之”、“损者益之”、“劳者温之”之旨，补脾益肾理肝为治疗大法，故主方用强肌健力饮，加山慈菇、玄参、浙贝母等理肝除痰散结。本方黄芪、五爪龙用量要大，方能有效治疗虚损性肌病。（本病案由李辉整理）

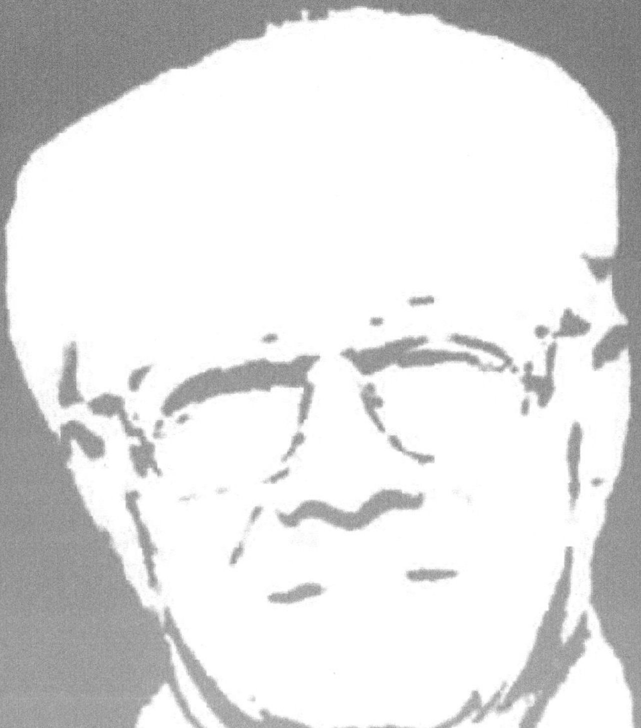

诊余漫话

人类不能没有中医

中医中药是中华文化的瑰宝，是几千年来中华民族同疾病作斗争的伟大成就。中医药不仅是中华民族的宝贵文化，也是世界人民文化的精华。但这并不是所有中国人，甚至身为中医者所共识。21世纪已向我们走来，展望未来，我认为人类不能没有中医。

最近美国洛杉矶加州大学东西医学中心许家杰教授在《99澳门国际中医药学术大会论文集》上发表了《美国医学现状及发展的概况和若干思考》一文。读该文后深受启发，认为我的看法是符合世界医学的发展规律，人类不能没有中医。

美国是当今世界医学的前沿代表，它的发展趋向值得我们研究。许氏文章认为，15年来医学发生了很大的变化，称之为一场革命毫不为过。他说："目前美国社会约有一亿人罹患各种慢性病……大量的事实表明，仅采用封闭式的医院为主的生物医学模式来防治这些疾病，是难以减低其发病率和死亡率的。这些因素促使美国医学从过去以急性病、传染病，以住院开刀为主，正在转变为慢性病、身心疾病和老年病、退行性病，以诊治和预防保健为主。医院数量不断减少，以住院手术为主的医疗模式也正在向社会化的网络模式，包括家庭病房和家庭护理方面转变，医学的主要任务已不是诊治患病个体，而是转向保护健康群体，防患于未然。"美国医学的这一变革，正是中医所长。中医药学、气功、保健运动（太极拳、八段锦、五禽戏之类）将是美国人民所最需要的医疗保健服务。可见钱学森所说世界医学要走中医之路是正确的推断。

许氏又说："美国医疗费用的暴涨是引发医疗制度变革的主要原因，据统计，1996年的全美医疗费用高达1035.1亿美元，占国民生产总产值的14%以上，预计到2007年全美医疗费用高达两万亿元。……高涨的医疗费用虽然对促进现代医学模式的深入认识疾病的机理，提高疾病的诊治能力等方面起到重要作用，但也不能不看到昂贵的医疗费用并未有效地解决临床上存在的许多实际问题，尤其是对某些慢性病、老年疾病仍然一筹莫展。”又说：“医疗费用的高涨，使得社会大众、国民经济和医疗保健制度和保险制度不堪重负，无医疗保险的人数超过四千多万人。”在美国无医疗保险的人，有病要自己掏钱，可不得了！

许教授的文章是世界医学最先进国家的医疗面貌的写照，反映了经济大国不堪负担其庞大的医疗开支，值得深思。美国的出路何在？许教授说：“由于现代医学对慢性病的许多疑难病缺乏有效、简易和经济的治疗手段，以及某些西药治疗副作用多等问题，很多病人为求疗效，解除病痛，安全经济，不得不寻觅他医。……全美现有 35 个州和哥伦比亚特区批准针刺医疗活动。每年有 100 万以上的患者接受针刺治疗，治疗人次达 1000 万之多。目前从事针刺医师达 1 万多名，从事针刺的西医师约 3000 名。……以教授针灸和东方医学为主的学校高达 55 所。1998 年全美草药的销售额约达 35 亿美元。每年按摩的人数约 7500 万人次。太极气功作为健身和防治疾病的运动，也越来越受到美国人的喜爱。”许教授身为美国名医，对中医有独到的认识，自学中医甚为勤奋。1992 年请我去加州大学医学院和他一起会诊疑难病人，施以中医药治法，疗效肯定，坚定了他搞中西医结合的信心，并以事实说服他的领导和同事，其后乃建成东西医学中心。该中心的求医者之多为该医院之冠。因为他是华裔，所以该中心不以中西命名，名为东西医学，亦统战之道也。该中心实行从临床医疗到预防康复，系列化和综合性治疗服务，成功地解决了许多西医棘手的疑难症和慢性病，取得了良好的社会效益和经济效益。1994 年开始，为该医学院四年级和一年级学生开展短期的试点教学，经过培训，大多数学生能应用中西医两法对病例进行思考和分析，提出治疗方案，并能进行一些简单的中医技能操作，受到学生的欢迎。许家杰教授建议设立以我的名字命名的奖学金，并由他资助，每年美金 500 元。这一奖项，在我校已颁发 7 年了，足见许教授对发展中医学的热心。

从上述可见，美国医学及其体制，是被称为当今世界最先进的，但从社会效益来衡量，并不理想，从经济角度去衡量，第一富国也叫承受不了！那么第三世界国家能走这样的路吗？世界人口已60亿，美国人口才2亿多，按美国的模式，人类的健康谁来保护呢？21世纪能有多少地方、多少人口能真正享受医疗保健的权利呢？我认为必须大力发展中医，推广中医，以简、便、廉、验的中医药造福于全人类，这是我们的职责。

（1999年10月）

寄语青年中医

“建设有中国特色的社会主义”，是邓小平理论的核心，是全国人民的共同努力方向。《邓小平文选》提出：“各项工作都要有助于建设有中国特色的社会主义”。就我国医学而言，特点是既有西医又有中医，若论特色，最有中国特色的就是中医。所以我们的医疗卫生国策就是中西医并重。而历史遗留现状是西重中轻，恐非一朝一夕中西医便能并重。如果要建设有中国特色的社会主义医学，真正做到中西医并重，其重点应大力向中医方面倾斜。

请先从经济角度来看，我们属于第三世界，目前全国人民还未完全达到温饱水平。世界发达国家医疗费用是非常昂贵的，近年我国大城市医院的病人住院费用，六七千元结账出院已属常见，一两万以至20万以上也不稀奇了！有些进口抗生素一天的用量需费千多元。医疗改革，正要解决承受不了的经济负担（连美国也在呼唤要减轻医疗经济负担）。目前措施似乎还未抓住核心问题，只是应急补漏而已。补漏也只是针对城市，针对公费。对广大农村，对百分之七八十的农村人口，要做到能使人人享受应有的卫生保健的权利，路途尚属遥远。

我认为补救之法，在于大力培养各级合格的中医人才。中医最大的特色就是——简、验、便、廉。为什么像美国这样医疗科技处于第一流的国家，对中医的针灸能够得到保险医疗的认可，不就是因它既有效又价廉吗？反观现在我国农村中医已日渐式微。县一级中医院的生存将日渐困难，广大农村还有多少合格的中医？使人忧虑！假如我国经济摆脱了贫困，进入小康水平，如果全靠西医西药承担人民的卫生保健便没有中国特色的社会主义医疗事业，就与邓小平理论背道而驰了，12 亿人口的医疗开支将是一个天文数字了！过度强调接轨，片面强调“现代化”，心目中忽视中医中药，大量的医疗器械，大量的西药，将从国外涌入，大量的外汇将向国外流出。前途十分使人担忧！

有人以为当前实行市场经济，优胜劣汰，以强并弱，是自然规律，这就忘记了我们的市场经济也应该是有中国特色的社会主义市场经济。中医有几千年的发展历史，为中华民族的繁衍，做出重大的贡献。但由于历史的原因，很多人对中医不了解，认为中医古老、落后。但当前的现实是 20 世纪 70 年代世界出现针灸热，八九十年代中医中药开始全面走向世界，你认为中医古老，外国人则认为新鲜；你认为继承过头了，法国人则认为中国的传统针灸已经失传，针灸的传统已在法国。幸得我校的靳瑞教授 80 年代到法国公开表演“烧山火”、“透天凉”手法，皮肤温度计给予证实。当场施针，使已不能舞蹈几个星期的女演员，重新起跳能舞，才扭转了他们的看法。但我国的针灸师，能掌握针下凉、针下热之手法者有多少人呢？

由此可见，“接轨”，不要以为只有我们去接外国的轨，就中医药而言应是外国接中国的轨。许多人认为中医发展缓慢是中医药学不科学，近两三百年来与世界自然科学脱节所致，因此认为发展中医药，必须给予改造才有出路。有些中医学者也有同此论调，于是“反思”、“误区”的文章刊登了不少，使中医学生与青年中医更加迷失方向，由此中医的临床水平在一步一步走下坡路！其实，幸亏近百年来与西方自然科学相脱节，是一件好事。别说 19 世纪，就算 20 世纪，与自然科学密切相结合的西医学把人比作机械，中医学却充满了辩证法，如何能与之相结合？按照余云岫之流对中医药的看法，中医除去被废除之外别无他途。20 年代西医认为人参不会有什么起死回生之功。直到五六十年代，亦只承认人参皂苷，说参芦的人参皂苷成分也不少，但中医学一贯认为参芦与人参的作用是相反的。最近才注意到还有人参多糖。今后可能有更多的发现。如果 20 年代的中医相信当时的化学分析，中医药学不就倒退了吗？中药之研究，90 年代以前只承认分析之研究，只有找药物的单体有效成分才是方向，认为搞复方的研究是倒退。而中医几千年来的进步是从单味药发展为复方，注意四气、五味、升降沉浮、药味归经、君臣佐使，按照中医的理论辨证论治用药。这一套如果都服从于寻找单体，认为药化学已经到分子学水平了，四气五味何用？药物归经有何实验根据？只承认麻黄素、青蒿素、砷注射液才是中医研究的样板。这样一来，丰富多彩的中医药学便会走入穷巷了，岂不悲哉！不错我们不能抹杀麻黄素、黄连素、青蒿素等的研究成果，它发扬了该药的某种作用，但不要忽视了，这些药并不具备原来药物的全部作用。我们不能用麻黄素放在麻黄汤中去治表证，不能用青蒿素放在青蒿鳖甲汤中去治阴虚潮热。西药发展日新月异，其中有一个动因——发现它的毒副作用。像阿司匹林那样百年老药，几乎是绝无仅有的。而仲景之《伤寒论》药味只有 90 多种，千百年来沿用至今，左搭右配，衍生成 113 方，这些方又沿用至今。如大柴胡汤能治急性胰腺炎，疗效比手术好得多。如果早早与当时之自然科学结合，沿着西医的路走，恐怕中医中药早已退出历史舞台了，不全部解体也无可救药了！

中西医药是两个不同的学术体系。不能认为西医是现代的，中医是古老的，科学之真理不是以时间先后为座标的。何况中医不是古医，我们同样是现代的中医。

邓小平同志一再强调，检验真理的唯一标准是实践。我们必须在临床这一阵地上进行深入的研究，不断提高临床之水平，一方面提高自己中医水平，一方面运用最新的自然科学之成就，现在很多新科技对发展中医理论有利。唯有今天的新科技，才能与有潜在超前内涵的中医理论相结合，才能发扬中国医学之特色。只有发扬中国医学之特色，才能对人类卫生事业做出伟大贡献。

中西医并举是符合邓小平理论的，目前事实中医还远未达到被并举之水平，希望全国上下共同努力。

邓小平指出："改革是中国的第二次革命"，"我们所有的改革都是为了一个目的，就是扫除发展社会生产力的障碍"，"科学技术是第一生产力。"

邓小平的改革理论，经二十多年的实践，证明无比正确。反观前苏联，他们也进行改革，他们的改革却把好端端一个强大的苏联改成今天四分五裂、经济衰弱的俄罗斯及其独联体！

中苏改革的差别根源在哪里？核心问题在于中国要建设有中国特色的社会主义，苏联要连根拔掉社会主义。改革之成败决定于方向的正确。改革为了发展，发展才是硬道理。中医的改革一定要为了发展而不是改造中医、取代中医，这是不能动摇的宗旨。

中医药学是中华文化的瑰宝，过去为中华民族的繁衍昌盛立了大功，今后仍将为世界人民的健康事业再立新功。谁丢掉中医中药，谁就是民族的罪人，世界人民的罪人。所以中央对中医工作的指示——"中医不能丢"。

从学术角度看，中医有自己的理论体系，数千年来沿着自己的道路发展至今，与西医的理论不同，差别很大，但各有优势，优势互补，故中医不能丢。

中医药学不单是个学术问题，也是一个经济大问题。虽然缺乏统计数字，但从中西医疗机构的建设就可以看出问题的重要性。西医院不仅数量多于中医院，其建设规模，远远大于中医院。西医院治病当然以西医药为主，虽然西医院有中医科治病用中药，但中药所占之比例微乎其微。相反，数量不多、规模不大的中医院却日趋西化，在病房用西药之数量远远大于中药。试问中药发展之前途将如何?！西药特别是进口西药的推销手段多多，动员医生用他们的昂贵新药。而医生们在与外国接轨的口号下，滥用昂贵的进口西药。目前的形势是以用进口新药为时尚，而我国西医会用中药者不多。反观日本的医生（西医）会用中药者（用日本药厂制的中成药），据说占60%～70%。这是一个鲜明的对比，说明西医学院之教育，必须改革，必须增加中医中药的教学时数。教学计划原定一百多个课时已经太少，有些学校还要压缩，试问这些学生将来如何会运用中医药治病呢？西医不会用中药，中医院医生喜用西药！中药的繁荣，关系广大药农、药商、药工的生产、就业、生活，关系国民经济的发展，不能等闲视之。

中医药的改革，是国家大事，不单是中医部门的工作。改革开放20年的经验，要改革首先要改变观念，思想先行。必须首先改变对中医药的认识。世人对中医药的错误认识不少。如怀疑中医的科学性，不承认中医是一门科学。当过卫生部副部长的王斌曾在东北卫生部报告中，公然说：中医是封建医，应随封建社会之消灭而消灭；中医在农民面前只起到精神安慰的作用，所以1953年全国中医都要学西医，以便改造成为西医的医佐。虽然这一“王斌思想”后来在《人民日报》上受到点名批判，但是他的恶劣影响根深蒂固，一直到1986年国家中医药管理局成立之前，中医药一直处于从属之地位。有人承认中医有疗效，但即使有疗效也不科学，要改造。用西医理论改造中医作为可以发展中医的错误观点，在中医界内也大有市场，这样的文章并不少见。显然，以西医理论改造中医当作发展的观点必须改革。

中医学有自己的理论体系，因为中医理论体系蕴藏着很多超前内涵，它能指导临床。即使面对新的疾病谱，运用中医的理论，可以逐步掌握对该病的辨证论治，并进而治愈之。一些疑难病证，中西治法大异其趣，有些病中医治疗处于领先地位。例如50年代石家庄、北京、广州三地先后流行“乙型脑炎”，中医的治愈率达到90%，西医的治愈率只有70%～80%，而且后遗症多。90年代治疗流行性出血热，疗效也远高于西医。指导中医取得疗效者，靠《伤寒论》与温病学说。如国家“七五”攻关项目流行性出血热之研究，南京周仲瑛课题组治疗1127例，其结果为：中医药组治疗812例，病死率1.11%；西医药对照组治疗315例，病死率为5.08%，经统计 $P<0.01$，中医药组明显优于对照组。江西万友生课题组治疗

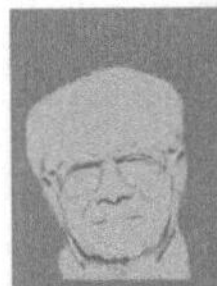

413 例，其结果为：中医药组 273 例，病死率为 3.7%；西医药对照组 140 例，病死率为 10.7%。经统计，P<0.01，中药组明显优于对照组。周、万二氏之研究说明，西医确诊为一种病，治法一样。按中医理论，由于时、地、人不同，周氏与万氏的治法截然不同。周氏治疗以清气凉营为主，万氏则以治湿祛毒法为主。两者用以指导临床，靠的是中医治疗外感发热性流行性疾病的伤寒与温病学说。若两地易其治法，则病死率将高于西医药组不知多少倍！足见中医理论之重要性。丢掉中医之理论便丢掉中医，还有什么发展可言！

因此谈改革，第一要务乃思想上的转变。中医药界，目前思想上最大的障碍是对中医药的伟大作用信心不足，其原因是对中医药系统理论的信心不足，其所以信心不足，归根结底是空头理论家太多，临床实践家太少。当一个中医学者脱离了中医药的临床，但凭想象便觉得这不科学，那也有缺点，特别是拿来与西医对照，便对中医药失去信心了。某些中医，在病房里诊治方法的运用，西医药多于中医药，看不见中医药的优点、长处，也就越来越对中医能否治疗急危重症失去信心。当前中医界谈改革当然道路不止一条，但我认为，最重要的一条就是把对中医失去的信心找回来。找回信心最好的方法，是多读中医书，特别是细读民国及其以前的名著，多运用中医之理法方药，运用针灸、推拿、各种外治法综合施治于急危重症患者。以现在中青年中医的文化水平，科学修养，又学了不少西医诊疗知识，只要方向一转，把重点摆正，光明便在眼前了，中医药学的腾飞便将出现于 21 世纪了。迟来早到，就看转变的快慢，努力的程度了。

有人可能对上述观点不以为然。那就来谈谈我最近读到的一篇颇有代表性的文章吧。文章的题目是《变亦变，不变亦变》（以下简称《变》文）。作者说："中医学在与西方医学交流中逐步暴露出明显的劣势，很快从主导地位一变而成为从属角色，进而由从属而求生存。目前肩负我国 12 亿人口医疗保健的主力是西医而不是中医。造成这种局面的根本原因是中医学术本身的落后而不是其他。"

我们是历史唯物主义者，对历史的发展，不能离开唯物史观，但凭表面现象便下结论。的确，西医近百年来突飞猛进，有飞跃的发展，那是随着世界资本主义工业发展而发展的。反观中医近百年来，先有国民党实行消灭中医之政策，新中国成立前中医药事业已奄奄一息。新中国成立后王斌提出要改造中医，实行全国中医都要学西医，目的把中医改造成为西医的医佐。后为党中央察觉，撤了王斌卫生部副部长的职，并建立中医进修学校，以提高中医理论水平。但王斌思想却很难肃清，这是中医药处于从属地位的根本原因。

至于现在国家保健主力是西医而不是中医的问题，1984 年我曾从广东省卫生厅中医处取得下面几个数字：广东省解放初期，有中医约 3 万，1961 年尚有 23306 人，1981 年减至 16900 人。从上述数字可见中国人口在膨胀而中医人数在骤减！广东中医大学只有 1 家，广东西医院校有 7 所，任何一所的招生人数都比中医学院多得多。1956 年前还没有中医教育。1956 年秋全国只有 4 所中医学院成立，规模小，设备差。1962 年广州中医学院毕业生只有 104 人，1963 年毕业生只有 60 人。试问中医怎能当人民保健的主力呢？

教育不兴，后继乏人，中医学何以发展？！《变》文为中医提出的出路最主要的一条是“必须认真学习西医”，这与王斌思想何其相似！《变》文认定中医要发展只有从属于西医，这是在中医理论上的“自我从属”的典型，有一定的代表性！

有关中西医理论问题，我们看看科学家钱学森是怎么说的：“西医源起和发展于科学技术的‘分析时代’，也就是为了深入事物，把事物分析为组成部分，一个一个认识。这有好处，便于认识，但也有坏处，把本来整体的东西分割了。西医的毛病也在于此，然而这一点早在 100 年前恩格斯就指出了。到大约 20 年前终于被广大科技界所认识到，要恢复‘系统观’，有人称为‘系统时代’。人体科学的方向是中医，不是西医，西医也要走到中医的道路上来。但已有的中医理论又不能同现代科学技术联系起来，而科学技术一定要组成一体，不能东一块西一块。解决这个问题就是您所说的中医现代化，也实际是医学的现代化。”

钱学森又说：“西医中的人知识面不广，尤其对今天人体科学的新发现不甚了了，不知他们脑子里装的那一套已经陈旧了，而新的发现却说明经典西医理论局限性太大，好多现象讲不清。所以国外医学家倒反而对中医理论很感兴趣。要解决这个问题，就必须启发引导这些西医论者认识今天人体科学的实际，这要写文章，介绍情况，做扎实工作。”这是钱老对中医理论的精辟之论。英国科学家李约瑟博士也说过西医将来的道路就是走向中医的道路。两位科学家的看法一致，值得我国中医界的“自我从属论者”深思。

放眼世界，中医的针灸70年代走向世界，中医药全面于80年代开始走向世界。现在澳洲、加拿大，都已接近承认中医的专业地位，美国许多州都已把针灸治疗纳入保险医疗，香港要建立中药港，北京中医药大学在德国办的医院，求医者要排队数月。21世纪中医将大步奔向世界，就怕我们派不出真正有中医素养的中医耳！

以上讨论的是中医当前的改革，首先要改变对中医自身认识不足，总把中医看成守旧、落后，说成是发展缓慢的原因，看不到自身的优势与光辉的发展前途，丢掉中医不觉可惜。宝贵的东西已丢失太多了！

其实中医的改革开放在100年前就开始了，中西汇通派的历史是最好的说明。唐宗海的中西汇通，已接受西医的脏腑图说。继之者恽铁樵等提出改进中医的主张，引西说以证中医，这种思潮一直至民国时期仍未停息。但终因历史条件及中西医理论各成体系，没有新科技的成就，没有唯物辩证法作指导，终未能找到出路耳。

自1958年以来，一些西医学了中医，中西医合作曾经出了不少震动世界的科研成果，如急腹症非手术疗法、针麻等等。但最近这方面的发展缓慢了。自1986年国家中医药管理局成立之后，中医有机会参加科学研究，便出了不少世界一流的成果。过去认为中医治不了急症，近年来中医中药在治疗急危重症方面都有可喜的成就。这充分说明中医近百年来虽然受尽折磨，但十一届三中全会以来特别是国家中医药管理局成立以来仅仅十多年，中医药科研的成就多么鼓舞人心啊！为什么总看不到中医的优势所在呢？

凉秋九月，我们15位白发老翁，相聚于长春宝地，应国家中医药管理局之邀请，为了振兴中医，开班讲学，把自己中医药学术之一得，毫不保留，奉献给亲爱的中青年学者。正如清代何梦瑶说的，这些是碥石，供21世纪的中医栋梁们作为向上攀登的碥石！

（1999年8月15日于广州，文载《碥石集》，吉林科技出版社1999年出版）

读　书

国家中医药管理局于1986年12月正式成立，标志着中医已于从属地位中解放出来，中医事业发展的障碍已排除，今后中医的发展主要看中医自己的努力了。

近百年来中医受尽了压迫与摧残而不倒，全靠能为人民解除疾苦，今后中医要大发展，首先要不断提高临床疗效，以满足广大人民的需要。培养大批真才实学的临床家，乃为当务之急。

临床家如何培养？一曰多实践，二曰多读书，实践与读书互相促进。历史上多少名医都是这样成长的。现代名医如北京的岳美中、湖南的李聪甫就是典型的例子。岳老先生没有进过医学校，甚至也没有正式从师，年轻时身居穷乡僻壤，白天教小学兼为人治病，夜晚则发奋读书，勤学苦练，终成一代名医。李老13岁进药店当学徒，立志自学成才，靠零星“小费”积蓄买书，3年徒工期满，积累了一大箱医书。再经3年帮工，半工半读，19岁开始业医。李老今年83岁，对于他的学问文章，我是很钦佩的。

读什么书？我认为不能满足于现代的教科书、参考书及中医杂志，还应选读“古籍”医书。所谓“古籍”，过去指明代以前的著作，现在指清代以前之著作。我认为明清时代是中医学发展的高峰，是中医学光辉的几百年，鸦片战争以后中医学才停滞不前。明清时代各科都得到发展，很多著作（包括注释经典之著作）凝集了数千年之精华，再加上明清时代的创新之作，真是丰富多彩，决非新中国成立后三几十年便能全部吸收消化取而代之的。今天读古籍以便吸收消化，为人民服务，同时也是为了明天取而代之。国家中医药管理局正大力组织点校注释中医“古籍”工作，今年将陆续出书。

如何读古籍？古人写书的风格与现代不同，文字精练含蓄，所以读者不能泛泛而读，应该反复细读。在这方面，吴鞠通给我们树立了榜样。《温病条辨》是吴鞠通对温病学说的一大贡献。仔细分析，原来这本名著是吴鞠通精读叶天士《临证指南医案》结合自己的临床经验写出来的。为什么这样说呢？叶天士说：“河间温热须究三焦”，这就是《温病条辨》三焦辨证的来源。再从叶霖评注《温病条辨》对吴鞠通的评语中可以看出，吴鞠通不但在指导思想以及内容上吸取叶天士《临证指南医案》的精髓，甚至有时大段大段地引用《临证指南医案》案后华岫云等人的按语。如《温病条辨》中焦篇第六十九条湿热不解，久酿成疸之按语，即大段引自《临证指南医案》。叶霖批评说：“论黄疸证治，全从《临证指南》蒋式玉论中窃来……欺世盗名，莫此为极。”叶霖之批评很不客气，其实吴氏早已声明：“唯叶天士持论和平，立法精细。然叶氏吴人，所治多南方证，又立论甚简，但有医案，散见于杂证之中，人多忽之而不深究。瑭故历取诸贤精妙，考之《内经》，参以心得，为是编之作。诸贤如木工钻眼已至九分，瑭特透此一分，作圆满会耳。”

计《临证指南医案》所收“疸”证之医案共10例，吴氏采其3例著之于书，因其皆非治疸之常法，又是吴氏实践有得者，足见学于叶氏而能化裁。吴氏读书与实践相结合，能有所创作之精神，十分值得我们学习。

至于叶霖读《温病条辨》能多处找出其师承于叶天士之踪迹，则叶霖读书精细，也是值得我们学习的。

（1987年2月）

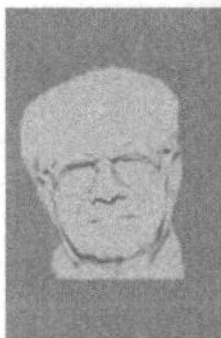

读什么书

自1999年《新中医》第9期发表《回归中医以振兴中医》一文以来，读者来信问该读些什么书？为此谈谈有关读书的问题，以作总的答复。

自从1956年中医学院成立以来，卫生部副部长郭子化狠抓中医学院的教材建设，特别是第二版中医学院统一教材的出版之后，中医学院有了一套系统的教材，为培养新的中医生，收到良好的效果。但作为源远流长、历经数千年发展的中医学，与这些教材相比较，显然中医大学教材只是为中医学的学习打基础，不能认为以掌握这些教材的内容为满足。如果有人以为中医学就是那么些内容，那就错了。何况有些人认为最近的教材，其中的某些学科中医的特色在变淡，实在值得警惕。毕业以后不断提高中医的水平，是不能忽视的问题。下面谈一些不成熟的意见，供年轻中医参考。在谈具体问题之前，先回顾近20年来的一些情况。

80年代国家中医药管理局把点校医书纳入研究范围，组织全国有关专家分工点校古代医著，为今后的学者准备好一整套经过整理的、可靠的、可读的历代名著，其重要性比宋代政府之点校医书掀起金元时代医学学术的争鸣与发展更加重要。因为时间更长，数量更大，中医又处于飞跃发展的前夕。希望青年中医不要忽视这笔宝贵的丰富资源，这是伟大宝库的重要部分。

90年代，国家中医药管理局组织全国500名老中医带徒，已带出500多位学术继承人，这是兴废继绝的英明措施，为国家保存了中医之元气，种下了下一世纪的专才，其功甚伟。至于这批学术继承人是否被重视和较正确地使用，那是另一个问题，是各级领导干部头脑中是否有从属思想的问题。由于带徒要求学生较全面地总结老师的学术理论与实践经验，从而总结出代表20世纪中医药水平的一大批学术理论与实践经验的文章，这是中医药学术伟大宝库的又一组成部分。一些出版界已陆续出版了这方面的著作，全国中医药杂志这方面的文章也不少。

全国中医药（中西医结合）杂志、学报等，乃中医医、教、研的成果及学术讨论的一大阵地，是伟大宝库的又一个组成部分。

学海无涯，我们面前有这三大洋，如何去研读呢？我的建议如下：①泛览杂志及一般读物，选择一些较好的杂志，作泛览式的阅读，常备文摘卡，把有用的资料摘录下来，以便必要时之用。诊治上遇到的问题，应到图书馆查阅有关杂志与其他文献。这应成为工作规律一部分。②选读精读现代名中医的总结性的著作，把认为精彩部分写读书笔记或按语，通过学习总结，变成自己的东西。应把这方面的学习，看作自己在向全国名老中医跟师学习。这些名老中医的经验中，一定有不少值得进一步研究的素材，从中可以寻找到临床研究的课题。③由近及远选读名家著作。名家著作指近代到古代的医学家名著，也可以看作是《中医各家学说》的继续学习。中医学源远流长，不断发展，不断在量变之中，名著甚多，从何入手？我认为宜由近及远，学习较为容易。因为民国及晚清的著作比较易读，比较接近现代，容易吸收。这类著作，择其要者反复精读，深刻领会。名著的选择，也可以通过阅读现代名老中医著作得到启发。现代的名老中医之学术亦必有所本，一定会有渊源。④经典著作摘要背诵。中医学之发展已数千年，但仍处于量变而未到质变之阶段，因此万万不能忽视经典著作的反复温习。经过数年临床之后，再读经典著作，往往有新的体会，这是很多学者的经验。四大经典原指《内经》、《神农本草经》、《伤寒论》、《金匮要略》，新中国成立后以温病取代《神农本草经》。温病之经典应为《温病条辨》及《温热经纬》。本来温病学家的著作不少，但《温热经纬》已包括叶天士、薛雪及余师愚等名家著述之主要内容，故精读此两书足矣。

四大经典减去《神农本草经》，并不是不重视中药学，中药歌诀及方剂歌诀为学习中医时不可缺少之背诵课目。如果这方面在学医时未能熟练掌握，必须补课。至于中药与方剂水平的提高及新知识的采纳，可列入泛览阅读之范围。

（2000 年 1 月）

读书杂谈

今年 4 月应我校杏林书协之邀为同学们谈谈有关读书问题，兹将谈话简要整理如下，供青年中医参考。

2000 年 4 月 7 日是一代名中医岳美中先生诞辰一百周年。《中国中医药报》、《光明日报》、《科技潮》杂志都有纪念岳先生的文章。尤其《科技潮》2000 年第 4 期三篇文章详细介绍了岳美中教授从乡村教师到中医泰斗的成才之路，给人以深刻的教育和启发。从岳先生的光辉业绩可以看出，一代宗师的成就是善读书、勤读书、勇于实践而得来的。他先读的是师范，而且是县师范讲习所，一年毕业。后随同乡举人学习古诗文及《二十四史》。1925 年在教乡小学时，因染上肺病，听朋友之劝开始自学中医。先读《药性赋》、《汤头歌诀》、《医学衷中参西录》，三年的时间里，岳先生读完宋元以来许多医家的名著，没有老师指导，他就反复诵读揣摩，并治好了自己的病。为了体察药性，他还攒钱买药品尝，甚至像巴豆、大戟等有毒的药物，他都尝过（注：见《科技潮》2000 年 4 期 104 页）。他白天教书，晚上读书，还热心地以自学的医术为乡亲解决疾苦。1928 年春天，一木匠发疯，登高而歌，弃衣而走，病已一个多月，乡亲们请岳美中为其治疗。他细察病情，辨证认为病人是“阳狂”兼瘀，用调胃承气汤加赭石、桃仁，一剂而愈。后一妇女患血崩，亦为之治愈，从此开始了他的行医生涯。1935 年他参加陆渊雷举办的函授学校，认真研读《伤寒论》、《金匮要略》、《千金方》、《外台秘要》等书。精心研读，学术上大有提高。新中国成立后，岳美中先生在唐山市任华北中医实验所医务主任等职。1955 年奉调北京任中医研究院内科主任，后任中华全国中医学会副会长、第五届人民代表大会常务委员等职。先后九次奉命出国为欧亚国家领导人治病，取得显著成绩，其中最为著名的是为印尼领袖苏加诺总统治泌尿系结石合并左肾功能消失症。欧美医学专家都认为应手术治疗，岳美中用中药加针灸治愈，苏加诺授岳美中以勋章。岳先生既为外交事业做出贡献，又宣扬了中医。他没有学习过西医课程，但凭读中医典籍与临床实践，造就国际知名的中医泰斗，靠的是有文、史、哲的深厚功底，通读、熟读中医重要典籍，勤奋读书，不断的临证实践。他成长的道路，值得我们学习与深思。

关于读书，我赞成我校前领导刘汝琛院长的八字诀："泛览、熟读、深思、勤练"。"泛览"就是知识面要宽。现代提倡学科交叉，多学科结合，泛览群书使视野开阔，胸怀博大，思想活跃。"熟读"就是钻研要深，所谓"读书百遍，其义自见"。特别是中医学一些基本理论、经典著作、诊断心法、药物方剂，均宜熟读背诵才能更好地掌握运用。"深思"就是要深入思考，理解深透，举一反三。"勤练"很重要，"勤练"就是勤于实践，包括实习、实践与临证，而实践之中临证是最重要的。临证是中医理论的源泉。中医理论不同于西医学来源于实验研究，所以中医实验课目前处于摸索阶段。例如脉诊，用模型教学不如直接接触病人，甚至摸自己的脉搏，或同学互摸，更加符合实际。当然中医学要发展，将要走实验的道路，但必须根据中医特色走自己的路，创造中医的实验医学，估计若干年之后，才会有比较成熟的中医实验课。中医药学是应用科学，读书为了应用，通过应用以验证"书"之正确与否。"勤练"是读书不可缺少部分。这也就是辩证唯物论主张认识世界的方法论：认识——实践——再认识。

为了让同学们深刻体会古人如何读书，试以《增补评注温病条辨》为例说明。《温病条辨》是清代温病学大家吴鞠通之名著。为了创立一门与《伤寒论》相羽翼之作，花 10 年时间才完成。他仿《伤寒论》的写法，列出条文，然后自己加以注解，其原意怕被别人误解。但出乎吴氏意外的是后来出版了《增补评注温病条辨》，既评且注，而且有些批评非常尖锐！通过此书，我们可以充分体会古代名医是如何读书的。列举如下：

(1)《温病条辨》卷一·上焦篇

凡病温者，始于上焦，在手太阴。

[雄按]“凡病温者，始于上焦，在手太阴”。嘻，岂其未读《内经》耶？伏气为病，自内而发，唯冬春风温、夏日暍、秋燥皆始于上焦，若此等界限不清，而强欲划界以限病，未免动手即错矣。

(2)《温病条辨》卷首·原病篇

金匮真言论曰：夫精者，身之本也。故藏于精者，春不病温。不藏精三字，须活看，不专主房劳说。一切人事之能摇动其精者皆是。即冬日天气应寒，而阳不潜藏，如春日之发泄，甚至桃李反花之类亦是。

[霖按]右第三节，释经义明白晓畅，“不藏精三字，须活看”，尤有卓见。

(3)《温病条辨》卷二·中焦篇

喻嘉言于阴黄一证，竟谓仲景方论亡失，恍若无所循从，唯罗谦甫具有卓识，力辨阴阳，遵仲景寒湿之旨，出茵陈四逆汤之治。瑭于阴黄一证，究心有年，悉用罗氏之法而化裁之，无不应手取效。间有始即寒湿，从太阳寒水之化，继因其人阳气尚未十分衰败，得燥热药数帖，阳明转燥金之化，而为阳证者，即从阳黄例治之。

[霖按]论黄疸证治，全从临证指南蒋式玉论中窃来，并不将阴黄阳黄、在腑在脏、形证病因辨明，而自钥究心有年，用罗天益法化裁之，无不应手取效。欺世盗名，莫为此极。

叶霖这一批评毫不客气。我查对《临证指南医案·疸》蒋式玉所论，的确如叶霖所言。如此不客气的批评不是一条两条，而是甚多，一一指出从《临证指南医案》某某案窃来。

叶霖的读书精神，值得我们学习。从吴氏跟踪至叶天士，读得很仔细。如果他不精读叶天士、吴鞠通的书，是写不出这样的按语的。但叶霖的批评，我认为无损于吴鞠通对中医学之贡献。吴鞠通《温病条辨·凡例》说：“晋唐以来诸名家，其识见学问工夫，未易窥测，瑭岂敢轻率毁谤乎？奈温病一证，诸贤悉未能透过此关，多

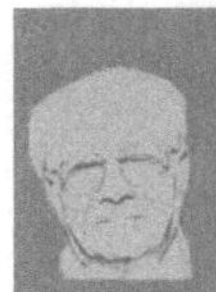

所弥缝补救，皆未得其本真。……唯叶天士持论平和，立法精细。然叶氏吴人，所治多南方证，又立论甚简，但有医案，散见于杂证之中，人多忽之而不深究。瑭故历取诸贤精妙，考之内经，参以心得，为是编之作。诸贤如木工钻眼，已至九分，瑭特透此一分，作圆满会耳，非敢谓高过前贤也。至于驳证处，不得不下直言，恐误来学。礼云：事师无犯无隐，瑭谨遵之。”这是吴鞠通引用前人著作的总的声明，无可怪责。但在这方面他不及李时珍。李时珍《本草纲目》除一些引文都有出处外，还在第一卷序例中开出历代诸家本草，又列出《引据古今医家书目》、《引据古今经史百家书目》。李氏的做法更接近于现代对引用文献的处理方法。

吴鞠通能从精读叶天士医案，经过自己的吸收消化和临床验证，综合历代名家理论，经过 10 年的研究，于 1798 年写成《温病条辨》。是书的确可以羽翼《伤寒论》，“温病学说”由此独树一帜，并经得起时间的考验，成为公认的名著，其功不可没也。

吴鞠通的读书与著书，从中可见继承与创新的紧密关系。吴氏精读前人著作，抓住叶天士的《临证指南医案》，通过精读与临床验证，到写成《温病条辨》，是传统科研的成功典范。这一典范给我们以深刻的教育。

读书不是目的，读书是为了更好地为人民服务，为振兴中华文化，为振兴中医，这才是我们的目的。

（2000 年 4 月）

读书谈肺结核之治

我在《新中医》某期医话里介绍岳美中先生因患严重肺病，不得不停止教学，在友人的启发下，自学中医。他买来《医学衷中参西录》、《药性赋》、《汤头歌诀》等书，一边学习一边试着吃药。经过一年多的休息与治疗，肺病竟慢慢地好了。估计岳先生患的肺病就是肺结核。在旧社会，肺结核是多发病、常见病。他读的《医学衷中参西录》书中介绍了不少治肺结核的理论与经验。如治阴虚劳热方的资生汤：症见劳瘵羸弱已甚，饮食减少，喘促咳嗽，身热脉虚数者，药用山药、玄参、白术、生鸡内金、牛蒡子，热甚者加生地黄。第二方十全育真汤：主治虚劳，脉弦、数、细、微，肌肤甲错，形体羸瘦……药用野台参、生黄芪、生山药、知母、玄参、生龙骨、生牡蛎、丹参、三棱、莪术。第三方醴泉饮，第四方一味薯蓣饮，第五方参麦汤，第六方珠玉二宝粥，第七方沃雪汤。这些方对肺结核的治疗都有很大的参考价值。新中国成立前我治肺结核病多采用张锡纯先生的这些经验方及其理论，取得较好的效果。因此可以推断岳美中先生一定是学习和运用《医学衷中参西录》的理论与经验，把自己的肺病治好了。中医药可以治好肺结核，这是可以肯定的。

当然，如今抗结核药的疗效比之中医药已更胜一筹了，我接诊肺结核病人，也主张用抗痨药，但同时服用中药，则疗效更佳，又可以减少抗痨药的毒副作用。

随着雷米封、链霉素等药的问世，有效地控制了结核病，但近年来由于结核杆菌出现耐药性，结核病有死灰复燃之势。虽然抗痨药不断更新，仍有 5% 以上的结核病患者对抗痨药并不敏感或无效。即使痊愈也有 5% 的复发，还有部分患者，难以承受抗痨药的毒副反应而不能坚持治疗。自 80 年代中期至 90 年代，全球结核病疫情急剧恶化，据世界卫生组织统计，全球现有 19 亿人感染结核杆菌，每年有 300 万人死于结核病。中医药不可退出这一领域，特别是治疗空洞型肺结核，中医药更能发挥其优势。

风、痨、臌、膈，古称四大证。对于肺痨，前人已知为痨虫传染病，但无细菌学说，对致病因素，只有模糊认识，远不及西医清楚。中医缺乏有效祛邪药物，更多的是着重于扶正以祛邪。张锡纯之十全育真汤于补药剂中加三棱、莪术以通活气血，他说："窃师仲景之大黄䗪虫、百劳丸之意也。"张氏认为王清任"立活血逐瘀诸方，按上中下部位，分消瘀血，统治百病，谓瘀血去而诸病自愈，其立言不无偏处，然其大旨则确有主见，是以用其方者亦多效验。”活血祛瘀对治疗肺结核的确有效。

中医治疗痨瘵，从单纯调补阴阳气血，到张锡纯的攻补兼施，是一进步。但从抗结核杆菌而言，抗痨药的确疗效显著，远胜于中药之治。然抗痨药未能全部解决结核病的一切问题。从中医角度看，必须把中医的“正与邪”之观点指导实践才能圆满解决。

60年代，我校沈炎南教授曾应邀到广州市结核病院，会诊西药久治不效的空洞型肺结核十多例，取得较好的效果。沈教授曾患肺结核，自用中药治愈，所以派他去会诊。现在没留下沈教授的会诊总结，无从详细介绍，但他的中医治则我记忆犹新，就是培土以生金。抗痨药照用，再加用健脾为主的中药，帮助肺空洞愈合。“培土以生金”，仅数字便体现中医理论之精华。

刚刚收到成都中医药大学学生主办的《中医学与辩证法》2000年第1期，第1篇文章是江秀成先生的《托毒固金汤加减治疗51例顽固性肺结核临床报道》。该文指出：将抗痨药与中药有机地结合，分别展示出中、西医治疗之长，中药不仅减轻了抗痨药的毒副作用，同时提高了抑菌、杀菌之效力，促进病灶吸收和损害组织的修复，为顽固性肺结核的治疗探索出新途径。这一报道共观察病例51例，空洞型肺结核共16例（其中厚壁空洞10例）。该文评述一典型病例，西医认定患者没有完全康复的可能，即使康复其空洞不可能闭合。但经18个月的抗痨与中药托毒固金汤加减治疗，厚壁空洞愈合了，三年追踪，陈旧病灶未见异常。原四川医学院教授、全国著名结核病专家段荫乔教授评价此病例说：“结核病的控制是西药的效应，使抗痨药能穿透厚壁和提高机体的免疫力，促进空洞闭合应归功于中药的治疗。”作者认为培土生金法是提高临床疗效的有力保证，软坚托里透毒为厚壁空洞的治疗开辟了新的途径，止血固脱是修补空洞的又一基础。他们的托毒固金汤组方为：黄芪50～100克，生地黄、大枣、牡丹皮、当归、川芎、山茱萸各20克，白术15克，茯苓、山药、麦冬各30克。可据证加减化裁，一个月为一疗程。

写此文，意在说明西医显效之处，仍有中医药的一线天，并说明不可忽视中医理论。何况我们有责任进行中药抗结核杆菌之研究，并有可能发现疗效确切的新药，正如发现青蒿素抗疟新药一样。

（2000 年 6 月）

辨证论治

近年来，“辨证论治”成为讨论的一个亮点。有人认为无证可辨，如何辨证论治？有一位老中医居然怀疑辨证论治之价值！有人认为辨证论治应改为辨病论治。本人对此问题有如骨鲠在喉，不吐不快。

辨证论治之精神，来源古远，但加以提倡宣扬，是在新中国成立之后中医学院成立之初。第二版中医学院教材编写之时，郭子化副部长在庐山教材会议上提出把辨证施治之精神写入教材之中。后来随着时间之推移，大多数学者同意定名为“辨证论治”。这是名称提倡之由来。

辨证论治是什么？它是中医药学中临床医学的灵魂，是总的指导思想，而不仅仅是一个简单的方法问题。千万别把其应有的地位降低了。辨证论治的思想孕育于《内经》，发挥于《伤寒杂病论》，《伤寒论》提倡“六经辨证”，《金匮要略》将“脏腑经络先后病脉证治第一”作为纲领列于首篇，“辨证论治”的内涵由此奠定基础。其最主要的内容是无论“外感”与“杂病”的病证，都不能凝固地、一成不变地看待疾病，疾病的全过程是一个变动的过程。这一主导精神与《易经》一脉相承——“易”者变易也。这一观点又与中医另一个精髓论点“整体观”相结合，外感病之变化概括于“六经”整体之中，“杂病”之变化概括于“脏腑经络”之中。“传变”之论，中医学并不禁锢于仲景时代，到了清代温病学说的形成，发明了“三焦辨证”、“卫气营血辨证”等论，从而对发热性流行性传染病的认识与治疗，从 19 世纪到 20 世纪的前半叶达到世界的最高峰，在抗生素发明之前西医治发热性疾病，与中医之疗效相去甚远也。

实践是检验真理的唯一标准。谁掌握好辨证论治之精髓谁的疗效就好。疾病谱正在日新月异，有深厚的辨证论治理论基础，又有实践经验的中医学者可以通过辨证论治的途径去研究新的疾病并进而治愈之。

有人说无证可辨怎么辨证？这是要贬低辨证论治者最喜欢说的道理。其实所谓无证可辨，引用最多的就是有的人无症状，小便检查有蛋白、红细胞或白细胞，或者血液生化检查数值异常之类。这类病西医能检查出来，但目前似乎仍无办法治愈。我不会进行检查，病人拿来验单我只作参考，我运用辨证之法，却治好一些顽固之蛋白尿患者及尿有红白细胞之患者，治好一些血象异常例如白细胞减少的病人。靠的是什么？靠的是症、脉、舌等四诊合参加以辨证。

从未听说有人问无病可辨的病人怎么治？我几十年来也治疗过一些这类病人，即生化检查一切正常，体征正常的病者。例如在 70 年代某人民医院请我会诊中山大学一教授，经过多种检查，不能确诊是什么病？乃名之曰“厌食症”。病人一切检查正常，就是不想吃饭，吃不下饭与其他食品，乃日渐消瘦，卧床不起，声音低微。经过辨证，我认为他脾胃虚衰，宜大补脾胃，用大剂健脾益气养胃之剂治之，半月许已能行走，不到一月出院矣，到家嘱家人放鞭炮一串，以庆生还。又如我院一女职工，症见头晕，时止时作，发作晕甚，经各种检查不能确诊，我以甘麦大枣汤加减治愈。

西医诊断不明的病多矣，为什么不曰无病可辨?!

最近有文章拟将辨证论治改为辨病论治。我认为不妥，且无此必要。因为这个问题，早在高校二版教材《中医诊断学》中已阐述清楚。辨证论治包括辨病，不排斥辨病，但比辨病高一筹。试阅第五版《中医诊断学》教材 142 页“辨证要点”中提出：①四诊详细而准确，是辨证的基础；②围绕主要症状进行辨证；③从病变发展过程中辨证；④个别的症状，有时是辨证的关键；⑤辨证与辨病的关系。

辨证与辨病的关系中，详细论述了“病”与“证”的关系，并指出：如果说辨证是既包括四诊检查所得，又包括内外致病因素及病位，全面而又具体地判断疾病在这个阶段的特殊性质和主要矛盾的话，那么，辨病不同之点是：按照辨证所得，与多种相类似的疾病进行鉴别比较，把各种类似的疾病的特征都加以考虑，因而对病人的证候进行一一查对，查对的过程中，便进一步指导了辨证，看看有没有这种或那种疾病的特征，再把类似的疾病一一排除掉，而得出最后的结论。在得出结论之后，对该病今后病机的演变，心中已有一个梗概，在这个基础上进一步辨证，便能预料其顺逆吉凶；而更重要的是经过辨病之后，使辨证与辨病与治疗原则与方药结合得更加紧密，以达到提高治疗效果，少走弯路之目的。

辨证——辨病——辨证，是一个诊断疾病不断深化的过程。大学生读的教材对辨证与辨病已论述很清楚，现在要改名辨病论治以取代辨证论治，有什么意义呢？辨证——辨病——辨证这一诊断过程，足以说明：辨证论治可以概括辨病论治，辨病论治不能概括辨证论治。“辨病论治”论者，可能是想引进西医之说以改进中医，因为西医对疾病的诊断至为重要。不知如此一来便把中医之精华丢掉了。

我曾经在某专区人民医院带教，适遇该医院一胎死腹中之患者，妇产科曾用非手术治疗十多日不效，再行手术又怕过不了感染关，邀余会诊。经辨证属实证实脉，乃按常法予平胃散加玄明粉、枳实，一剂，是夜完整排出死胎。医院以为偶中，后数日又入院一患者，邀会诊，经辨证属体虚病实之证，初用养津活血、行气润下之法未效，改用脱花煎亦不效，再予平胃散加芒硝两剂亦不见效。考虑辨证不误，用药不力，后用王清任的加味开骨散一剂，重用黄芪120克，当归30克，川芎15克，血余炭9克，龟板24克（缺药），一剂，下午3时服药，6时开始宫缩，再于8时加艾灸足三里，针刺中极，是夜11时产下一脐带缠颈之死胎。

上述两例经西医诊断同为过期流产，诊断无误，但中医之辨证论治则一攻一补，天壤之别也。

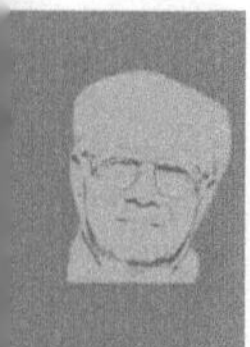

又如曾会诊一车祸青年，颅脑损伤，合并脑出血，经西医方法处理，昏迷不醒已 2 天，我按中医辨证为血瘀内闭。患者不能口服中药，以上病下取之法用桃仁承气汤加味灌肠，得泻下，翌日开始苏醒，共灌肠 4 天，第五天改为口服，仍以桃仁承气汤加减并服安宫牛黄丸，后痊愈出院，未见后遗症。又如我院一位科主任亦遇车祸，未见昏迷，但头晕呕吐，闭目不愿开眼。邀会诊，我辨证为痰瘀内阻，治以除痰益气活血，用温胆汤加黄芪、桃仁、红花之属，后大为好转。上述两例经 CT 与 MRI 之诊断，均属脑挫伤、脑出血，只有轻重及部位之不同，按辨病则两例所用西药相同，但根据辨证用药则大不相同也。

我是内科医生，对妇产科及骨伤科本属外行，既然被邀，只得按中医之辨证论治提出治法与方药，所治得效功在辨证论治之学习也。

或曰这些个别病例，说明不了问题。且看看国家“七五”攻关科研项目——流行性出血热之研究成果。南京周仲瑛组治疗 1127 例，其结果为：中医药组治疗 812 例，病死率为 1.11%，西医药对照组治疗 315 例，病死率为 5.08%（$P<0.01$），中医药组明显优于对照组。江西万友生研究组治疗 413 例，其结果为：中医药组 273 例，病死率为 3.7%，西医药对照组为 140 例，病死率为 10.7%（$P<0.01$），疗效优于对照组。由于时、地、人等有关条件不同，西医辨病为同一种病，但周氏、万氏的辨证论治截然不同。周氏治疗以清气凉营为主，万氏则以治湿祛毒法为主。辨证论治比辨病论治的西医药组效果明显为优。

周氏、万氏的研究，足以说明，时至今日，中医之辨证论治，并非封闭式的。他们把西医之辨病容纳于中医之辨证论治之中，便产生超世界水平的成果。反之，如果以“辨病”取代中医之辨证学说，则中医药学将会倒退，不可等闲视之也。

（1999 年 2 月）

再论辨证论治

有人以为用专方专药治病就不是辨证论治，这是误会。专方专药用在辨证之后，治疗用药有大方、小方、奇方、偶方、复方，专方专药是论治上的取舍。试举例言之。如张锡纯倡用鸦胆子以治痢疾。《医学衷中参西录》卷三曰：“沧州友人滕玉可，壬寅之岁，设教乡村，于中秋下赤痢，且多鲜血，医治两旬不愈。适愚他出新归，过访之，求为诊治。其脉象洪实，知其纯系热痢。遂谓之曰：此易治。买苦参子百余粒，去皮，分两次服下即愈矣。翌日愚复他出，二十余日始归。又访之，言曾遍问近处药坊，皆无苦参子。后病益剧，遣人至敝州取来，如法服之，两次果愈。功效何其神哉。愚曰：前因粗心言之未详，苦参子即鸭蛋（鸦胆）子，各药坊皆有。”先父读其书，不知鸭蛋子为何物，乃去函烦为代购，始知就是鸦胆子。试用之治痢疾多验。方法单用鸦胆子一味，去壳选其子粒饱满完好者（破烂者不取），以滑石粉为衣，治疗痢疾每用二三十粒，开水送吞服，疗效甚佳。我于 30 年代曾患痢疾，服 20 粒，三次而愈，未再复发。粪便中发现有成粒鸦胆子排出。后之研究者认为鸦胆子对阿米巴痢疾有特效。鸦胆子治痢，价廉效高，应予推广。辨证论治进入微观，应是一种进步，不能因此推翻辨证论治。

有人认为要经常转换方药才是辨证论治，这也是一种误解。证变则方亦随之变，证不变则效不更方。当然若对慢性病，服药时间较长，根据患者的证情，加减一二味，亦每每有好处，但治疗之大原则未变。

最近参加一次学术报告会。我校热带病研究所报告其研究成果之后，有人提问用青蒿素治疗疟疾，算不算辨证论治？大概提问者认为疟疾是一种病，治疗用一种药，便与辨证论治无涉。其实不然，热带病研究所研究人员以中医为主体，他们用的是以中医的理论为指导，深入到微观世界进行辨证论治，就算有西医的内容也纳入中医辨证论治的理论体系之中。面对一个疟疾病人，首先辨别是间日疟、三日疟、恶性疟，恶性疟还要辨是不是脑型疟等等。李国桥教授还对脑型疟的患者进一步辨证，抽取病人皮内之血，以有无发现原虫来断定病人的昏迷之轻重，预后之良恶。该成果已被载入英国牛津大学医学院的教科书之中，这是中医发现的辨证方法。至于治疗，他们还有论治之成就。如早期用青蒿素治疗疟疾，复发率很高，最后经研究，七天疗程，便不复发。这一成果为世界卫生组织所肯定，维护了青蒿素的疗效。后来为了缩短疗程，运用中医复方的理论，制成青蒿素复方治疗疟疾的三日疗法，此法已在越南推广应用。据说最近他们又在这一基础上，改进复方，成为一天疗法，即用药一天即愈。这种治法思维源于中医之方剂学理论。又如他们对脑型疟患者原虫发育 26～32 小时，大滋养体期之昏迷，与原虫发育 38～48 小时，裂殖体破裂期昏迷之病人，治法不同。这不就是辨证论治的深化与发展吗?

我校脾胃研究所，多年来应用唾液淀粉酶活性负荷试验及木糖吸收试验，作为脾虚证的客观检查指标，并得到同行的肯定与采用。我们 80 年代承担国家“七五”攻关研究课题——重症肌无力的临床和实验研究。西医认为重症肌无力是神经内科病，我通过辨证理论认为本病乃脾胃虚损之证。除了根据重症肌无力患者 233 例的系统观察，对 58 个中医证候做了频率分析以证明此病属脾胃虚损之外，又采用唾液淀粉酶及木糖吸收试验，以 30 例患者与 20 例正常人进行两项实验同步观察，结果表明患者比值明显低于正常组，经治疗后患者两项指标又明显上升。运用这样的检测试验，证明我的论断不误。

中国中医研究院原院长唐由之教授，以中医的针拨套出术为毛主席治疗白内障，效果良好，受到称赞。他现在研究非手术治疗白内障，需要有一个对白内障病程进退的检测仪器，于是参考地质学检测岩石灰色度的仪器，根据眼科检测的需要制成晶体图像灰度计。这一仪器为白内障的辨证论治添砖加瓦。

中医辨证论治理论与实践将随着时代的发展借助于新科技而不断深入不断提高。千万不能因为有所提高，即拿过来否定中医的理论，把中医学禁锢一百年前的模样。中医与西医一样，正朝着现代化的道路前进。但中医药学必须走自己的道路，走按照自身发展规律的道路。不能走拿西医理论改造中医、以现代化之名去化掉中医之路，否则将成为中华宝贵文化的败家子，成为炎黄子孙的千古罪人！

（1999 年 3 月）

李东垣的科研成果、方法与启示

李东垣的成就反映于《内外伤辨惑论》、《脾胃论》、《兰室秘藏》等书。其中以《脾胃论》最著名，故被誉为脾胃学说的宗师。

若从科学研究角度看李氏的成果，我认为有：①内因脾胃为主论（内伤脾胃，百病由生）；②相火为元气之贼说；③升发脾胃阳说；④甘温除大热说；⑤创立不少有效新方（如补中益气汤、升阳益胃汤等系列名方）。其研究成果从基础到临床影响深远。

“内伤脾胃为主论”提出脾胃内伤与发病关系，是中医病因学说的一大发现，为脾胃学说确立了坚实的基础，为攻克疑难病证找到了新的治疗途径，并为明代李中梓的“脾胃为后天之本”学说开了先河。“相火为元气之贼”说讨论的是“病机”问题，虽然后世议论较多，但验之于临床，有指导作用。脾胃气虚，不但可见阳气不足之证，亦每兼有虚火之证，若只顾补其脾气则虚火更甚，反伤脾胃之气，故李氏一再强调“火与元气不两立”，此火乃病理过程中产生的“阴火”。“升发脾阳”说是治疗大法的一个创新，是总括脾胃内伤所发生的各种病证的治疗大法，临床实践用之效如桴鼓。“甘温除大热”法是对伤寒与热病等外感发热病的一大补充，也是一项了不起的科研成果。

李氏的研究首先取得突破的是内伤可以发热，不仅阴虚可以发热，阳虚也可以发热，而且可以发高热。对阴虚生内热、阳虚生外寒的经典论点，是一个突破。1247 年发表第一本论著《内外伤辨惑论》，评述内伤发热之理及内伤与外感发热的鉴别。其次论及饮食劳倦问题，已涉及《脾胃论》的部分内容。这是第一阶段成果。李氏在不断临床过程中，吸取《内经》、《难经》、《伤寒论》之精华，并深受其师张元素脏腑辨证学说的影响，对一生临床实践所得，进行系统的总结提高，上升为理论，于1249 年发表第二本论著《脾胃论》。

李氏脾胃学说的成就，不是偶然的，是特定的历史条件下产生的。①李氏生于金元时代，连年战争，人民长期处于饥饱失常、忧思、劳役等水深火热之中，其所生之疾病与和平年代不同。李氏认为饥饱失常、忧思、劳役均致脾胃受伤，于是有脾胃受伤诸病由生的病因论的创立。②《四库全书总目提要》说：“儒之门户分于宋，医之门户分于金元”。宋代儒家在哲学上有唯心论与唯物论的学术争鸣，到金元时代引发医学学术的争鸣。这是李东垣敢于创立新学说的文化背景。李氏能创立众多名方则是受张元素“运气不齐，古今异轨，古方今病不相能也”的创新思想的影响。

根据上述，可否说李氏科研之所以成功有如下之特点：①继承《内经》、《难经》及《伤寒论》的系统理论；②接受张元素脏腑辨证论治及创新思想；③从实践中掌握当时疾病的特点，理论与实践紧密结合，创立新学说。

李氏的一生是医疗实践的一生，也是研究脾胃学说的一生。李氏成功的研究，并非采用现代实验研究的方法，而是中医学的传统研究方法，即：继承前人的理论——进行临床实践——总结提高——创立新论。临床实践是传统研究的最重要一环，在继承前人理论的指导下，诊察病人，治疗病人，给病人以治疗信息，进而收集病人接受治疗后反馈的信息，如是循环往复，总结提高上升为理论，以修改、补充前人的论述。

能否说李东垣的科研方法符合今天所讲的“信息论”的研究方法？如果说传统的科研方法，是信息系统的研究方法，我们就会从一个新的角度去认识中医的传统科研方法之所以能够取得巨大成果的原因。传统的科研方法，与 DME、医学统计学等方法相结合，再加上无创伤的检测方法，如我校脾胃研究所创用唾液淀粉酶活性试验、木糖吸收试验及胃肠电等，尽量从人体上进行科学实验，走自己的路。当然，我不反对动物实验，但动物实验不应成为科研的唯一标尺，不能事事要老鼠点头，才得到承认。人和其他动物差别是巨大的，特别是七情发病的动物模型，造模几乎是不可能的。又如艾滋病毒存在于猴子体内已久，但是在同等病毒的承载下，人体会发病，而猴子却无事。

发扬李东垣的科研精神，与新科技相结合，在中医现代科学研究上走自己的道路，我们就会在医学科学领域走在世界的前头。

（1999 年 3 月）

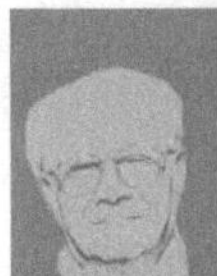

李东垣学说的临证体会

李东垣的成就在“李东垣的科研成果、方法与启示”一文中作了概括的介绍，兹略谈个人对李氏学说的学习与临证体会，以就正于同道。

李氏的“内因脾胃为主论”源于张仲景的“四季脾旺不受邪”，是对仲景理论的发展。运用李氏脾胃论治的理论，治疗的范围比较广泛。就西医系统而言，不仅可治消化系统疾病，对循环、呼吸、泌尿、血液、内分泌及神经系统的多种疾病，都有采用治脾胃而收到良效的例子。

如我对冠心病治疗，就是受到李氏脾胃学说的影响，认为心气之所以虚，与脾虚有莫大之关系，所以我对冠心病的辨证论治，并不如一些人提出的单从血瘀论治，而提出痰瘀相关之说。在临证中逐步形成对冠心病的认识：冠心病是本虚标实之证，本虚在心阳心阴之虚，而广东所见，更多的是心阳虚。治心阳虚，宜益气除痰。

仲景论胸痹的瓜蒌薤白白酒汤以下七方都以祛痰湿为主，其中人参汤即理中汤，乃治脾胃病之名方。所以我治冠心病最常用的方为温胆汤合四君子汤。标实在于痰与瘀，痰瘀相关，而以痰为主（至于心肌梗死则往往以瘀为主）。脾为生痰之源，治痰亦须治脾也。

慢性肾盂肾炎患者往往反复发作不愈，我每用四君子汤加珍珠草、小叶凤尾草及百部、桑寄生等药，能收到满意效果。其所以反复不愈者乃脾虚故也。

重症肌无力，西医属神经系统疾病，按中医理论我认为是脾胃虚损之证，用补中益气汤加味，重用黄芪、五爪龙而取效。

血小板减少性紫癜，我常用十全大补汤去肉桂加花生衣，亦重用黄芪（每剂30克或30克以上），收到较好的效果。

曾治一闭经之女同学，辨证属脾虚，乃用健脾方药加蚕砂12克，三剂而经通，通后未再闭。随诊之西学中学员，曾怀疑我的治法不合妇科常规，与同学议论此案，后求解惑。我说：《儒门事亲》有方用蚕砂四两，炒黄，入酒煮沸，澄去砂，每服一盏，以治月经久闭。此案之治既有对症之方，又有对病之药也。

相火为元气之贼说，虽然受张景岳批评，但指导临证往往有效。其实此说亦源于仲景之半夏泻心汤、生姜泻心汤等方而上升为理论。凡胃痛属脾虚而有灼热感，或脉弦数者，我喜用四君子汤加黄连、吴茱萸。黄连与吴茱萸药量比例，因虚火程度而有所偏重，灼热甚者可更加黑山栀、黄芩之属。慢性结肠炎亦多脾虚证，我喜用四君子汤加黄连、木香。木香与黄连之比例，亦因虚火程度而有所偏重。

近年治疗重症肌无力，对“壮火食气”有较深刻的体会。黄芪性甘温而非辛燥之药，但用之过重，亦助相火，有些病人会有咽干有如感冒之证候，疗效反不佳。个别病人甚至不能用黄芪，此亦“相火为元气之贼”故也。

“升发脾阳”乃东垣在治法上的一大发明，为治疗不少疑难病证找到了办法。例如对子宫脱垂、胃下垂、腹股沟疝，用补中益气汤（据病证加减）往往取得满意的效果，其中黄芪须用30克或30克上。曾治一40岁男子阳痿证，查其起因，不由房事过度，伤肾而起，乃由工作负担重，再加好打网球，有时一天达数小时，诊其唇色黯黑，舌胖嫩，苔白，脉虚，符合李东垣所谓“忧思劳累，脾胃乃伤”之说。由脾阳虚，损及先天之肾，故以补中益气为主加补肾药数味，调治大半年逐渐好转痊愈，随着阳痿好转，唇色由黯黑渐转红活之色。唇乃脾之外候也。

又治一冠心病患者，已作心导管造影，多条血管变窄。患者乃杂技演员，不能登台表演，已两年。诊其舌胖嫩，苔白，脉虚大，倦怠，声低，心悸，气短，胸闷，胸时痛。一派脾气虚之象，因劳累过度及精神负担重而伤及心脾所致。治则大补脾气以治其心，选补中益气汤加活血除痰药，治两年而继续登台表演，随访至今已愈矣，惜未再作心导管造影。

甘温除大热，我于1990年在《新中医》第12期发表《甘温除大热》一文论之甚详，文中除了引用我和我校黎炳南教授之个案外，还引用了《中医杂志》1990年第8期《甘温除大热的理论与实践》一文的8位专家的10例病案，以充分肯定“甘温除大热”不是虚言。

1999年2月，我校第一附属医院急诊室收治一例体温40℃高热患者刘某，民工，32岁，在市某医院小产，行子宫切除，继发败血症，经抢救二十多天热退出院。早上出院夜晚复高热，收入附院急诊室。经用多种抗生素（包括进口新药）、激素及中药清热凉血之剂，治半月后高热仍在39℃～40℃之间。曾进行疟疾、骨髓等各项检查均阴性，血象亦不高。后用参麦针滴注，口服补中益气汤加减，两剂，第三天热退，再观察数天未见发热而出院。

（1999年4月）

温病学说今后之展望

“温病”一词，马王堆出土之帛书《导引图》已有“引温病”的记载。《内经》有《热论篇》，仲景根据《素问》：“热病者皆伤寒之类也”，而名其著作为《伤寒杂病论》。从此千百年来对外感热病的辨证论治，以《伤寒论》为宗师。自金元以降，有“六气皆从火化”（刘河间）之说，又有古方不能治新病（张元素）之论，宋代《和剂局方》这一官颁药典多用温热之剂，医界治病多用温药，流弊不少，因此治发热性疾病开始有寒温两派。明代吴又可独树一帜，提出瘟疫多于伤寒十倍，遂开温病学说之先河。清代叶天士集前人之大成加上他有丰富的临床经验，创造了温热之论。对病因病机提出“温邪上受，首先犯肺，逆传心包”说，辨证论治以卫气营血为提纲，遂与伤寒派寒邪自皮毛而入，沿六经而传变之旨大异。温病学说至叶氏开始自成体系，脱离《伤寒论》之藩篱，再经吴鞠通之《温病条辨》与王孟英之《温热经纬》之补充整理，温病学说乃进入成熟时期。当然吴氏主张三焦辨证，与王氏强调卫气营血辨证有所不同，此外还有薛生白等名家之论，各有发明，但终未有学者全面地加以统一，成为一个完整的学科，使后之学者有多歧之患。但温病学派已经形成，虽屡受经方家的批评，讥为果子药派，而温病学说之流行已不能遏制了。笔者于1956年在《中医杂志》刊载的《温病学说的发生与成长》中，根据历史唯物主义的观点及临床现实认为：“从发展的观点来看，温病派是在伤寒派的基础上向前发展了的，可以看成是伤寒派的发展。但假如认为既然发展了……便可以一笔抹杀了伤寒派，取消了伤寒派的经验——方与法，那是错误的。同样认为温病派微不足道，杀人多于救人，而一笔抹杀了温病派数百年来的治疗经验，也是不对的。”这一观点受到医学家时逸人先生之赞同，南京中医进修学校《温病学新编》之首肯。伤寒派与温病派之斗争开始暂息。当然坚持己见者亦有之，笔者最近收到广东梅县一份老先生之来书，认为中医学术在下降，其主要原因乃因中医学院把温病课列入教材所致，要求改革之心情甚为急切。这是百家争鸣，见仁见智，未可厚非。事实上温病学说对《伤寒论》作了许多发扬，乃仲景之功臣，是清代中医学术上一大成就，这是中医界绝大多数同道的共识。

20世纪60年代以来，在中医学术界酝酿着把寒、温两派统一起来，笔者于1970年写成《中医发热性传染性疾病的辨证论治》（见《中医学新编》），试图将寒、温学说合一炉而共冶，不过限于篇幅，写得比较粗。我认为这是个方向，于1981年拙作《学说探讨与临证·外感发热病辨证刍议》又把这一问题再提出来，并加以补充修正。寒温统一到底以什么法统一辨证？这一问题80年代成为讨论的中心，北京中医学院学报曾就此问题展开了辩论，见仁见智，未有定论。根据近三四十年治疗乙脑及其他传染病的报导，特别是重庆中医研究所卫气营血辨证之研究报道，认为卫气营血辨证对传染病及感染性疾病是可行的。我认为卫气营血辨证仍有不足之处，故可以以此为基础吸收部分伤寒六经辨证及吴鞠通三焦辨证就较为完整，故于1988年在《实用中医诊断学》一书中提出统一辨证方案。

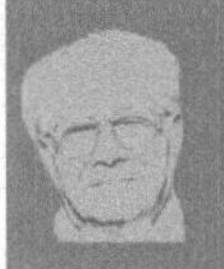

江西万友生教授对此问题与我同感，并作深入之研究，1988年，写成《寒温统一论》（上海科技出版社出版），又于1989年由重庆出版社出版了《热病学》一书，他主张以八纲统一寒温辨证，这又是一个统一的方案。

从近年科研成果来看，南京中医学院周仲瑛教授等以卫气营血辨证为主结合三焦与六经辨证，治疗出血热812例，病死率为1.11%，西医治疗组315例，病死率为5.08%。江西中医学院万友生教授等以寒温统一辨证，治疗出血热273例，病死率3.66%，西医组治疗140例，病死率10.71%。两院之研究其疗效均明显高于西医组，经统计学处理有明显性差异。从辨证角度看，同属出血热病，按中医辨证论治之精神，治法各异，南京偏于清，江西偏于温，因江西之出血热多湿证故治疗强调“治湿不远温”。这一事实说明，同病异治是中医辨证的结果，那些认为中医治法不能重复者，往往是自己没有掌握中医之诊法与辨证之故。

有人说抗生素发明之后，中医治肺炎便失去优势了。但成都中医学院附属医院与成都市中医药研究所协作制成的“解热毒注射液”，采用随机单盲观察小儿肺炎200例，“解热毒”治疗组与青霉素、氨苄青霉素等抗生素及病毒唑、穿琥宁对照组作对比，各项主要临床指标均优于对照组，早期痊愈率比较，治疗组为98.73%，

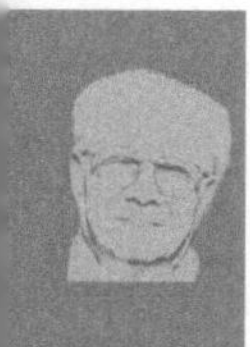

对照组为77.55%（$P<0.01$），有非常显著性差异。更为重要的是经毒理实验和临床使用均表明此药无毒副作用，具有良好的发展前景。

重庆市中医研究所1980年研制成功养阴增液中药大输液，应用于临床防治内科急症，收到较好的临床效果。该制剂就是以增液汤全方按现代工艺配成10%的注射液。经临床及实验研究，结果提示：本制剂有明显改善微循环的作用，有明显的抗炎作用和解热作用；有明显调整体液免疫功能的作用，本药内含符合生理要求的微量元素多种；是一种安全、有效、无毒副反应的大型输液剂。

由此可见，中药改变剂型，移植西医静脉给药之法，会大大提高温病的疗效。

展望温病学的将来，我有几点不成熟的看法：

1. 中医学是综合性的科学。它重视宏观，重视整体，重视动态观察，重视具体问题具体分析。温病学亦不例外，必须保持这些特点，发扬这些特色，温病学应加强结合运气学说之研究。我过去错误地认为运气学说是玄学，现在应该重新认识，希望有人能利用天文、气象、生物、物理、化学等多学科的最新的成就去研究传染病的流行病学与发病机制。这一研究一定会产生新的边缘学科。

2. 引进西医的分析科学方法进行辨病，在准确辨病的基础上，按中医寒温辨证的理论与方法，进行辨证，实行辨证-辨病-辨证之方法，从而摸索出各个病证的规律，写成包括发热性、传染性、感染性疾病的《发热病学》。到那时，就可以不再用《伤寒论》与《温病学》去教育学生了。但此工作不是十年八年所能完成的。中医院校学生今天还必须学习《伤寒论》与《温病学》。我主张把《伤寒论》扩大为《伤寒论学》即把自仲景之后一些伤寒名家的理论与见解统编入教材中，使之成为一门现代的课程，不单只教学生以仲景原书。

3. 论发热，除外感发热一大类之外，还有内伤之发热，这是中医学一大特色。这是西医学至今未有而中医领先的伟大成就。“甘温除大热”之说倡于金元时代，距今已六七百年了，许多中医怀有瑰宝而不自知，这是非常可叹的事啊！用甘温如参、归、术、芪之类治疗39℃～40℃之高热，这是中医之绝唱，可惜能掌握此技者尚少耳！故应大大加以发扬、提倡与普及。因此在《发热病学》应加入“内伤发热”的内容，其中包括阴虚发热、阳虚发热、阴阳俱虚之发热。这样一来这本巨著，自宏观到微观，从外感到内伤，从寒到温，从中到西，都包括无遗了。企望我这一建议，能为人们所接受，有学者去实行，这是笔者的万幸。

（1990年11月）

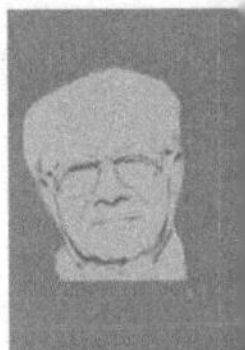

不　　孕

不孕的原因比较复杂，除了先天性生殖系统发育不全及畸形等难以治效者外，辨证论治有时能收到效果，下面谈谈我的体会。

1. 祛瘀法

凡月经不调，或并无症状而舌脉有瘀征者，我每用王清任之少腹逐瘀汤治疗，有一定的效果。王氏说：此方治少腹积块疼痛，或疼痛而无积块，或少腹胀满，或经血见时，先腰酸少腹胀，或经血一月见三五次，接连不断，断而又来，其色紫或黑或块，或崩漏兼少腹疼痛，或粉红兼白带，皆能治之……更出奇者，此方种子（即能怀胎）如神，每经初见之日吃起，一连五付，不过四月必成胎。《医林改错》还举了一个六十老翁之妾服此方得子之病例。少腹逐瘀汤处方为：小茴香7粒（炒），干姜0.6克（炒），延胡3克，没药6克（炒），当归9克，川芎6克，肉桂心3克，赤芍6克，蒲黄9克，五灵脂6克（炒），水煎服。王氏此方不能说百分之百有效，只适宜于有瘀证之不孕。友人何氏其妹在天津某学院任教，结婚六年未孕，身体健康尚可，月经时有不调，问治于予。考虑可能瘀血为患，乃书王氏少腹逐瘀汤予之，小茴香用2克，炒干姜用3克，另加生地9克。为什么加生地，因未见患者，不知其属寒属热，故加生

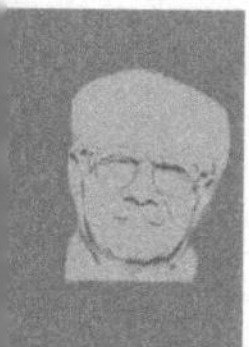

地养血活血并制肉桂之温燥。用少腹逐瘀汤凡舌上少苔、舌质偏红者，我常用生地以易肉桂心。患者服药十剂后得孕。本方对痛经、慢性盆腔炎有效，习惯性流产之属瘀者、少腹肿块（良性肿瘤）等亦有一定的效果。

2. 补虚法

辨五脏之不足，用补法以治不孕，亦是常用方法，也是一般医者习用之方法。我曾治一李姓患者，先是阴道有隔膜，经手术治疗，发现双子宫，手术者告诉患者，隔膜虽除，但不易受孕。来诊时已婚10年未孕。诊其面色白，唇淡，舌嫩苔白，脉虚迟弱，拟补脾肾为治。处方：党参12克，黄精15克，巴戟9克，枸杞子9克，淮山药15克，云茯苓12克，羊藿叶6克，仙茅6克，黄芪12克，甘草6克。隔日一剂，共服六剂，受孕，约七个半月早产一女婴，重1.7千克，住温箱40天，后发育如常，聪慧可人。

3. 温经活血法

《金匮要略》之温经汤，为温经散寒，养血祛瘀，调经种子之名方。曹颖甫认为："此为调经总治之方，凡久不受胎，经来先期后期，或经行腹痛，或见紫黑，或淡如黄浊之水，施治无不愈者。曾记寓华庆坊时，治浦东十余年不孕之妇，服此得子者六七家。"20世纪60年代解放军157医院将本方制成丸剂，治月经病及不孕症，收到较好的效果。

（1988年11月）

咳　嗽

咳嗽是最常见的、比较易治有时又极不易治的一种病证。说它易治，如感冒咳嗽，按四时感冒辨证论治不难治愈。说它难治，除了如肺结核、肺癌等难治之病有咳嗽之外，有时外感咳嗽治疗失当，或不注意禁口（如咳嗽初起饮了鸡汤、猪肉汤之类）往往二十多天以至一二月不愈。还有些医者过早使用收敛止咳之药，致患者咳嗽不畅，痰更难出，迁延难愈。对于饮食腻滞之久咳，除了根据辨证论治处方用药之外，我喜加用芒果核（10 克）或莱菔子（10 克）予以消导治其标，标本兼治咳嗽可愈。

“形寒饮冷则伤肺”，故咳嗽禁忌过食生冷，虽或肺有风热者亦不宜饮冰、食冷藏之食物。过食生冷之咳嗽，治应兼予藿香、生姜、苏叶之类温化之品。我还发现有些肺虚或寒或平素体弱的咳嗽患者，贪凉而睡卧竹席，致肺部受凉而引起哮喘，应即告知改睡草席，辨证用药之外兼予艾灸肺俞、足三里治之。

有些难治之咳嗽，由于不注意天时与地理，亦难得辨证之要领。如暑热天之咳嗽，应加清暑之药（莲叶、扁豆花、西瓜皮之属），秋天咳嗽，要加润燥之品（桑叶、沙参、玉竹之类）。燥有凉燥与温燥之别，应向《温病学》中吸取治法。广东人于秋冬季节到北京等北方地带，往往住上七八天之后，不论有无外感，初则喉干，继而咳嗽，对于这种咳嗽非润肺燥不行。南方卑湿，北方干燥，再加上暖气设备使空气更加干燥，肺津易伤，故非加润燥之品不可。凡治咳嗽，只知消炎而不分天时、不知地理者，难治此等咳嗽。我近几年凡到北京而时在深秋以后，停留时间超过六七天者，必服六味地黄丸（每天 9 克），能收到预防喉干引致咳嗽之作用。

肺气肿之患者，咳嗽屡作，有些病例除痰而痰不减，止嗽而嗽不已，颇为棘手。我认为肺气肿者其肺必虚，绝大多数患者舌质嫩而有齿印，或脉大而无力，乃肺脾两虚所致。我治此病，喜用四君子汤加五爪龙，培土生金以治其本，合三子养亲汤顺气除痰以治标，若气喘者重加鹅管石以降逆气，再根据寒热兼夹加减用药，久治有效。五爪龙即五指毛桃根，有南芪之称，此药性味和平，益气而不提气，扶正而不碍邪，虽有外邪亦不忌。肺气肿病人，交秋之后于病情平稳之时，每周或半月炖服人参 10 克一次以增强体质，如此行之数年，可望根治。

古人说：“五脏六腑皆能令人咳”，40 年前余云岫之流，用以嘲笑中医不明咳嗽之病位在肺，岂知咳嗽不仅是肺的毛病，它与全身脏腑疾病有关，这正是中医高明之处。人类疾病层出不穷，能根据中医系统的理论，多加观察、思考与实践，自有所得。

（1986 年 11 月）

砂糖外敷治溃疡

对于褥疮所致溃疡，我比较主张用白砂糖外敷法治之。其方法是：把砂糖铺填满溃疡面，并使之稍堆隆起，然后用胶布条叠瓦式封贴好，三五天后，待砂糖溶化，封贴之胶布表面按之出现波动感即可换药，再用砂糖如法敷之，直至溃疡面愈合。

广州市编的《科技动态》（1989 年 22 期）曾刊载《国外用砂糖治疗术后感染》的信息："手术后的伤口常常发生肿脓和感染，通常多采用抗生素治疗，但往往产生副作用，例如菌群失调。法国巴黎比夏医院试用普通砂糖填塞患者创口，已取得明显疗效。……下肢慢性溃疡，长期难以愈合，这是由于下肢血液供给较差所致。有人试用砂糖来覆盖溃疡面，同样也取得很好疗效。"

法国研究人员认为："砂糖之所以能治好溃疡，是因为糖所造成的高渗压能把创口中细菌的水分吸出，从而使细菌处于脱水状态；糖还可以阻碍细菌接近毗邻的营养物。不过砂糖疗效的这种解释还在争论中。"

信息没有注明是什么时候发现的，是他们发现的还是引用别人的经验。其实用单味砂糖治疗下肢慢性溃疡，早在 60 年代末期，我院一位进修学员已作过经验介绍。我于 70 年代初期在广东新会县巡回医疗时，已有试用砂糖治愈慢性溃疡一例的经历。患者为生产队长，数月前因高热住院，滴注正肾素渗漏以致下肢慢性溃疡，溃疡在右膝内侧之下，面积约 2 厘米 ×2 厘米，形如漏斗，已看见大隐静脉，数月未愈。取砂糖满盖溃疡面，外用叠瓦式胶布贴紧，三日后溃疡已变小变浅，再敷一次白砂糖遂愈，时间不过 10 天。

用砂糖作药治疗溃疡，就我所知起码有百多年历史。清代名医王清任生于公元1786～1831年，他的名著《医林改错》就有用砂糖作药的方剂。方名“木耳散”，本方“治溃烂诸疮，效不可言，不可轻视此方。木耳一两（焙干研末），白砂糖一两（和匀），以温水浸如糊，敷之缚之。”

当然，从现在来看，如果一味砂糖有效，似比加木耳更方便。能进行对照组实验，则结论会更确切些。据《中药大辞典》木耳条，临床报道用于创面肉芽过剩，取平柔、肥厚而无缺损的木耳，用温开水浸透胀大后，酒精消毒，伤口及肉芽用盐水清洗消毒后，将木耳平贴于肉芽上，纱布包扎，约三四天拆开观察一次，治疗2例，均于3天后痊愈。木耳疏松易收缩，吸水性强，能将肉芽中大量水分吸收，使肉芽开始干萎；加之木耳干燥后，收缩皱凸，给予肉芽均匀压力，使肉芽过剩部分退平，上皮细胞随着向中心生长，伤口易于愈合。可见木耳还有另一作用。

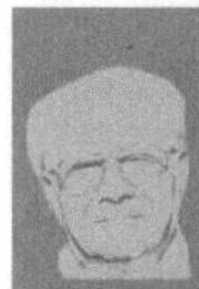

对于白砂糖能抑制细菌的生长，缺少临床经验的年轻医生往往半信半疑，他们在使用砂糖外敷溃疡面时，会同时加入抗生素类药，但往往适得其反，愈合过程反而减慢了。慢性溃疡，局部辨证应为虚损之证，主要矛盾在于正气衰败，气血亏虚，复生不能。抗生素治疗，毕竟是攻伐之法，正气受伐，生机不旺，肌肤怎能复生？砂糖之作用，重点不在于抑菌，而在于给溃疡面有一个营养的环境，这符合中医扶正祛邪的法则，故能生效。

对于慢性溃疡的清创排脓问题，我亦有不同的看法。对慢性溃疡面过度地清洗清刮，脓液是给排掉了，但新生的组织亦会被清掉，创口会再次受损，并存在重复感染的可能，所以我认为，过度的清创排脓是不利于慢性溃疡的愈合的。当然，中医疮疡科有“成脓勿留”之说，这是指当疮疡成熟时，脓液已成，则应让其穿溃，将脓液排出，消除肿胀疼痛，有利于脓腔的缩小，使疮疡转愈。但对于慢性溃疡，日久不愈之阴疮，亦有“脓能生肌”之说。因为此时病证已不是热毒实证，而已转化为虚损之病，治疗重点亦应从攻邪转移到扶正、内托生肌上来。

（1989年12月）

黄芪之妙用

清代王清任善用黄芪，我师其法，用之得当，确有奇效，试作归纳，介绍如下。

1. 陷者举之

重用黄芪以升陷，其适应证为脏器下垂（如胃下垂、子宫下垂、脱肛、肾下垂等）、重症肌无力、肌肉痿软、呼吸困难、眩晕等属气虚下陷者。以上诸症皆因气虚下陷，升举无力，致使脏器提升不起而下垂；或清阳不升，诸阳不能汇于巅顶而眩晕；或宗气不充而难司呼吸出现呼吸困难；或肺气难支，吐故纳新受阻，朝百脉之职难司，四末失养而肌肉痿软无力。

胃黏膜下垂者可用四君子汤加黄芪 30 克，再配枳壳 3 克以反佐，一升一降，升多降少。所以要用枳壳反佐，因胃属腑主受纳，胃气以降为顺，虽然黏膜下垂需升，但胃气需降，故重用黄芪补气升提以治黏膜下垂，而反佐枳壳以顺应胃气以下降，以促进胃黏膜之复原。

治脱肛，内蒙古《中草药新医疗法资料选编》载方用黄芪 120 克，防风 9 克。此方实出王清任治脱肛之黄芪防风汤。王氏方：黄芪四两，防风一钱。李东垣认为：防风能制黄芪，黄芪得防风其功愈大，乃相畏而相使也。可见王清任之黄芪防风汤实源出于东垣，防风之分量不宜多用。此法治脱肛的确有效。

子宫脱垂，治以补中益气汤加首乌。加首乌之意，一者在于引经，二者因胞宫冲任所系，全赖阴血所养，气得血养，血得气行，气血充和，冲任得调，所系之胞宫则能复其原位。若能配合针灸，加强冲任之调理，则取效更捷。

重症肌无力，治以强肌健力饮，此方为自拟经验方，亦重用黄芪为主药。重症肌无力证候较复杂，除眼睑下垂外，可有复视，吞咽困难，构音不清，四肢无力，重者呼吸困难，大气下陷，危及生命。我认为该病的最大特点是肌肉无力，因脾主肌肉，故此是脾胃气虚之证，并由虚至损，且与五脏相关。治疗上紧抓脾胃虚损这一病理中心环节，重用黄芪以补气升陷，同时针对兼夹之证调理五脏，重补脾胃，以运四旁，促病痊愈。

2. “升”者平之

此处言“升”，血压升高也。高血压一病，肝阳上亢者为多，临床上多使用平肝潜阳、降逆息风之品，但亦有不效者。我治疗气虚痰浊型之高血压者，则重用黄芪合温胆汤以治之。据《中药研究文献摘要》所载日本寺田文次郎等报告：“与其他六种可以注射的降血压制剂比较，证明黄芪的作用强大。虽然有的药剂可使血压有持续性下降的作用，但此种药剂大量使用后，可使动物衰弱。”这一结论，从药理研究角度支持了重用黄芪可以降压。此外，我赞同以下的论点：血压之所以升高，是身体自我调节的一个信息，是内脏阴阳失调的结果而不是原因。当然，高血压经久不愈，进一步可引起心脑肾之病变，西医正因为注意高血压对心脑肾病变的影响，故以动脉血压指标作为辨病诊断的根据，作为治疗的对象，而千方百计地寻找降低血压之药品。近年有些学者，从辨证论治的角度，重新评价这个观点，认为血压升高的原始动因是血流供求的不平衡，其中尤以心脑肾为重要。这三个器官血流需求量很大，当心脑肾血流供求不平衡，发生血压升高，升高血压对维持上述器官的血液供求量方面起着特别重要的作用，而血压长期升高的严重后果，也主要表现在这三个重要器官血流供求矛盾的严重脱节。既然血压升高的深一层本质是血流供求的不平衡，而血压升高本身，又是体内为着克服此种不平衡的代偿反应的努力还不尽善和不成功，于是才有导致血压升高的血管反应持续存在。血压升高并不纯粹是消极的病因病理破坏，不应当是治疗压制的对象，它被看成是治疗的服务对象和依靠对象。治疗若从帮助改善血流供求关系，帮助血压升高所要去实现的调节反应，因势利导，促其成功，则不需要再有高血压反应的持续激起。这一论点正道出了治气虚型高血压重用黄芪，就在于调节脏腑阴阳之平衡，改变“重要器官血流供求矛盾的严重脱节”的局面，促使“血压升高的血管反应”缓解而达到降压之效果。这就是重用黄芪以降压之机理所在。

对于高血压危象，我常用针刺太冲穴（双），重用泻法，留针三四十分钟，根据情况一天1~3次治疗，并加服中药，多数取得较满意之疗效。中医治疗中风之针刺疗法，往往就因能疏通经脉，平调气血阴阳而调整血压，收到迅速治疗的效果。这亦是上述机理的有力佐证。

怎样解释黄芪降压与升陷之理？有人会想到中药往往有“双向作用”，故黄芪又能升提又能降压。如何掌握升降之机？我的体会是：黄芪轻用则升压，重用则降压。为什么药理研究只得一个降压的结果？因为动物实验都是大剂量用药进行研究的，所以得出降压的结果。我治疗低血压症，喜用补中益气汤，方中黄芪的分量不超过15克。治疗气虚痰浊型高血压，我喜用黄芪合温胆汤，黄芪分量必用30克以上。诚然，论方剂补中益气汤除了黄芪之外还有柴胡与升麻，可使升提之力倍增。在重用黄芪降血压时亦可加潜阳镇坠之品，效果当然更好，但不加镇坠药亦有降压作用，这是可以肯定的。曾会诊一中风患者，偏瘫失语而血压偏高，辨证为气虚血瘀之证，处方以补阳还五汤，黄芪照方用四两，该院西医生对黄芪四两有顾虑，拟加西药降压，晓之以理，照方服药后血压不升反降，乃信服。

虽说黄芪重用可以降压，有证有据，但黄芪仍然是益气升阳之药，这一点不可不加以注意。如果辨证为肝阳上亢或有内热之高血压亦想用几两黄芪以降压，则犯“实实之戒”了！慎之，慎之。由此可见，药理学之研究目前尚未能为我们解答全部之问题，仍须辨证论治。

3. 攻可补之

张锡纯认为，黄芪之升补，尤善治流产崩带。但重用黄芪可下死胎，这是我的经验。死胎之于母体，已转变为致病之物——“邪”，病属实证。自宋代以来，妇科方书，下死胎习用平胃散加朴硝。平胃散是健运胃肠湿滞的主方，苍术猛悍为健运主药，厚朴、陈皮加强行气燥湿之力，加朴硝以润下。前人认为，“胃气行则死胎自行，更投朴硝则无不下矣。”明代以后，《景岳全书》提倡用脱花煎催生与下死胎，此方以行血为主，兼用车前、牛膝以利下。平胃散着眼于气滞，脱花煎着眼于血瘀。

我曾治一气阴两虚之胎死腹中之患者，初用平胃散加芒硝，并配合针灸，后用脱花煎，皆因药证不符而未效，再经仔细辨证，借用王清任治产难之加味开骨散，重用黄芪120克，外加针灸，1剂而死胎产下。开骨散是以宋代龟甲汤加川芎而成，明代又名加味芎归汤，此方重用当归、川芎以行血，龟板潜降，血余炭引经而止血，本方不用攻下药和破血药，故明代以后多用以治难产。清代王清任认为，本方治产难有效有不效，缘于只着重于养血活血忽视补气行气，故主张在开骨散的基础上，重用黄芪以补气行气，使本方更臻完善。此例何以用加味开骨散取效？缘患者妊娠八月，胎动消失七天，诊其舌淡嫩，剥苔，脉大而数，重按无力，更兼问诊知其妊娠反应较甚，呕吐剧烈，食纳艰难，致使伤津耗气，病虽实而母体虚，本不任攻下，故用平胃散加味和脱花煎无效。傅青主指出：“既知儿死腹中，不能用药以降之，危道也；若用霸道以泻之，亦危道也。盖生产至六七日，其母之气必甚困乏，乌能胜霸道之治，如用霸道以强逐其死子，恐死子下而母亦立亡矣。必须仍补其母，使母之气血旺，而死子自下也。”实践证明，傅氏这一论点是正确的，为下死胎另辟路径。傅氏主张用疗儿散治之，我用加味开骨散取效，可算异曲同工。当时龟板缺货未用。此例说明重用黄芪可下死胎。这是寓攻于补之法也。

4. 瘫者行之

对于偏瘫、截瘫等属于气虚有痹者，补阳还五汤是一张特别著名的效方。它出自王清任的《医林改错》。张锡纯虽然批评了王氏对于治疗半身不遂过于强调阳气不足之说，认为痿证有虚也有实。补阳还五汤用之要得当。但张氏不能不说：“补阳还五汤其汤甚妥善也。”我曾用此方治疗各种脑血管意外后遗症属气虚血瘀之偏瘫者，都有不同程度的疗效，有恢复五成的，也有恢复八九成的。

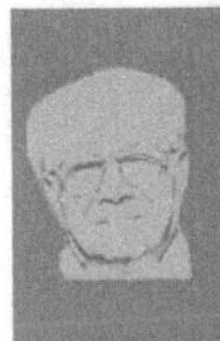

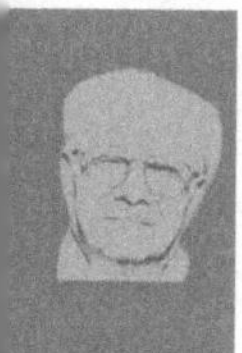

曾治一例严重截瘫之女性青年，就诊时已卧床数月，两腿消瘦，自膝下皮包骨头，需人搀扶起坐，坐亦不能持久，我乃用补阳还五汤加减治之，黄芪初用120克，最大量时用至200克，服药八个多月，并经艰苦锻炼，已能扶一拐杖缓慢行进，一年后参加工作，两年后能去掉手杖跛行，后结婚生一子。

我体会使用补阳还五汤需要注意两点：一者辨证须是气虚血瘀之证；二者黄芪必需重用至120克，不宜少于60克方效，其他药量也可略为增加，但决不能轻重倒置。

5. 表虚固之

李东垣认为，黄芪能补三焦又能实卫气。卫气者，温分肉而充皮肤，肥腠理而司开合者也。“实卫”就是“固表”。自汗一证，玉屏风散为疗效确切的名方。我体会此方不但治自汗，一些盗汗属气虚者亦适用。为了方便，常用汤剂，其分量为：黄芪12克，防风3克，白术15克。防风用量少于黄芪，白术的量是黄芪与防风的量之和（其理见“玉屏风散”）。治自汗盗汗兼阴虚者，我喜用玉屏风散加生龙骨、生牡蛎各30克，或加浮小麦、糯稻根各30克；若汗出特多者加麻黄根10克。

治疮疡烂肉，黄芪也是一味重要药物，曾会诊一患者，腋下肿瘤摘除之后，伤口久不愈合，不断渗液，一天要换多次纱布。用补益气血之剂重用黄芪30克后渗液减少，不到半月而伤口愈合，此黄芪内托之功也。小儿疮疖，逢夏则发，此伏彼起，实不少见，亦甚棘手。一军医小孩，自两岁开始，夏季疖疮发作，用抗生素稍好，稍好又发，反反复复，此伏彼起，至交秋乃愈。如是者三年，乃求助于余，时正六月，小孩满头疖疮，人虽不瘦而面黄唇淡，舌胖嫩，苔白，脉细，此正气虚不能抗御病邪所致，拟扶正祛邪，标本同治。处方：黄芪、皂角刺、青天葵、野菊花、浙贝母、银花、蒲公英各9克，陈皮、白术、甘草各6克，茯苓、绿豆、炙甘草各12克，服四剂，疖疮乃不再起。其父翌年一月求治断根，为处预防方：黄芪9克，防风、甘草、浙贝母各6克，陈皮、白术、蒲公英各12克，嘱其于四月开始，每周两剂。此后疮未再发。

6. 证须审之

我虽喜用黄芪，但黄芪到底是药，不是粮，用之对证则效，用之不当则害人。余曾治一肺结核病人，于养阴除痰药中加入黄芪9克，一剂额部发热，两剂全面发热，三剂颈面均热，撤去黄芪热自消失。又治一中风患者，药后头皮发痒，体温增高，误以为外感，改用辛凉解表之剂，一剂退热，再用黄芪90克，又再发热，右上肢活动反而退步，乃知辨证不当。细想患者脉虽虚大，但舌苔厚腻而舌质不胖亦无齿印，此证痰瘀比较，痰湿重于血瘀，改用祛痰为主，稍加祛瘀之药，以五爪龙代黄芪，证遂好转。对于使用黄芪的指征，我认为舌见淡胖有齿印，脉虚大或寸部弱，再参察有否其他气虚之证候，便可考虑使用。至于用量之多寡，则要时时留意证候之变化，切戒墨守成规，刻舟求剑。

（1998年1月）

甘麦大枣汤

甘麦大枣汤为汉代《金匮要略》方，由甘草、小麦、大枣三味组成，能治疗“妇人脏躁，喜悲伤欲哭，像如神灵所作，数欠伸（打呵欠）”。一些青年医生因其成方年代远古，组方简单，药不似药，故对其功效存疑。我却认为它是一张验、便、廉的好方子，根据临床经验，此方不仅治妇人脏躁，男、女、老、少（如小孩夜啼）用之对证都有效。

我除常用本方以治脏躁病及心脾不足的失眠证之外，对于一些病情比较特殊，不易用一般辨证理论加以解释而有心脾虚象的，往往喜用此方，或与其他方合用。若从西医辨病的角度来看，本方对于神经官能症有一定的效果，兹举几个病案以见一斑。

1. 脏躁

新中国成立前治一妇女，自诉见恐怖之物，心悸惊恐，整天要人陪伴。诊其面色青，舌色如常，脉弦。治以甘麦大枣汤，两剂而愈。

1968年治一女干部，心悸惊恐，一天晚上，家人外出，她坐于走廊上，竟不敢返回房间去。诊其舌嫩苔白，脉虚。处方：甘草9克，大枣5枚，面粉1汤匙（冲熟服）。一剂而愈。

关于脏躁的病理，不能如一般注释家以子宫血虚作解释。有些学者认为脏躁的发病原因，多由情志抑郁，或思虑过度，以致心脾受损，脏阴不足而成，是比较合理的。《金匮要略》于甘麦大枣汤煎法服法之后，有“亦补脾气”一句，有注释家认为是后世所加而主张删去。这种考虑似乎脱离了实践。心主神明，悲伤欲哭，像如神明所作，是病与心有关。但心与脾有密切的关系，甘麦大枣汤所治的情志之病往往兼见脾虚之证。甘草、小麦、大枣三药确有补养心脾的作用。

2. 失眠

患者男，42岁。因精神刺激，持续五昼夜不能入睡，遂见头晕，头痛，以后继续失眠不已（每晚服安眠药后只睡三小时左右），病已三月，经住院未效。诊其舌质如常，苔白润，脉弦滑，血压21.5/15.5kPa。处方：浮小麦15克，甘草3克，熟枣仁24克，云苓15克，法半夏9克，橘红4.5克，竹茹10克，代赭石30克（先煎）。服药六剂（一剂药煎两次服两天），血压降至21/10.5kPa，睡眠正常。

此证由肝郁不舒以致肝阳上亢，血压升高而头晕、头痛。但起病之由是精神受刺激，主要症状是失眠，故主用甘麦大枣汤加熟枣仁以养心脾而治失眠。苔白润而脉弦滑是兼有痰，故次用云苓、法半夏、橘红、竹茹以除痰；赭石、石决明以平肝。高血压重用甘草不宜，故只用3克，另加熟枣仁以为辅助。

3. 眩晕

患者，女，工人，38岁。两年前觉头晕眼花，睡眠欠佳，下肢酸软乏力，胃纳尚可，二便正常。得病后屡用补气血，养肝潜阳，祛痰息风及温补等法治疗未效。来诊时症状加剧，眩晕持续，不敢外出，若步行六七十米至百米左右则头晕加剧，需坐下休息片刻，方能继续行走。眩晕非旋转性，无恶心、呕吐、耳鸣，头部时有麻痹感。此外，背部汗出，汗出后背部觉凉，失眠多梦。胃纳一般，二便正常，月经准期而量少，经前后腰腹痛。诊其面色如常，唇色如常，舌尖红，苔白稍干，脉弦稍浮。检查：体温正常，血压正常，听力正常，血象及大小便常规无异常发现，X线胸透心肺正常。

从辨证看，头晕、失眠、多梦、脉弦，即所谓“诸风掉眩，皆属于肝”，似属肝风内动之眩晕，但历经养肝潜阳、息风等方药均无效，可见本病虽与肝有关，但不是矛盾的主要方面。根据其每步行稍远即晕甚，休息后又能起行来看，则与神志有密切关系，故予甘麦大枣汤稍加疏肝健脾之药。方用：甘草9克，麦芽24克，大枣3枚，钩藤15克，素馨花6克，扁豆花9克，云苓12克。2剂。钩藤、素馨花疏肝以治胁痛，麦芽亦有疏肝作用，故用麦芽不用小麦。

再诊：证候大致同前，胸胁痛已除而见腹痛，舌质红活，苔白润，脉弦。处方改为：甘草9克，大枣6枚，白芍12克，麦芽12克，面粉1服匙（冲服）。服3剂后头晕大为减轻，以后以甘麦大枣汤加龙骨、牡蛎或糯稻根、白芍、首乌之属以养肝肾，或加参、术之属以健脾，治之四月而愈，追踪四年未再复发。

4. 妊娠头痛

患者，女，社员，36岁。妊娠已3月，症见头痛，头部血管搏动不安，头晕，心慌心悸，手足发麻，失眠，左胁时痛，恶风寒，胃纳减，便溏。经某医院神经科检查未发现异常体征，诊断为神经官能症。患者精神负担很重，不但不能工作，且不能料理家务。诊其面色、唇色如常，舌嫩苔薄白，脉弦。治法拟养心脾、和肝胆，用甘麦大枣汤合温胆汤。处方：甘草9克，浮小麦30克，大枣3枚，竹茹9克，枳壳4.5克，橘红4.5克，法半夏4.5克，云苓9克。3剂后，诸症好转，心慌、心悸减少，脉弦减而寸脉稍弱。照上方去法半夏加太子参12克以益气。服15剂后，精神转好，睡眠好，胃纳增，前额和后脑部仍有时痛，有时前额和后脑都发痒，发痒时觉舒服。头部血管搏动感觉大为减轻，心不慌，手足不麻，左胁于晚上仍有时痛。照上方服一个月，已基本治愈。为了彻底治愈和巩固疗效，继续以养心健脾为主稍予养肝为佐，方用甘麦大枣汤合四君子汤加枣仁、首乌，或去白术（于便秘时）加糯稻根，每日一剂或隔日一剂，再服药两个月，后顺产一婴。

5. 关节痛

患者，女，45 岁，干部。于 1973 年 7 月患左腕关节疼痛，怕风，风吹则全身疼痛，特别是肩关节为甚，进一步发展至大小关节疼痛，走路困难。至 1975 年，除关节疼痛外，全身皮肤像蚂蚁爬行，又痛又麻，坐立不安，整天难受，心慌。检查抗链球菌溶血素“O”及血沉均正常。1975 年 9 月来诊，症如前述，舌质黯淡，苔白薄，脉细。治以甘麦大枣汤合玉屏风散。处方：甘草 9 克，大枣 6 枚，面粉 1 匙（冲熟服），黄芪 12 克，防风 4.5 克，白术 15 克。因其怕风，风吹则痛甚，故除用甘麦大枣汤养心脾外，还合玉屏风散以固表，共服药 60 剂。1975 年 12 月 5 日再诊，蚂蚁爬行样感觉已消失，尚余游走样皮肤局部疼痛，关节时有轻度疼痛，仍怕风畏寒，舌黯淡，苔薄白，脉细稍涩。照前方加鸡血藤 30 克以养血息风。共服 50 多剂，服药后有时自觉皮肤如有风出，病已基本治愈。继续服前药数 10 剂善后，追踪一年多未见复发。

6. 自汗

患者男性，42 岁，军官。症见自汗，恶风寒，稍一风吹即冷汗大出，心悸乏力，头晕，腰腿酸痛，腹胀，胃纳不佳，尿短黄，大便秘结。病已一年，住部队医院，诊断为自主神经功能紊乱。诊其舌质稍红，苔白，脉弦，两寸弱。治以甘麦大枣汤加味。处方：浮小麦 45 克，甘草 9 克，大枣 4 枚，糯稻根 30 克，黄芪 12 克，太子参 15 克，云苓 15 克，白芍 15 克。服上方 20 剂。再诊时诸症好转，恶风汗出已少，精神、体力见佳，舌红，有齿印，苔白稍厚，脉两寸弱，关尺稍弦。照上方加白术 6 克，服七剂后，除迎风仍有少量汗出，睡眠欠佳之外，其他症状均已消失。再服方 15 剂而愈。追踪两年半未再复发。

此病以自汗为主症，汗为心液，心悸、腹胀、纳差等均属心脾两虚，故甘麦大枣汤之麦用浮小麦，取其能敛汗。四君子汤最初不用白术而加白芍，是因其舌红、便秘。用糯稻根与黄芪，意在加强固表敛汗。

7. 体会

本方为治脏躁的有效方，方中甘草甘缓和中，小麦养心气，大枣健脾补中，药虽三味，心脾并补。《本草经疏》论小麦，认为除养心之外，“肝心为子母之脏，子能令母实，故主养肝气。”因药房常缺小麦，我喜用面粉代之，分量一般为一汤匙，可先用少量冷开水调为稠糊状，再用煎好滚烫之药液冲熟和匀即可。《素问·脏气法时论》：“肝苦急，急食甘以缓之。”甘草又能缓肝急，故甘麦大枣汤除补心脾之外还兼治肝。上述两例脏躁证，用甘麦大枣汤治疗，效如桴鼓。可见经验之可贵，值得继承和发扬。

其他病例，虽然主症不一，均以甘麦大枣汤为主进行治疗，或兼治肝，或兼补气固表，或兼和胃除痰，虽治疗稍费时月，但能收到效果。这是甘麦大枣汤的变法。所谓变法亦不离谨守病机，辨证论治，即抓住心脾之虚象，病证特殊而又与神志方面有关者，分清有关脏腑的主次与其他方药合用。看来这一类疾病不仅是功能紊乱问题，而是脏腑本身先有所不足，外加损害，致脏腑受损不易恢复，所以治疗费时。

运用甘麦大枣汤为主，能治疗多种疾病，可见本方的作用不止局限于养心安神，甘缓和中。我认为此方有调阴阳，和营卫的作用。但在治疗中必须根据脏象学说五脏相关的理论，抓住心、脾、肝三脏以及他脏之间矛盾的主次用药，务达补益心脾以振元气、调阴阳之目的。

（1997 年 11 月）

玉屏风散

治疗表虚自汗的玉屏风散出自《丹溪心法》，这是中医所公认疗效确切的名方。方剂由黄芪、白术、防风组成，功能益气固表止汗。其中用黄芪益气固表为君，臣以白术健脾，合君药以资气血之源；佐以防风走表而祛风邪，合黄芪、白术以益气散邪；三药合用，托里固表，使玄府闭合有度，故能治疗表虚之自汗。这犹如一屏风护卫于肌表，故得玉屏风之名。

我体会此方不但能治自汗，一些盗汗属气虚者亦适用。临床上常用汤剂，根据个人经验，其用量为：黄芪12克，防风3克，白术15克。我认为，其组成分量比例颇需研究，较为重要的有两点：其一，防风用量要少于黄芪，这是根据东垣防风能制黄芪，黄芪得防风其功愈大之说，又因防风为疏散之品，汗证不宜多用，与黄芪相配达相畏相使之目的便可；其二，白术的量须是黄芪与防风之和，这是根据“发在芪防收在术”之意，一走一守，达表“实卫”。曾有一例自汗盗汗之患儿，治以玉屏风散，稍效，后因药房缺白术，找余商量，因我不在，另一医建议用苍术代之，结果大汗淋漓！这是不明方义，不知苍术辛燥发汗，阴虚内热，气虚多汗者忌服之过，只走不守，发散不收，故汗水淋漓！

临床上运用时，若见自汗盗汗兼阴虚者，我喜用玉屏风散加生龙骨、生牡蛎各30克，或加浮小麦、糯稻根各30克；若汗出特多者，则加麻黄根10克。至于纯阴虚之盗汗，我认为当归六黄汤往往效如桴鼓，此处只言玉屏风，故不赘述。

玉屏风散不仅能治汗，而且能预防外感，对于体弱表虚易患感冒之患者尤为适宜。我曾建议某中医院按上述比例制成玉屏风散，每用10~20克水煎服，每天一剂，服半月至一月，以取代丙种球蛋白以治容易感冒之患者（该地喜用丙种球蛋白成风），这既可发扬中医特色，又可减轻患者的经济负担，更可避免染上某些难治之疾，何乐而不为？事后了解，据说有相当好的效果。其建议实受启发于蒲辅周玉屏风散预防感冒之经验，蒲氏认为此散用三至五钱即可，用量过重有胸闷不适之弊。

若深究其能预防感冒之理，我认为柯韵伯之论较有启发，现录之，与同道共同学习。柯韵伯在《名医方论》中指出：“邪之所凑，其气必虚。故治风者，不患无以祛之，而患无以御之，不畏风之不去，而畏风之复来。何则？发散太过，玄府不闭故也。昧者不知托里固表之法，遍试风药以祛之，去者自去，来者自来，邪气流连，终无解期矣。防风遍行周身，称治风之仙药，上清头面七窍，内除骨节疼痹，外解四肢挛急，为风药中之润剂，治风独取此味，任重功专矣。然卫气者，所以温分肉而充皮肤，肥腠理而司开合，唯黄芪能补三焦而实卫，为玄府御风之关键，且有汗能止，无汗能发，功同桂枝，故又能除头目风热、大风癞疾、肠风下血、妇人子脏风，是补剂中之风药也。所以防风得黄芪，其功愈大耳。白术健脾胃，温分肉，培土即以宁风也。夫以防风之善祛风，得黄芪以固表，则外有所卫，得白术以固里，则内有所据，风邪去而不复来，此欲散风邪者当倚如屏、珍如玉也。”

根据异病同治之理，余曾用玉屏风散治愈一例面肿如球之怪病。1961 年与广州中医学院 1959 年高研班学员到某军区医院搞科研时，该院一护士之子，五岁，患怪病，面肿如球，病已将月，按之空虚，随指而起，似面皮之下充气一般，但无皮下气肿之握雪感，从头肿至颈部，舌嫩，因此考虑乃气虚所致。头为阳，面皮属表，故当以表虚论治。方用玉屏风散加五味子。处方：黄芪 12 克，防风 3 克，白术 18 克，五味子 4.5 克。每日 1 剂，复煎。取玉屏补气固表，五味子敛其浮阳。服药九天，病霍然而愈。

（1987 年 10 月）

六味地黄丸

六味地黄丸，原名地黄丸，是宋·钱乙《小儿药证直诀》方，本方即金匮肾气丸减去桂枝、附子而成。自从钱氏之地黄丸出，六味与八味便成为补肾阴与补肾阳两大法门。王冰倡导的“益火之源以消阴翳，壮水之主以制阳光”之论，得到六味与八味的治疗效果的证实。肾属水为阴中之阴，故补肾阳要在补肾阴的基础之上，也因六味与八味的广泛应用，而升华成为五脏系列方剂，如治肝肾阴虚的杞菊地黄丸，治肺肾阴虚的麦味地黄丸，治阴虚火旺之知柏地黄丸，治肾阴虚气喘之都气丸。以上各方都成为常用之名方。

六味地黄丸，的确是一张很好的方子，有补有泻，以补为主，相辅相成，其中奥妙，恐怕要等现代化学深入发展再进行研究，才能得其药理。在我的经验中，喜用六味、八味而少用张景岳氏的左归、右归。当然左归丸（饮）、右归丸（饮），对于那些虚损甚而胃肠尚能受纳者，不失为良方，不可抹杀。

下面我举几个运用六味地黄汤的经验，供参考。

患者李某，向患肺结核，为阴虚火旺之体质。曾患失眠，中西药久治不愈，越来越重，乃住于某医院，用尽各种药物与方法未效。我到医院探病，顺为四诊，人瘦削甚，面白潮红，唇色鲜红，每夜只能睡眠 1~2 小时，心烦不安，两手心热，舌瘦嫩，质红少苔，脉细数无力，尺寸俱弱。此阴损及阳，气阴两虚，阴阳失调，阳气浮越，夜不交于阴所致。治宜益气养阴，方用六味地黄汤加高丽参 9 克（另炖兑服）。隔两天再探视，问知某老师认为已经失眠，岂可服高丽参？但病仍未愈，我建议仍用前方，试服一剂，睡眠时间延长，三剂基本治愈。失眠已致元气大虚，不用人参以大补元气，虽有六味汤之补肾阴，阴阳仍不能和调。

我还曾用六味地黄汤加党参和太子参以治不育症，试举其中一例。

冯姓青年，农民，娶远房同宗之女为妻，结婚 3 年不孕，并非近亲结婚的关系，而是男方不能入道，观其外表，个头比较高大，力气过人，诊其面色如常，舌嫩胖，脉虚大。《金匮要略》：“夫男子平人，脉大为劳，极虚亦为劳。”今冯氏外表一如平人，脉虚大而不能入道，是虚劳证。先按《金匮要略》法用桂枝龙骨牡蛎汤加黄芪 30 克，服半月后，脉大稍减而尺弱，改用六味地黄汤加党参 30 克，以益气补肾阴。服药半年已能入道。女方因久不得入道，人转瘦，月经失调，曾予调经，能入道后不久得孕，但未能固胎而流产，又为之调补气血冲任。男方继续服六味地黄丸加党参。三年前后生两男孩。

60 年代在某医院会诊一男孩，7 岁，病哮喘，连续哮喘不停已 2 天，病孩辛苦甚，医生说这是哮喘持续状态，已用尽西医治法未效。诊其面色尚泽，唇红，舌红无苔，脉细数而两尺弱，此肾阴虚甚，肾不纳气所致，乃予六味地黄汤加蛤蚧一只（9 克），一剂而哮喘停止。此方以六味地黄汤治其本，蛤蚧补肺益肾、定喘止嗽，既能治标又治其本，故其效出乎我的意料之外。当然，蛤蚧治哮喘是有效的。曾见一中医用蛤蚧两对（活蛤蚧去内脏）浸酒服，治疗断根。可见哮喘并非不治之症，不过一般要治断根还是不那么容易。

哮喘西医认为是过敏所致，我发现不少患者因睡竹席而起。对那些夏天哮喘发作的患者，必须问其睡什么席，如睡竹席或藤席，若不换席，必难治愈。物理因素往往是发病的主要因素，不可不知。

近来有些学者，见西医对脑的研究多彩多姿，越来越深入，反观中医论脑却过分简单，实在相形见绌，于是有人提出“脑主神明论”，意图发扬中医之理论，从百家争鸣的角度看，这样做未尝不可，但不知这样一来，便将中医之藏象学说抛掉了！中西医对号入座以求发展往往适得其反。脑的实质与功能尽在五脏六腑之中，而主要则概括于心与肾中，何以见得？“心主神明”比较明确且勿具论，肾主骨，骨生髓，脑为髓海，齿乃骨之余，故治骨、治齿、治脑往往通过治肾而取得效果。我曾治一弱智儿童，正读二年级，成绩欠佳，尤其是数学一门最差劲，很简单的算题，反复辅导就是不明，总不及格，请为诊治。遂书六味地黄丸，每日 10 克水煎连渣服。半年后喜告智力有发展，数学已及格了。最近治疗一例语迟之病孩，已两岁多仍不会讲话，连爸、妈二字的发音也不准，身体瘦弱，走路也要扶着，舌嫩淡，指纹淡而脉虚，用地黄饮子加减，服半月，讲话、走路、肢体都有进步。地黄饮子由肾气丸化裁而成，功能补肾益精，治语声不出，近人用治动脉硬化、中风后遗症等属于肾阴阳两虚者。足证肾与脑的关系中医自成系统。至于肾与齿的关系，如我院有一位毕业同学治疗一例已四岁仍不出牙的儿童，用六味丸治疗，牙得生长。又有一西医之子，多年来屡用金霉素与土霉素，旧牙脱去新牙老是长不出来，我用六味地黄丸而收效。中老年人之牙周炎，多由肾阴虚所致，我亦喜用六味地黄丸，有一定效果。

可以断言，离开中医之理论体系去对西医之号，欲求发展是行不通的。否则脑－髓－骨－齿－肾这一网络之链就被打断了，前人的宝贵经验也就抛弃了！中医沿着自身的发展规律，以中医理论体系为主吸取西医之长以及各种新技术为我所用，才会飞跃发展。

我院李氏之女 15 岁，两足站立稍久即足发红，甚则脚掌前半均红，两手手指天气未冷而时见红肿有如冻疮，不痛不痒，病已数年，历经广州几家大医院反复检查，或说是雷诺氏病，或说是红斑狼疮，但最后没有得到确诊。诊其人瘦，面色尚润，舌质嫩红，苔薄甚，脉细稍数尺弱，乃舍症从脉从舌，辨证为肾阴虚，予六味地黄汤，服数月而愈。

六味地黄丸之适应证不少，但必须在辨证的指导下使用，不能滥用。陈修园《医学实在易》就有久服地黄暴脱之说。陈氏说：有些小病，本来可以不用服药，但过于讲究补养，医生投其所好，以六味地黄丸、八仙长寿丸、阿胶、海参胶等滋腻补剂，连归脾汤、逍遥散也加地黄，服之良久，不见其益亦不见其害。但满腔中俱是浊阴弥沦，偶然因其他诱因发病猝然失去知觉，痰涎壅盛，吐、泻、大喘、大汗等症与中风无异。陈氏认为这是补水滋水太过，以致水

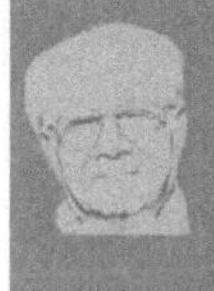

邪滔天，一作不可救止。应治之以大剂通脉四逆汤加减，或大剂术附汤加姜汁，或于前二方中重加茯苓。陈修园所讲的这类病症，我见过一例。一位久患肺结核的病人，因喉咙声嘶，服了一段玄参、生地之类药而突然昏迷，痰多，汗出，当时与刘赤选老师共同会诊，重用四逆汤加人参，但终不能挽救。陈氏告诫我们，虽然药似平和，终有所偏，不能盲目地久服。当然有些虚损之证，非十天半月所能治愈，非半年或一二年长期服药不愈，这就要讲究辨证论治的功夫了。

（1987 年 12 月）

岭南的发展

1988 年 9 月，中华全国中医学会广东分会及中华医学会广东分会医史学会在广州共同召开了岭南医学研讨会，会议委托我作总结。兹将该总结发言节录于下。

这次大会和上次（1986 年）大会比较，可以看到有明显的进步。一、就大会的规模来看，上次会议只由广东一个省的同志参加，而这次会议有广东、广西、海南三省的同志和香港、新加坡等同道们参加，共提交论文达 92 篇，其范围之广，内容之丰富均胜于上次会议。二、从论文的作者层次来看，这一次会议的作者大多数是医师以上职称及硕士学位研究生，这次会议论文的作者有医生、讲师、副教授、教授、硕士研究生、博士研究生，还有本科生。由此可见，一个研究岭南医学的老、中、青队伍在这次大会上出现了，说明了这次大会是生机勃勃的大会，也说明了我们医学史的队伍是后继有人的。三、从大会的内容来看，这次会议探讨了岭南医学的渊源和特色，比较全面系统地探索了岭南医家。如研究了若干岭南医家的传略、著作、学术思想和成就，特别是对葛洪及其《肘后方》、刘昉及其《幼幼新书》、陈复正及其《幼幼集成》、何梦瑶及其《医碥》

的研究较多，形成了重点。对岭南地区的近现代医家如陈伯坛、杨鹤龄、黄省三、刘赤选等也有较深入的研究，有的还点校了他们的著作，例如《岭南儿科双璧》，这个工作不单是保存绝版的文献，对临床也是很有意义的。有篇广州医学院附院杨医生写的文章，他通过实践证明虽然由于时代变迁，古代儿科四大症麻、痘、惊、疳现在没有了或少发了，但岭南儿科名家程康圃“平肝泻心补脾”六字法则，现在儿科临床上很常用、很有用。另外还有研究岭南少数民族如壮族、黎族医学史；研究香港、亚细安地区的中医沧桑史；还有不少同志研究了所在地区的医学教育史、医学会史、医院史、药厂史、疾病史、医疗技术史等。此外，广州中医学院还组织力量，将岭南医学研究伸展到其他学科，如运用电子计算机处理岭南名医资料，有专门研究岭南温病学的博士研究生等，这都是很有价值的工作。我们这个会议还有一个特色，就是有药厂的同志参加，这是将中药制药业纳入中医药管理局管理的体现，也是中医与中药不可分割的体现。

新加坡中医学院李金龙先生认为参加这次会议，才知道亚细安中医与岭南医学有血缘关系。亚细安（即东盟六国）两千多万华侨人口中，粤籍人士约占60%，还有40%是福建籍，粤籍中医当然是岭南的一个分支。他表示今后将加强对岭南医学这个分支的历史研究。

研究岭南医学的意义。自1977年，美国的恩格尔教授提出医学模式理论以来，现代医学正在由“生物医学模式”向“生物－心理－社会”医学模式转变。祖国医学一开始就重视心理、环境因素，如果将《内经》时代的医学用医学模式来概括的话，就应当是“生物－心理－社会－自然”的医学模式。《内经》提出的“天人相应”观，钱学森概括为“人天观”，我认为“人天观”这个医学模式更先进、更科学。因为人有能动性，会适应自然、征服自然。医学研究不能脱离地理环境、社会环境、个人体质，应该因时、因地、因人制宜地去研究疾病和治疗疾病。我国幅员辽阔，由于地理环境的差异和历史上开发的先后，各个地区的情况千差万别，医学发展也表现出明显的不平衡性，岭南医学就有地方与时代的特色。五岭以南旧称岭南、岭表、岭外，包括了现在的广东、海南、广西大部地区。由于五岭横亘于湘赣与粤桂之间，形成了一个不同于中原的地理环境，不仅气候、风土、人情有异，人的体质、疾病亦不尽相同，因此岭南医学重视南方炎热多湿、地处卑下、植物繁茂、瘴疠虫蛇侵袭等环境因素，着眼于南方多发、特有疾病的防治，勇于吸取民间经验和医学新知，充分利用本地药材资源。这就逐渐形成了以研究岭南地区医疗保健、药物资源为主要对象的岭南医学。岭南医学是祖国医学的普遍原则和岭南地区医疗卫生保健实践相结合的产物，研究岭南医学的意义及其研究之成果，不仅可以表现岭南地区医学发展的特殊性，通过对这些特殊性的研究，反过来也有助于认识整个中国医学发展的全进程。那种认为地方医学研究成果只适用于局部，其实是一种误解。所以深入研究地域性医学，并不是“搞地方主义”，而是丰富发展我国传统医学内容。

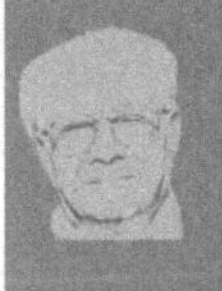

要深化对岭南医学之研究，必须注意提高史学研究水平，掌握先进的科学方法，深入探讨阐述历史表面现象与本质，从理论角度加以提高，不可草率下结论。例如最近反响强烈的电视连续剧《河殇》，我们赞成对我国几千年的文化要进行反思，但文化的辉煌成就不能贬低。该剧对历史事实的处理也有其不足之处，剧中有关张仲景等三人墓大小的评论欠准确。诸葛亮、张仲景、张衡三人比较，诸葛亮不但是政治家、军事家、文学家，而且对自然科学也很有研究；张仲景是医圣，创立辨证论治理论体系，对后世中医学发展影响实在太大；而张衡对后世的影响远远不如前两人。这绝不是因为前者的官越高墓越大。张仲景是否曾任长沙太守？我国医史学界还在争论呢。

岭南医学研讨会虽然行将结束，而岭南医学史的深入研究方才开始。关于岭南医学的渊源，岭南医家的传略、学术思想、著作的研究；关于岭南地区的诊法、治法、疾病史的研究；关于少数民族医、药厂史的研究；关于岭南与海外中医史的研究；以及我省有特色的专科史的研究等还需要我们进一步探索，而岭南医学学派的形成与发展，更有待于我们在医疗实践中去努力。

（1988年9月）

岭南医学

岭南地处五岭之南，又名岭表、岭外。岭南之名始于唐贞观时十道之一，其所辖范围约当今之广东、海南及广西大部和越南北部。

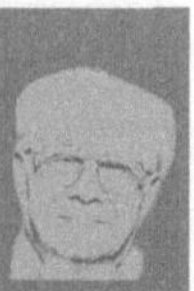

“岭南派”一词，《辞海》指现代画派之一，而不及其他行业。另有“岭南三家”一词则指清初之屈大均、梁佩兰、陈恭尹三大诗家。“岭南医学”这一名词近代以前似未见诸文字，但唐代有李暄《岭南脚气论》，元代有《岭南卫生方》，则医学与“岭南”挂钩，为时已有千余年了。

广州名医吴粤昌编著《岭南医徵略》记述的时限“岭南医学”从晋代开始，我赞成这一划分法。吴先生说：“历史时限起于晋代，但不能据此认为晋代以后岭南始有医家……只由于地域以及文化发展方面的关系，形成岭南医学史料阙如，以致无文献可资征引。”估计晋代以前民间医药，蕴藏亦必丰富。我赞成吴氏的看法。当然，从中国文化发源来看，中国文化的主流，相比之下，古代岭南文化应落后于中原。以晋代岭南名医而论，《岭南医徵略》提出四人：支法存、葛洪、鲍姑、仰道人。支法存，新疆人，长在广州；葛洪，江苏人，公元326年到广东研究炼丹与医药，罗浮山有葛洪炼丹灶及洗药池遗址；鲍姑原籍有三说，也不是广东人，但她一生的医疗活动在广东；“仰道人，岭表僧也”，则是道地的广东人。不论四人出生地是否广东，但他们都在广东进行医疗活动，便有了岭南地域的特色。此时岭南医学的特色有二：①研究脚弱病（脚气病、维生素 B_1 缺乏症）成果突出。唐《备急千金要方·卷七》论风毒状第一：“论曰，考诸经方往往有脚弱之论，而古人少有此疾，自永嘉南渡（公元313元），衣缨仕人多有遭者，岭表江东有支法存、仰道人等，并留意经方，偏善斯术，晋朝仕望多获全济，莫不由此二公。”可见岭南医学善于创新。②从《备急千金要方》、《外台秘要》、《肘后备急方》等书还可见支法存等对蛊毒、沙虱（恙虫病）、疟疾、丝虫、姜片虫等传染病的治疗方药。所谓岭南多瘴、疟的特点，岭南医学对传染病的研究成就亦较为突出。这些成就不可能由中原带来，是吸取民间医药，加以总结得之。如鲍姑善用灸法，取材于越秀山野生的红脚艾。《肘后备急方》治疟用青蒿，治急腹症用捏脊按摩及诸多治急症的方与法，应该是采集于当地民间的结果。特别使人惊讶的是《肘后备急方》治卒腹痛第九这一节有：“又方，使病人伏卧，一人跨上，两手抄举其腹，令病人自纵重，轻举抄之，令去床三尺许，便放之，如此二七度止。拈取其脊骨皮，深取痛引之，从龟尾至项乃止。未愈更为之。”近来急腹症之研究，用颠簸疗法治疗肠扭转是非手术治疗急腹症的方法之一，效果良好，其所用手法与《肘后备急方》前一段记载手法完全相同，后半所述即今之捏脊疗法。捏脊可以治急腹痛，临床用之的确有效。捏脊法不仅可治腹痛、疳积，还可治小儿外感发热，这种疗法，就是中医的特色，应该予以推广。

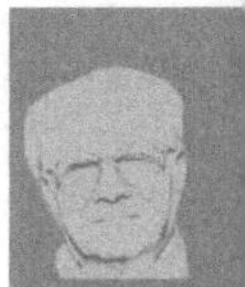

青蒿素治疗疟疾，是近二十多年来一大成果。但最初提纯之青蒿素，并无治疟效果，后来研究人员从《肘后备急方》找到了出路。《肘后备急方》治寒热诸疟方第十六：“第二方，又方青蒿一握，以水二升渍，绞取汁，尽服之。”原来青蒿不用煎煮才有效，于是改变了提取工艺才产生有疗效的青蒿素。

唐代岭南医学发展缓慢，名医不多。宋代开始人才辈出，先有陈昭遇，开宝初年至京师为医官。陈与王怀隐等人，历时 11 年编成《太平圣惠方》。又与刘翰、马志等 9 人编成《开宝新详定本草》20 卷。绍兴年间（公元 1137 年）潮阳人刘昉著《幼幼新书》，为岭南儿科的发展奠定了良好的基础。至元代，释继洪撰《岭南卫生方》，说明具有岭南特色的方药学已初步形成。至明代各地方志所记名医日益增多。尤其是浙江人王伦所著《明医杂讲》是在广东布政司任内完成的。张景岳的《景岳全书》一再印行传世，均在粤地。这些著作对岭南医学的影响很大。

清代岭南医学是一个大发展的时期。如对全国有较大影响的医家何梦瑶，被誉为“南海明珠”。何氏《医碥》批判了受景岳学说影响治病过用温补之弊。该书二百年来多次翻刻印行，足见其影响之大。清末，西洋医学传入我国，岭南首当其冲，因而出现朱沛文等主张中西汇通之医家。朱沛文对华、洋医学的看法：“各有是非，不能偏主”。他主张：①以临床验证为准则；②综合汇说，不必强通；③实事求是，纠正《医林改错》。《医林改错》有关临床部分，对岭南医家影响深远，直至现在，朱氏纠正的是解剖部分耳。

19 世纪，政治变革波及医界，或者说医者参与政治活动。比较突出的人物有太平天国的洪仁玕，他对太平天国的卫生工作，采取许多进步措施，如办医院、疗养院，重视环境卫生（扫街、灭鼠、灭臭虫），禁烟，禁酒，禁娼，禁缠足，禁溺婴等。主张变法的康有为，不仅是文学家、政治家，同时也是医学家。他熟谙岐黄之学，刘海粟几次生病，康有为亲自为之开中药方治愈。梁启超研究《内经》的成书年代，认为非一时一人之作、成书于汉代之论点，为清代以后医家所接受。医学考据学受康、梁二氏之影响不小。

岭南医学的小儿科，自刘昉《幼幼新书》开其端，公元 1750 年又刊行了罗浮山人陈复正的《幼幼集成》，该书除了采集文献资料之外，采入不少民间验方和外治法，重视指纹诊察，对天花的叙述较详，对后世的影响颇大。儿科学由博返约更具特色者首推程康圃，他著《儿科秘要》，该书把儿科证候概括为八门（风热、急惊风、慢惊风、慢脾风、脾虚、疳积、咳嗽、燥火），治法约以六字（平肝、补脾、泻心）。程氏学说掌握了小儿科诊治之精要，举一反三，给人以极大的启发。民国时期儿科名医杨鹤龄，继承程氏学说，著《儿科经验述要》。杨氏在育婴堂从 17 岁独立主诊病婴，积累了丰富的治疗危重病儿的经验。育婴堂停办，自己开业，日诊二三百人。西医张公让曾不断观察其诊证，不能不佩服其医术之精也！

南药的研究与推广更是岭南医学一大特色。这方面有何克谏的《生草药性备要》、《增补食物本草备考》，肖步丹的《岭南采药录》。

从上述可见岭南医学至清代夹其岭南之特色，已达相当高的水平，但岭南医学之发展达到高峰则在民国时期后，具体说是开始于光绪末年（公元1906年）医学求益社成立之后。医学求益社，相当于今天的医学会。该社于1913年解体，但有继承者——广州医学卫生社，举办一如医学求益社，及至1924年，改为教育机构，创办广东光汉中医学校。

广东医学教育，始于1913年。广州医药界人士认为振兴中医药，必须兴办中医教育。于是公推卢乃潼先生为主席筹办中医药专门学校，1916年设立广东中医药专门学校筹办处，至1924年9月15日开学，前后费时十多年。培养学子，遍及两广与东南亚各国。自1909年广东创办《医学卫生报》以后，中医期刊前后出版20种之多，对岭南医学的繁荣起到重要作用。

回顾岭南医学发展的脉络，晋代中原移民带来先进的学术与岭南地区医药相结合，宋代以后，长江流域的医药学术被带入岭南，又促进岭南医学的发展，岭南医学成为有浓郁的岭南特色的医药学派。随着广东得改革开放之先，全国各地之人才流向岭南，估计在不久的将来，岭南医学将会有一个飞跃的发展。

（1999年5月）

中药研究必须走自己的路

蒙邀请参加中国药理学会中药药理专业委员会第四届全国学术交流会，感到十分荣幸，由于身体关系未能到会抱歉之至，谨向大会致以热烈的祝贺，祝大会胜利成功。

大会要我参加发言，兹不避浅薄，遵嘱谈谈对中医药理研究的粗浅看法，向在座各位请教。

天然中药种类繁多，为世界之冠，中药药理积数千年之研究，是一个伟大的宝库。中药研究所走过的道路，与现代药理学不同，正好互相补充，互相促进。如果中药药理与现代新科技结合，估计会走在世界的前头，前途无限光明。

研究中药已为世界所重视，但大多数国家似仍着力于单味药的有效成分之研究。喜读中国药理学会编的《中药药理与临床》，反映出中国药理学界对中药既有单味药的药理研究，而更多的是复方药理的研究，正在走自己的路，这是可喜可贺的开拓性之举。

窃以为“走自己的路”，值得注意者有二。

一是运用最新的科学技术，与中医理论相结合，应是我们的宗旨。中医理论的结晶是几千年医药学家在人身上历经无数实践观察而总结出来的。如“青蒿素”这一科研成果的取得就与晋代葛洪《肘后备急方》的功劳分不开。当然，有的中医理论，经过实践与实践研究，将有所扬弃，但应首先以临床实践结果作标准，不能由实验动物结果作裁判。而临床实践又要注意实践者对中医学掌握的水平如何。不少人说中医的经验难以重复，大多数问题出在继承者的中医基础未过关之故。当然，我们最终的目的，在于发扬与创新，给中医理论以新的生命。要达到这一目的需要有一个过程，随着新科技与中医学本身的发展，中医药学必将有质的飞跃，这是历史的必然，但不能一锹成井，我们当务之急是把几千年来的成就吃透，并要在方法学上有所创新。

二是组方药物的加减，不等于各药成分的加减变化，而是更复杂的，可能会派生新的物理的、化学的变化。这一变化又往往通过个体体质与病证的差异而体现，这就是中医辨证论治的精神。如何根据辨证论治精神设计研究方法，是当前一个重大的课题。试观汉代张仲景的《伤寒论》，全书约 5 万多字，其属于理论部分有 397 法，属于方剂部分有 113 方，组方的药味只有 90 种左右。这 90 多味药，组合出丰富多彩的、疗效确切的、能医百病的方剂来。古人有“伤寒足以钤百病”之说。所谓“钤百病”就是运用伤寒的理论与方剂，可以治疗众多的病证。此话并不夸张，查阅近现代文献（包括日本）运用伤寒论方，所治疗的病种何止百种。世界每年淘汰不少西药品种，而我们却每每发现古方或今方有新的作用，例如仲景的名方大柴胡汤可以治疗急性胰腺炎，大黄䗪虫丸又可以治疗肠粘连，大建中汤可以治疗麻痹性肠梗阻……可见90多种中药，配合得当也可以在治病这个大舞台上演出多种新节目。这就是中华文化的特色吧！我不是经方派，我只想例举《伤寒论》说明是值得重视的宝贵遗产耳。又如，方剂加减一二味药，便起到质的变化，如仲景的桂枝汤，原方只把芍药的分量加倍，更加入一味饴糖，便使治疗外感病的方剂变成补益剂的小建中汤。这里面的秘密是什么？这是中药药理学者的大舞台，我衷心地祝愿中药药理学在本世纪内有新的突破，以迎接21世纪——中华文化世纪的到来。

（1999年9月）

对抗生素的思考

抗生素发明之前，中医治疗发热性、传染性、感染性疾病，疗效非西医药所能及。自抗生素发明后，治细菌感染性疾病，疗效的确较中医药为优，但对病毒性传染病，中医药仍遥遥领先。有人认为青霉素问世后，治肺炎用中药已过时了，此话值得商榷。从理论而言，致病菌是肺炎的致病物质，抗生素的使用是消灭致病细菌，除去致病之源。但病菌致病于人，人体有抗病能力，中医称之为正气，正气足以祛邪。而抗生素既可以杀菌也可伤害人体正气，这是抗生素的缺点，甚者称之为毒副反应。所以西药用于老年人的肺炎，疗效往往不理想，原因在于年老体弱之故。西医有支持疗法，但没有一套扶正祛邪的理论指导。如小孩发热，屡用抗生素，热虽退了，但身体却一次比一次虚弱。抗生素已致不少的聋哑儿童，引起其他并发症和后遗症亦不少。

由于细菌有抗药性，抗生素不断更新，抗菌力越来越大，对人体正气的压制也越来越强，不能不使人担忧。西医同行一再大声疾呼，切勿滥用抗生素。1999年8月22日《羊城晚报》第3版报道：

美国中西部发现了多种葡萄球菌，能够对抗常用的抗生素，并已导致4名儿童死亡。美国医生及联邦卫生部门官员忧虑，人类滥用抗生素或会造成“超级病菌”涌现。

目前我国多数医院，以选用最新最昂贵的进口抗生素为时尚、为有水平，外国药商拍手称快，实在使人痛心！是不是进口的最新最贵的抗生素就一定能解决细菌感染的问题呢？我最近在学校附二院会诊一中年患者，心瓣膜病变，准备手术治疗，但患者先是发热，继之出现偏瘫，按常规用最新的抗生素已多日，发热不减，病人体质日趋衰弱，家属曾拟放弃治疗。我以口服益气活血之中药以治其脑，用紫金锭两片溶化保留灌肠以治其热，抗生素治法未变，但患者体温日降，灌肠六次体温接近正常。半月后再诊，患者热退，偏瘫亦除，精神面貌前后判若两人。今年7月，在某大医院会诊一高热患者符某，女，72岁，双膝关节骨性关节炎，表现置换术后发热，体温38℃～39.4℃之间，已持续16天，用抗生素、抗真菌药等治疗后仍高热不退。西医同行称最新最贵的抗生素都用上了，仍无法使体温降至38℃以下。用清暑祛湿药两天不应，舌淡红，苔黄黑（染苔），脉浮数右紧，重按无力，无汗，畏寒肢冷，高热，39.1℃。考虑此因抗生素未能抑菌却抑制了正气，正虚邪伏故高热不已。7月9日晚予甘温除热法，选用补中益气汤，处方：黄芪15克，白术12克，太子参30克，柴胡、升麻、当归各10克，陈皮5克，甘草6克。水煎，分两次服。服药后汗出津津，翌日凌晨热渐退至37.8℃，疲倦乏力。7月10日仍予上方2剂，分上下午服。热渐退，体温在37℃～38℃之间。7月11日脉搏85次/分（手术后脉搏持续110～120次/分），精神转佳。续予上方加五爪龙30克，上下午各一剂。服药后体温波动在37℃～37.4℃之间，精神转佳，咳嗽减少，脉虚时结，胃纳渐佳。病人双膝关节仍焮红、肿、热、痛，继续中西医随症用药一月渐愈。此例如不大补其中气，势必因高热不退，加上西药抑制元气，将尽耗体力而亡。此例所取得中医药疗效，得到主诊西医认可。

我并不反对在必要时，用中药的同时，借助于抗生素。应按能中不西，先中后西之原则去采用西药，在用西药的同时仍应以中医之理论为指导，千万不能以西医理论指导用中药。什么叫以西医理论指导用中药？试举例言之。最近会诊一颜面神经麻痹左侧面瘫之中年患者。主诊医生用了牵正散，但又加入大量鱼腥草等凉药。推论其意，须“消炎”之故，治之近10日不效。殊不知寒则凝滞，经络更不畅通，岂能收效？邀诊，我仍用牵正散加减，其中以防风易白附子，重用黄芪等益气药，服药一周歪者得正。此例足以证明，知其方而忽视中医之理，未能灵活变通，故收效亦难，虽有效亦不理想也。

谈到中医理论，对于治疗发热性、流行性、感染性疾病，伤寒与温病学说，往往是我们的指路明灯。叶天士说：“或透风于热外，或渗湿于热下，不与热相搏，势必孤矣。”这是至理名言，是西医细菌学说所缺乏的。叶天士所说的“热”是致病主因（可以看成是细菌之类的致病物质），叶氏不仅重视清热，还重视“透风”。所谓透风就是解表类药，风与寒这种致病因素往往为西医所忽视，重在杀菌以消炎，不知解表使邪有出路的重要性。同样，“渗湿”也就是使由细菌引起的毒素从小便而去。上则透风，下则渗湿，使病邪孤立，使细菌没有生存的环境，而病人的正气又更易于恢复。用抗生素退热后，即使无明显副作用，病人仍精神不振，倦怠乏力，胃纳欠佳，虚汗多，而用中药随着身热递减，精神则复，就是这个道理。

中医师学了西医的“发炎”理论，往往忘记了治发热性病还有伤寒论学说。一遇发热病，首先考虑的是抗生素，岂知“桂枝汤证”、“麻黄汤证”决非抗生素所能除。为什么外国那么害怕流感？因为他们只有抗生素及未有成熟的抗病毒药之故。尤其是“小柴胡汤证”，用西医方法治之甚难，而用小柴胡汤三剂便可收功。我曾会诊此等证，常使西医同道觉得惊讶。月前一位老朋友因肺部感染住院，症见发热喘咳，用最新最贵抗生素治疗多日，发热退而咳喘甚。友人多病，常找我诊治，这次便给我来电话，通过问诊，口授方药用桂枝汤合三子养亲汤。友人素体虚寒，用各种抗生素，已抑制正气，表邪不能外解，故用桂枝汤；喘甚亦由于寒痰，故用三子养亲汤。药服8剂而愈。

中医院应为发扬中医的基地，千万不能丢掉中医，不要以为有了抗生素，便照用可也。由于细菌的抗药性，抗生素越出越新，价钱越来越贵，一天用药千元以上，非我国一般人经济所能负担，何况还有明显的副反应。此时正是发挥中医药优势之时，拿起《伤寒论》与《温病学》等武器，大胆细心地去实践，用中药取代抗生素，既能减少病人的负担，又能减少药后的副作用。这是一种挑战，更是中医的发展机遇。最近有双黄连注射液，据说效果不错。只要努力于临床研究与剂型改革，使治疗细菌感染性疾病，重新领先于世界医林，相信是可以做得到的。

（1999年9月）

闲话“伟哥”

“伟哥”尚未被药审部门批准出售已广为人知，这与药厂的宣传，加上“阳痿”一病为人们关注有关。我国有些报纸也为之吹捧，如1999年1月5日某报竟以“伟哥带来两种革命”为题，说什么：“医学家认为伟哥是男性勃起功能史上的一次革命”。真是一次革命吗？

读了上述报道之后，我向有关部门反映，绝对不能让“伟哥”进入中国市场。理由是此药不是保护人民健康的药，而是一种能引致服药者“快乐死”的药。因为大多数阳痿患者，或由其他病引起，或因身体虚弱所致，阳痿是自我保护的一种反应，硬是把这一保护性反应停止，不是自取灭亡之道吗？根本问题是把病治好，把身体治强壮，然后使性功能恢复才是治本之法。比如病马走不动，猛施鞭打使之快跑，不死何待?!

最近收到一份向我宣传的材料《勃起功能障碍背景资料》。该资料认为此病的原因既有器质性，也有心理原因，或两者兼存。心理性原因在50岁以上人群约占10%，绝大多数与器质性或潜在的器质性疾病有关，例如动脉硬化、肾疾病、高血压、高胆固醇、糖尿病、多发性硬化、抑郁症、骨盆或脊髓受伤、内分泌异常、酗酒、手术后遗症等。而某些治疗高血压、心脏病、胃溃疡和癌症等西药往往亦引致阳痿。

从上述资料可见阳痿非“伟哥”所能通治，诸如众多病因所致阳痿，如果用“伟哥”能勃起，病人有恃无恐，只会促使病人短寿，“伟哥”不就是一种“快乐死”的药吗？这的确是一种“革命”，革掉病人之生命也？

《广州日报》2000年1月18日报道一则消息，标题是《“伟哥”又夺18命》，内容是引述德国《焦点》周刊的报道：“伟哥”在德国发售一年半，便夺去人命18条！引起德国全国医生协会关注，呼吁要对此药的“风险程度”进行研究。本来阳痿并不致命，但求一时痛快，把命搭上了！德国人口不多，估计服用此药的人也不多，难怪德国医生要对18条命发出呼吁，要迫切研究了。那些因用“伟哥”而逐步衰弱的人数还未统计呢！

中医药治疗阳痿有丰富的理论和经验。清代《类证治裁·阳痿》：“阳密则固，精旺则强，伤于内则不起，故阳痿。多由色欲竭精，或思虑劳神，或恐惧伤肾，或先天禀弱，或后天食少，亦有湿热下注，宗筋弛缓，而致阳痿者。盖前阴为肝脉、督脉之所经，又为宗筋之所会，故见症多肝肾主病云。”仅用了百余字已把致痿之因说得颇为清楚，虽不完备，却给我们很大的启发。此病为肝肾与督脉之病变，有内伤虚证，亦有湿热证，不能一概用补剂。虽有先天不足、七情内伤、淫欲过度、因病致虚，也须辨证论治，不能概用温补肾阳。根据五脏相关理论亦不限于只治肝肾，但又应于治他脏之时要照顾肝肾。

当然，现时已非清代的病人那么单纯，上述资料说明引致阳痿病因大大增加了，需要我们在辨证论治中进行摸索，这就是时代对我们的要求。若从理论上看，中医强调人体保养“精”的重要性，仍未被西医学所认识。

1995 年治一例阳痿患者，问知其非房事无度而致阳痿，无其他症状，工作食睡如常。诊其面色少华，唇车黯黑，舌胖，苔白，脉虚大。再细问其生活起居，原来他每天打网球数小时，生意虽好，思想压力大。忧思劳倦伤脾，常食鲍、参、翅、肚亦伤脾胃。辨证属脾虚为主之虚损证。建议其减少运动量，药用补中益气汤加海龙、海马、肉苁蓉、巴戟天、枸杞子之属，服药数月恢复性功能，续服药三月以巩固疗效，至今未见复发。

80 年代治一体质强壮青年，结婚之日便不能入道，余无症状。从表面看似为功能性障碍。四诊除舌质嫩，苔薄及尺脉弱外，无他候可询。从肾虚论治，用六味地黄汤加黄芪、党参各 30 克，补肾益气治之，两月后乃能入道。其妻因不遂抑郁，月经失调，治以疏肝健脾，不久受孕生儿。可见所谓心理或功能性阳痿，中医辨证论治调其阴阳，补其不足，亦能收到较好的效果。

我国的药物审评监督，必须有高水平的中医药专家参与决策，不能只按照外国药审那一套办事。我国既有中医又有西医，国策是中西医并重，药审过程中，中医不应处于从属之地位。

（2000 年 1 月）

怎样正确认识中医

（1999 年 12 月对广州中医药大学 98、99 级中西医结合七年制硕士班同学的讲话）

怎样认识中医？中医是一个伟大宝库，但是，它就像古代的和氏璧一样，懂得的才知道它是宝，不然你就会认为它是石头。《韩非子》说：和氏在山中得一玉璞，拿去献给楚厉王，王使玉工鉴定，说是石头，结果厉王砍掉了和氏的左足。武王继位，和氏又去献玉，经鉴定又以欺君之罪断其右足。及文王即位，和氏抱玉痛哭三日三夜，问知不是为断足，而是为宝玉被误认为是石头，文王使人剖璞得宝玉，就是和氏璧。我形容近代的中医就像和氏，不断献宝不断遭磨难。当然现在情况好了，国家制定了中西医并重的国策，认为中医是一个伟大宝库。

为了更好认识中医，我们先简要回顾中医药学的发展历史。讲到中医的源头当然是《黄帝内经》，里面讲阴阳五行、脏腑经络，是中医理论的核心。其中的五行学说我认为现在可以用五脏相关来取代。汉代张仲景用医经家的理论整理众多经方家的方药，提倡杂病用脏腑辨证，伤寒用六经辨证，使中医临床医学有了一个学术体系。《伤寒杂病论》里面的东西我们至今还没有研究完。宋代政府组织的中医古籍点校系统工程，这是医学史上的大事，有了古籍点校，有了医学普及，才带来了后来金元时代的医学争鸣，产生了金元四大家。到了清朝，到了叶天士，叶天士是温病学派的祖师（张仲景是伤寒学派的祖师），另外还有吴鞠通，这些都是温病派的大师。从伤寒到温病，中医对于传染病方面已经有了很高的水平。而西医对细菌性疾病的治疗方法是第二次世界大战才发展的，在三四十年代以前，治疗这些传染性流行性疾病，西医跟中医是没办法比的，只能等它自己好。当然在抗生素发明以后，西医对细菌性疾病的治疗来了一个飞跃，因此认为很多感染性疾病能解决了。但是今天来说，仍然有很多问题未能解决。所以我们看看我们的历史，从张仲景到吴又可、叶天士、吴鞠通到今天，中医治疗流行性、传染性、发热性疾病的理论与实践，仍然是光辉灿烂的。如果不经过实践的检验，有人以为中医连细菌都不懂，怎么能治疗细菌、病毒、钩端螺旋体之类的病呢？西医在几万、几十万倍的电镜下，病毒、细菌无所遁形，都看得很清楚，因此你就会产生疑问，感到中医的理论落后、不科学。其实中医是从宏观上掌握，二者不一样，中医治疗传染性、流行性病，有中医的理论。看一看国家“七五”攻关课题南京中医药大学周仲瑛和江西中医学院万友生的“中西医治疗流行性出血热的疗效对比”（下面再详细介绍），他们的疗效远远超过了对照组西医药的疗效。当然，如果要对流行性出血热进行确诊，要靠西医那一套，然后用中医的理论来指导治疗。这就是中西医的结合，因此取得了辉煌的成果，说明了中西医优势互补，也就是中西医结合的必要性和可能性。

上面讲的微生物的感染性疾病，自从抗生素发明之后，很多人认为非用抗生素不可，但是抗生素的滥用，使细菌产生了抗药性，因此产生了一些新的更难对付的细菌，没办法对付它，所以现在医学界都在忧虑这个问题，但是我们中医不忧虑这个问题。前年香港出现了禽流感，害怕得不得了，把香港所有的鸡都杀光（笑），流感死了五个人，如果找中医看，不会死那么多。抗生素跟着细菌的抗药性不断更新换代，售价也越来越高，有的还不能解决问题。今年我在某大医院会诊了一个感染性疾病，发高热总退不下来，每天都在38℃~39℃之间，西医用药上形容“飞机大炮什么都用上去了”，他们说“连导弹也出动了”（笑），我会诊后用了补中益气汤，黄芪、当归、党参等，结果体温慢慢下来了，西医也不得不承认是中药的疗效，后来病人痊愈出院，大概花了30多万元，因为那些“导弹”很贵的嘛！（笑）我的中药大概一剂十来块钱。有人问，你中医治疗传染病的理论有什么科学的依据吗？那就看看我们祖宗是怎么认识这个问题的：（投影）

清·吴鞠通病原说：

一、岁气、年时（气候与环境）。

二、藏精（正气内存）。

三、疠气、腐气（致病物质）。

这就是吴鞠通《温病条辨》的病原说，专门谈论病原的，如果把他那三点用现代汉语翻译一下：第一个就是讲气候环境的变化；第二个是气候环境变化引起的致病物质活跃、繁殖，流性行病的流行都有一个气候条件作依据；第三个是正气不足以抗邪，所以发病。可以认为，这个病原讲三方面：自然气候环境、致病物质、个体因素，其中强调“正气存内，邪不可干”。就三个方面来说，人是处于主要方面的，而这正是西医所不注意的。

我跟香港卫生署负责人一起吃饭，谈到治病、治人的问题，我说西医是治病的，她说：“不是，现在的医生啊，是治化验单的。”

（大笑）只看化验单，连视、触、叩、听都不会了。中医认为人是很重要的，而西医的医学模式一开始是生物模式，最近才发展到生物－心理－社会医学模式。够了没有？我说还不够，还不如中医。中医这个病原理论，是很高明的。比如一家人有人得了乙型肝炎，并不是个个都传染上，按理说夫妻生活会传染的，但是我有一个病人，丈夫患乙肝去世了，夫人去检查没感染，但人家不相信，影响她再婚，她说我化验单给他看了他还不相信，不过最后她还是结婚了，生了一个小孩。这个例子说明，人是主要的方面，所以说现代医学重视病，一定要找到最根本的形态学的东西，而我们是从宏观、从人的角度来认识，“正气存内，邪不可干”这个理论对现代医学的康复、保健、养生都有极为重要的指导意义。最近有人（可能是年轻中医）说不对，说应该是“抗体内存，邪不可干”，这不是胡闹吗？怎么能有可比性呢？抗体是注射疫苗后或得病后产生的，我们讲的“正气存内，邪不可干”有一套的理论，如温病伤阴了，“留人治病”，先把人留下来才能谈到治病。这是扶持正气，虽然西医有支持疗法，但没形成一种理论体系。匆匆忙忙引用西医的东西来批评中医，非常浅薄。

下面举个例子证明中医是不是能治疗传染病。我刚才讲到，“七五”攻关项目“流行性出血热的中医辨证论治”课题，南京原校长周仲瑛教授和江西的万友生教授分别进行研究。周氏总结 1127 例，其中中医组 812 例，病死率为 1.11%，对照组用西医方法处理 315 例，病死率是 5.08%，统计学处理 $P<0.01$；万氏总结 413 例，中医组 273 例，病死率 3.7%，对照组 140 例，病死率 10.07%，$P<0.01$。我翻了一下《实用内科学》，上面讲的病死率也就是 5%～10%，和他们的报道差不多，可见西医组不如中医组。那么这两个中医药组治疗方法是不是一样呢？不一样。论病虽然都是同一个流行性出血热（按西医的方法确诊的，研究组中也有西医），周仲瑛教授用的是清气凉营为主治疗，万友生教授以治湿毒法为主，治法不一样，假如掉转来治，病死率就要高于西药组了，可见中医是要讲究辨证论治的。辨证从哪里来？从宏观里来，寒热虚实表里阴阳，

中医是以人为本的，人与天地相应，因而诊治疾病讲究时间、地点和人。现代医学有时间医学才多久？才几十年。美国的哈尔贝格说是“时间医学之父”，后来他知道祖父在中国（大笑）。因为他读了成都中医学院一位助教翻译的《内经》有关时间医学的内容投稿到他的杂志上去，他要到中国寻找祖父来了。

过去有人对个案是瞧不起的，所以现在我们有些中医杂志的编辑，个案报道他是不理你的。现代医学又回到重视个案、重视个体、重视个性化了，所以西医理论总的趋势是向我们靠的，越进步就越往这里来。李约瑟说世界医学走的路将来要走到中医那里去，从大的方向来看是这样的。

上个星期我参加了一个会，加拿大一位儿科医生叫谢华真，他回来做了很多好事，跟我们二院（省中医院）合作，是二院的名誉院长，那天晚上他作了一个报告，叫做 HQ，不是有 IQ 吗？他就是讲健康的数值，他里面很多就是借用了中医的东西。他现在出一本书（已经在加拿大印了），书商很感兴趣，因为他提出一个新问题，健康不仅仅是实验室检查（X 线、CT、B 超、彩超、MRI、化验等）都正常就叫健康，还要生活得愉快、生活得潇洒（笑）。讲到人的精神的问题，精神的健康还没有个标尺，而我们中医过去一讲就讲一个人要有精、气、神。“望而知之谓之神”，的确有些病人，一看，就知道其危重的程度。所以说世界的文化慢慢要和中国的文化融合，这就会产生新的东西，因此你们千万不能丢掉自己的东西。党中央和国务院曾经发布了关于中医工作的指示，在前面就讲过“中医不能丢。”但现在我们丢的东西太多了。我们中医学有很多走在世界前头的东西，要你们去发掘它、发扬它，因为西医的模式是生物模式，所以很多要做动物实验、动物研究，这是好的，对西医的发展起了很大的作用，应该肯定这一点。但是不能认为这已经到底了，还是有不足的。而现在我们中国审查药品，也要老鼠点头，才能通过（笑），人点头了还不行。我给药物监管局写信提意见说，你们审查中药的方法完全借用西医那一套，是不对的。你们这是请了乒乓球的裁判员去做羽毛球的裁判，这怎么能行呢？应该按中医的规律去

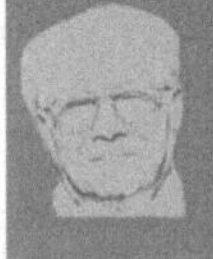

办事。中医是讲究整体观的，讲究动态观的，讲究阴阳平调观的，所以对一些慢性病、疑难病、现代医学没法解决的病，中医慢慢摸下去都会有办法的。我说过，将来艾滋病要攻克的话，缺少了中医就不行，可能是中医药先拿到成果。举个例子，我们校有一位老医生在美国治疗一个女艾滋病人，一直控制得很好，他在那里住了将近一年。他要离开，那个女的就哭了（笑），她的保镖没有了嘛！

世界上一些需要开刀的急腹症，我们中医就不用了，可以非手术治疗。不过，现在我们有的中医生也很喜欢开刀了，可能感觉很新鲜，把人家肚皮打开觉得很妙吧（笑）！其实不打开才是最好的，是不是？以上所说那么多中医的长处，我并非要贬低西医，踩低西医，抬高中医，不是这个意思，千万不要误会。我主要想推荐中医的长处，启发大家在21世纪去挖掘中医之所长，用现代的新科技包括西医的新技术作为工具，去发扬中医，为中医学的质的飞跃做出贡献。我已讲过，中西医各有所长，互补性很大，但是不能拿西医的理论去改造中医，我认为可以拿中医的理论来指导西医。现在我们中医界也有人对西药分其寒、热、温、凉、平，他说抗生素多数是寒性的，有人问我这样研究行不行？我说可以嘛，你去研究吧！

下面谈一谈大家的责任。中西医结合的目标是什么？首先要回答这个问题。我认为主要是为了发展中医药学，使中医药学造福人类，更好地为中国人民和世界人民的健康服务，应该是这样。而不是像1998年5月份有篇文章（载《上海中医药杂志》）中所说的“中医变亦变，不变亦变”，变到哪里去呢？他说要好好地学习西医！这怎能不说他数典忘祖！因为中医是我们中国的，你要丢掉中医，要学习西医去改进中医，这不是违背了世界人民对你的希望吗？关于中西医结合问题，不是中医+西医，也不是中药+西药，而是要在理论上有所突破。要达到理论上的突破，光靠中医和西医两门科学还不够，还要与最新的科学技术相结合，和自然辩证法相结合，这就是我们能够做出贡献的关键。必须要和新科技相结合，新科技与中医相结合之后，也促进了新科技的发展。山东大学张颖清教授的“全息生物学”，是世界上其他地方所没有的学科，是新创造出来的学科。全息生物学现在已经得到世界上日本、瑞典等国家的承认，它不仅对人，对动物、植物、园艺都有作用。全息生物学来源于全息照相，然后从针灸经络学说派生出来，他是和山东中医学院合作，发现中指第二指节，可以反映全身的情况。一个部分可以反映全身，经过研究就产生了新的学科。所以，研究中医不仅为了发现中医，而是也有可能发展世界的科学。你不研究中医你就得不到，你不研究中医不如到美国去学习，它是现代西医的前沿。中医的前沿是我们中国，所以你用新科技去研究它，反过头来又促进了新科技的发展，我们就要有这样的雄心壮志。但是这个雄心壮志离开了中医就不存在，就不是中医学，你研究的可能是别的。最近华南师范大学一位光学家，院士，他要用光学来研究中医学，研究中医的经络。有 50 个人考他的博士后流动站，他只要了一个原来我们这里针灸学院的博士生，他们用微光来研究中医，最近写了一份标书，要我也参加，其实我不懂光学。我们最欢迎的是其他的边缘学科参加到我们这个学科来进行研究，就会在世界上创造奇迹。我刚才讲中医一直在量变，当它质变起来就不得了了，所以眼光要扩大，但是作为我们中医院校的学生，作为中医，你必须要参加临床，必须在临床上下工夫。无论你将来搞基础研究、搞其他科研也好，都必须参加临床。那位博士后现在也在跟我临床。为什么要临床？中医的理论从哪里来？过去说中医不懂解剖，没有实验研究，只有阴阳五行，寒热表里，说了人家都听不懂，居然也能治好人，真是使人费解。但有了现代科学就明白了。现代科学有一个控制论，其中有个黑箱学说，黑箱里面是什么东西不知道，输入信息，信息反馈，不断地进行，然后慢慢就清楚了。中医理论的来源就是靠黑箱的方法。一个咳嗽病人来了，用解表法治好，知道是“表咳”；另一个病人来了，用陈夏六君子治好，就知道还有虚证。所以最后得出结论是“五脏六腑皆能令人咳”，就是在临床这样治那样治慢慢找到了规律。这就是科研成果。中医的理论就是从人身上实验出来的，它是很可贵的。中医的诊疗尽量不损伤病人。当然中医过去也有开刀，但中医还是尽量走不开刀这条路。比如阑尾炎，新中国成立前还是一个大手术，因为抗感染还不过关，也容易死人。那时我们治疗，就是用张仲景的大黄牡丹皮汤，几付药就好了。后来又发现了阑尾穴，现在治疗是针阑尾穴加上吃大黄牡丹皮汤，一般都不用开刀。即使穿孔，只要排到腹腔里面的东西不超过500毫升，可以不开刀。我常说病人不仅是我们治病的对象，还是我们的老师，我们当医生的千万要记住这句话，“好好为病人服务”。因为中医的理论是多少前辈，绞了多少脑汁形成的。“气有余便是火”这么简单的一句话，是经过了多少人的实践才总结出来的。

中国文化的理论跟外国不一样。就拿辩证法来说，新中国成立前我就接触辩证法，苏联的书这么厚，但毛泽东的书就是两卷，一个《实践论》，一个《矛盾论》，所以你们如果没读过这两本书，赶紧去读，对你学中医很有好处。有天我请教了一个搞物理学的教授，我问科学的头在哪里，是数学，还是物理学？他说，这两个都重要。我问，这两者讲不讲哲学。他说讲，哲学很重要。这个科学家是个有很高水平的人，我以为他不讲哲学。有个故事说，日本一个原子物理学家见毛主席，毛主席问原子还可不可分？根据辩证法是可分的。毛主席不懂原子物理学，但他能够看到深层。的确，原子下面还有电子、中子、质子等，还可分。

上面讲了那么多，那怎样才能达到我们的要求呢？原则上，中医课、西医课都要学好，但是重点一定要把中医学好。因为中西结合不是目的，中西结合是手段，是方法，其目的在于振兴中医。既然要振兴中医，如果重点不放在中医，那你干什么？所以好多学生从兴趣出发，从意气出发，感觉西医好学，忽视了中医。其实，你在这里学完了出去，即使你中医学得很好，水平还是偏低的。因为中医深含辩证法，很高深，我们有两千年来文化精华的沉淀，那么多的古典著作，你那几本教科书，能包括得了么？现在我们的教材其中有些越编越差，由于他们的中医水平不够。我正想给中医药管理局提意见，干脆废除统一教材算了，让各个学校自选教材，自编教材，自己去讲，有多高水平的老师就有多高水平的学生，让它竞争去吧。所以必须要把中医学好。乒乓球不是有海外兵团，几乎把

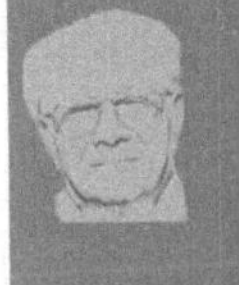

我们自己人打败了？现在我们中医的国外兵团很多，1992 年我到美国加州，我帮他们成立了广州中医学院校友会，能够成立校友会，说明出去的人很多。他们出去不能用西药，只能用中药、按摩、针灸，他们老这么下去中医水平就会高。别以为我们一定就行。我们在澳洲的人也不少。外国兵团他们只能用中医看病，北京中医药大学在德国开了一个中医院，可以开化验单，就是不能开刀、用西药，但现在病人已排队排到几个月后。当然是治慢性病、疑难病。现在世界上最头痛的还就是慢性病、疑难病，现在世界医学的危机不在于急症，而在于慢性病。中医是不是急症就不行？中医急症也行的，下面我举个病例。

六七十年代，空军医院有一个 10 个月大的婴儿，吞了一个螺丝钉，钉头 2.5 厘米 ×2.5 厘米 ×0.8 厘米，人太小不敢开刀，第三天痉厥，发高烧，到我院请外科教研室张景述老师去会诊。你们看这个病中医有没有办法？X 线下看得很清楚，螺丝钉在胃壁上摇摆，病儿痛得厉害。张景述老师让人拿稀饭、骨炭来，调和喂小孩吃。最初他不肯吃，但吃着吃着他愿意吃了，因为没那么痛了。过了半小时张老师让拿蓖麻油来，给小孩灌服三茶匙，小孩发烧，又给他开了几剂清热解毒中药就走了。病儿症状大有缓解。你说这个治法妙不妙？很妙！因为胃要把螺丝钉排走，但一蠕动钉子便打在胃壁上，痛得更厉害，越痛幽门越收缩，钉子卡在那里。灌了稀饭进去，就缓冲了。再加上骨炭粉，保护了胃黏膜。第二天病儿排出钉子，骨炭粉把钉子仿佛电镀似的镀了一层，有了这一层，它就光滑了，容易拉出来了。这个方法是从哪里来的呢？是在《验方新编》里面找到的一个方法。原方是用木炭粉、麻油，张老师因地制宜改了，病儿就过了这一关。这就是我所讲的我们文化的沉淀。文献里面有很多宝，问题是你能不能、愿不愿拿宝。这是个很具体的例子。

毛泽东说中国医药学是个伟大宝库，国务院说中医不能丢。丢不丢，你们这一代责任重大。我们这一代没有丢，教出了很多学生。最后再强调一句，学中医要根据中医的特点。中医有些很强调要背诵，背熟了你一生都受用。所以不要以为背书就落后，背书是很先进的。过去我看我们的前辈学英语都是在背，所以他们都不是哑巴，背得多讲起来就流利。我看最近一二十年的学生只会看，是个哑巴，就是缺乏背。据说有个物理学的教授，他让他的学生背《老子》，是很正确的。中医更要这样。

去年我们学校党委作了三个决定，一个教学的，一个科研的，一个医疗的，都要往中医这个康庄大路上走，不要走歪，不要被五花八门的东西牵着走，还是要老老实实地从中医的路上走。一个要读书，一个要临床，临床也要以中医的方法为主，迫不得已才用上西医方法，要以中医为主，以西医为辅，这样才能够发扬中医。如果反过来以西医为主，以中医为辅，作为一种研究学问，也未尝不可，但是你所做的不是发扬中医，是发扬西医，就差这么一点。所以中医有些人不安分，也很聪明，他们在美国考西医比西医还西医，成绩很高，但是那不是我们要培养的。因为世界上只有中国有中医，中国那么多西医院校，而只有不到30所的中医院校，去年还合并了两所中医学院。全世界几十亿人口，就那么一点中医，满足不了世界的要求。

（郑洪据录音整理）

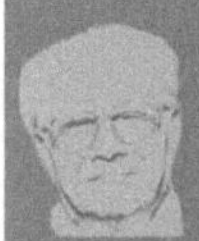

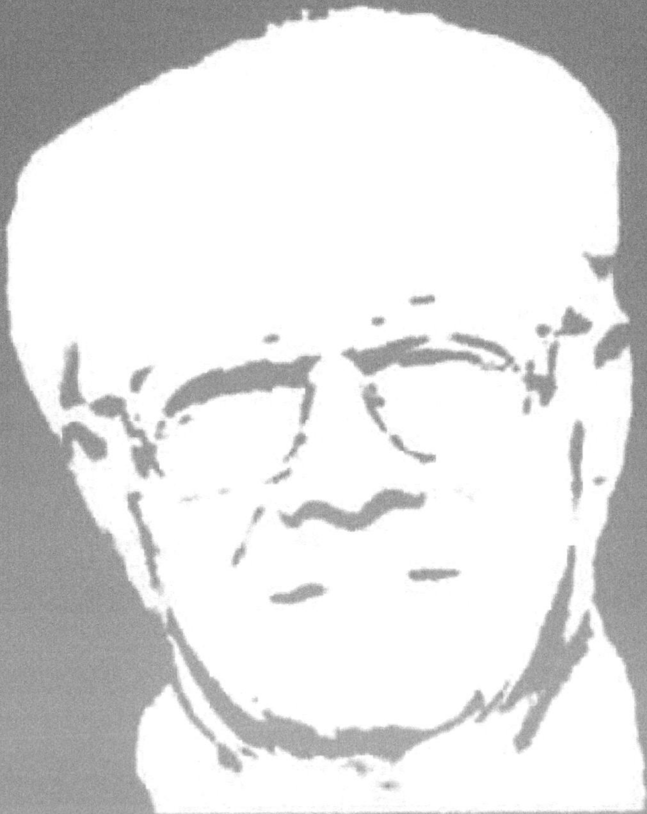

年谱

年　谱

1916 年农历 10 月 11 日，出生广东省开平县钱岗乡石蛟村。

1932 年 9 月至 1937 年 8 月，就读于广东中医药专门学校，为第九届毕业生。

1938 年至 1941 年，在香港办南国新中医学院（夜校），并于九龙芝兰堂药店任坐堂医师。

1941 年至 1949 年，辗转于广州、香港、武汉等地行医。

1950 年 1 月，受聘于广东中医药专科（门）学校。

1950 年 5 月，在《广东中医药》创刊号上发表文章，批评上海余云岫等炮制的所谓“改造中医方案”。

1950 年，在《星群医药月刊》第五期上发表文章《中医怎样提高一步》。

1950 年 7 月，任广东中医药专科学校教务主任。

1950 年 8 月，在《广东中医药》季刊第二期发表文章《新中国需要新中医》，反对“勿须培养新中医”错误观点。

1950 年 12 月，执笔整理《广州中医教育界座谈会纪要》，载《广东中医药》1950 年第三期。

1951 年 1 月，执笔整理《广州中医界座谈会纪要》，载《现代医药杂志》1951 年第一期。（注：上两次座谈会均有卫生部中层干部参加）

1951 年，在《星群医药月刊》第一期上发表文章《中医当前的任务》。

1952 年 6 月，在《广东中医药》季刊第二期发表论文《阑尾炎的中医疗法》。

1953 年 8 月，任广东省中医进修学校教务主任。

1954 年，编写广东省中医进修学校《中国医学史》教材。

1955年，在《中医杂志》第五期上发表论文《温病学说的发生与成长》。

1955年，在《江西中医药》第八期发表论文《试论温病的卫气营血与三焦》。

1956年1月，广东省卫生厅授予“先进工作者”，获奖章一枚。

1956年3月，编写广东省中医进修学校《中医内科学》教材。

1956年9月，参加广州中医学院教学、医疗、科研工作。

1956年，在《中医杂志》第十一期上发表论文《试论中医治疗阑尾炎》。

1957年1月，与罗元恺合编《常用的中药》、《中医妇科常见病》，由广东人民出版社出版。

1957年，在《广东中医》第三期上发表论文《吴鞠通〈温病条辨〉读后》。

1957年7月，在广东省科学馆进行学术讲座《宋代以后祖国传染病学的成就》。

1958年，在《中医杂志》第七期上发表论文《清代王清任在临床医学上的贡献》。

1958年，在《浙江中医杂志》第八期上发表论文《酸枣仁的生熟异治》。

1958年8月，广州市人民委员会授予“先进生产工作者”，获奖章一枚。

1958年，在《广东中医》第十期上发表论文《乙型脑炎治验小记》。

1959年12月，光荣加入中国共产党。

1959年，开始对中医脾胃学说进行探讨，带领五九届高研西学中班学员到解放军157医院进行脾胃学说的临床研究。

1959年，在《中医杂志》第十一期上发表论文《论中医治疗烫伤的理论与方法》。

1961年，在《广东中医》第四期发表文章《如何研究整理祖国医学遗产》。

1961 年 7 月，主编《脾旺不易受病》，参加广东省中西医结合经验交流会议。

1962 年 1 月至 1964 年，历任《广东中医》、《广东医学》杂志副主编。

1962 年，在《广东中医》第一期上发表论著《祖国医学的脾胃学说提要》。

1962 年 5 月，编写《中医学简明教程》，由广东人民出版社出版。

1962 年，在《广东中医》第五期上用笔名发表论文《梁翰芬医案》。

1962 年 9 月，出席“广东省名老中医”座谈会，为第一批由省政府授予的名老中医，并接受广州中医学院第一届毕业生劳绍贤为徒。

1962 年 11 月 16 日，在《光明日报》哲学版上发表文章《中医五行学说的辩证法因素》。

1963 年，在《广东中医》第三、四、五期连续发表论文《脾旺不易受病》。

1963 年 3 月，参加“什么是祖国医学理论的核心”问题讨论，发言稿载《广东中医》第三期。

1963 年 5 月，参加全国中医二版教材编写会议，承担《中医诊断学》主编工作，并参与《内科学》、《中医各家学说》、《中国医学史》编写讨论。

1964 年 8 月，主编《中医诊断学讲义》，由上海科技出版社出版。

1964 年，在《广东中医》第八期上发表文章《祝全国中医学院二版教材出版，继承发扬祖国医学的重大成就》。

1965 年，在《广东中医》第三期上发表论文《住院病案（历）格式刍议》。

1965 年，在《广东中医》第六期上撰写医案《癃闭治验两例》。

1966 年 5 月“文化革命”开始，经常下乡巡回医疗。

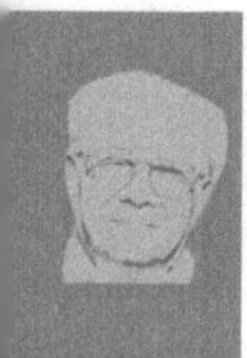

1971 年 6 月，参加主编的《中医学新编》由上海人民出版社出版。

1971 年 10 月，参加主编的《中医学基础》在广州中医学院作为教材使用。

1972 年 7 月，参加主编的《新编中医学概要》由人民卫生出版社出版。

1973 年 1 月，在《新中医》第一期发表论文《脾胃学说在临床上的应用》。

1973 年 9 月，任广州中医学院教务处副处长。

1974 年 1 月，开始对冠心病进行临床研究。

1975 年，在《新中医》第二期上发表论文《祛瘀法及其应用》。

1975 年，在《新中医》第五期上发表论文《眶上神经痛治验》。

1976 年，在《新医药资料》第二期发表论文《略论王冰整理〈内经〉》。

1977 年，在《中华内科杂志》第一期上发表论文《冠心病的辨证论治》，同年 11 月日本《汉方研究》第十一期将该文翻译。

1977 年，在《新中医》第二期上发表论文《下法治疗急性阑尾炎》。

1977 年，在《新中医》第六期上发表医案《硬皮病治验》。

1977 年，在《新中医》第七期上发表论文《汗证》。

1977 年，在《新医药杂志》第七期上发表论文《眼肌型重症肌无力的中医治疗》。

1977 年 11 月，任中国人民政治协商会议广东省第四届委员会委员，连任至 1988 年第五届委员会委员。

1978 年，被国家教委批准为首批中医硕士学位研究生导师，同年 5 月招收研究生。

1978 年，参加主编的《新编中医学概要》获全国科学大会奖。

1978 年，在《新医药资料》第四期上发表论文《略谈心悸的辨证论治》。

1978 年，在《新医药杂志》第六期上发表论文《略谈四诊》。

1978 年 12 月，被广东省人民政府授予“广东省名老中医”称号；评定为广州中医学院教授。分别颁发广东省名老中医嘉奖证书及广东省高等院校教师职称任命书。

1979 年，任中华全国中医学会常务理事、中华医史学会委员。

1979 年，参加主编的《中医学新编》获 1979 年广东省科学大会奖。

1979 年，在《新中医》第二期上发表论文《试论陈修园》。

1979 年 4 月至 1984 年 6 月任广州中医学院副院长。

1979 年 5 月，参加主编的《简明中医辞典》由人民卫生出版社出版。

1979 年，在《浙江中医药》第六期发表论文《甘麦大枣汤的应用体会》。

1979 年 6 月，应香港新华中医中药促进会邀请，出访香港、澳门进行学术交流。

1979 年 9 月，在北京就“中西医结合”问题发表讲话。

1980 年，任中华全国中医学会中医理论整理委员会副主任委员。

1980 年，在《新中医》第二期上发表论文《高血压病的辨证论治》。

1980 年 12 月，参加主编的《简明中医辞典》获广东省高教局科技成果二等奖。

1981 年，在《广东医学》第一期上发表论文《中西医结合的回顾与展望》。

1981 年，在《浙江中医杂志》第二期上发表论文《冠心病辨证论治的认识与体会》。

1981 年，在《广东医学》第六期上发表论文《治疗脑血管意外经验》。

1981 年 11 月，应日本中医学会邀请，出访日本参加第十四届汉方学术交流会。

1981 年 12 月，论著《学说探讨与临证》由广东科技出版社出版，收集自 1955 年至 1981 年学术论文 54 篇共 26 万字。获 1983 年广东省卫生厅、高教局科技成果三等奖。

1982 年，在《新中医》第二期上发表文章《怎样理解中医现代化》。

1982 年，在《上海中医杂志》第二期上发表文章《建立中基新学科，提高教学质量》。

1982 年，在《浙江中医杂志》第二期上发表论文《积精全神，常葆青春》。

1982 年 3 月，任广州市科学技术委员会顾问。

1982 年，在《新中医》第六期上发表书评《读日本〈中医学入门〉》。

1982 年，在《山东中医杂志》第六期上发表自传体文章《万里云天万里路》。

1982 年，在《中医杂志》第八期上发表论文《〈伤寒论〉叙例辨》。

1982 年 10 月，参加张仲景医圣祠修复落成典礼，并在南阳召开的中华全国中医学会仲景学说研讨会上作《〈伤寒论〉叙例辨》的大会发言。

1982 年 12 月，任广州中医学院学位评定委员会委员。

1982 年 1 月，开始对“五灵止痛散”进行临床研究。

1982 年 2 月，写信给中华全国中医学会，提出“不同意用中西医结合来代替中医”等六点意见。

1983 年，在《中医杂志》第二期上发表文章《中医急诊术必须抢救》。

1983 年，在《北京中医学院学报》第三期上发表论文《外感病辨证统一小议》。

1983 年 4 月，在《新加坡中医学院第十八届毕业纪念特刊》上发表论文《心主神明论》。

1984 年 1 月，撰写《中医古籍整理工作意见》，载《中医年鉴》1984 年卷。

1984 年，在《新中医》第二期上发表书评《〈中医学辩证法概论〉读后》。

1984 中，在《大自然探索》第二期上发表重要医政论著《中医学之前途》。

1984 年 3 月 18 日，以一个“中共党员中医”的名义写信给徐向前元帅，反映中医药工作的意见。3 月 24 日，中央领导同志作了“要认真解决好中医问题”的批示，邓铁涛教授的信与中央领导同志的批示作为《中央政治局会议参阅文件（1984）5 号》印发。

1984 年 6 月，应邀写信给北京中医研究院领导，就关于《近代中医论争史》一文发表自己看法，使分歧意见达成共识。

1984 年，在《中医药学报》第六期上发表论文《试论中医学之发展》。

1984 年 8 月，五灵止痛散通过广州市卫生局主持技术鉴定，获 1985 年广州市科技进步四等奖。

1985 年至 1989 年，任中华中西医结合研究会第二、三届理事会名誉理事。

1985 年 2 月，在北京发起成立振兴中医基金委员会筹委会，并把研制五灵止痛散技术转让费 5 万元全部捐献给该委员会。

1985 年 4 月，任中华人民共和国卫生部药品评审委员会委员、广东省卫生厅药品评审委员会副主任委员。

1985 年 6 月，参与主编的《实用中医内科学》由上海科技出版社出版。

1985 年，在《新中医》第七期上发表论文《治疗慢性肝炎经验》。

1985 年，在《新中医》第十期上发表论文《新技术革命与中医》。

1985 年 11 月，写信给广东省委、省政府领导同志，呼吁加强对中医工作的领导及管理，并在广东省振兴中医工作会议上发言，提出五点建议。

1986 年 1 月，开始撰写《耕耘医话》，谈几十年之医学见解及临床心得，从《新中医》第一期起连续刊登至 1990 年第十二期，共

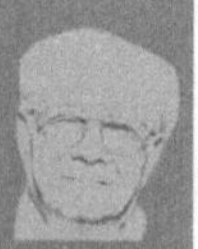

计发表医话46篇。这46篇论文的题目分别是：祝愿、止血、点舌、剂型、传脾、痢疾、临床、珍风、灯火、咳嗽、黄芪（1）、黄芪（2）、读书、头痛、蛔虫、甘草、吞钉、论治、黄疸、经典、六味（1）、六味（2）、希望、中风、眩晕、咳血、薪传、肠痈、曹公、小儿（1）、小儿（2）、降压、不孕、岭南、辨证、鼓胀（1）、鼓胀（2）、咽喉、说汗、砂糖、两岸、玖零、尿闭、尿频、腰痛、甘温除大热。

1986年，在《古籍整理简报》第四期上发表文章《正确对待古籍整理》。

1986年6月，任中华医学会广东分会医史学会主任委员。

1986年7月，应邀出席在吉隆坡举行的“第二届亚细安中医药学术大会”，在大会上作专题报告《冠心病的辨证论治》。

1986年9月，应邀出席在日本举行的“东洋医学研究会第四次日中中医学研究会学术会议”。

1986年9月，经国务院学位评定委员会批准，为中医内科学博士研究生导师。

1987年3月，开始带中医内科博士研究生。

1986年10月，开始进行重症肌无力临床研究与实验研究的科研工作。

1987年，任中国中医研究院客座教授和辽宁中医学院荣誉教授。

1987年5月，点校的中医古籍《岭南儿科双璧》由广东高教出版社出版。

1987年，在《新中医》第七期上发表论文《中医发展的现状与问题——在全国中医战略会议大会发言》。

1987年10月，撰写“金元四家”条目，载《中国医学百科全书·医学史》。

1987年12月，主编的全国中医院校五版教材《中医诊断学》由上海科技出版社出版；主编高等医学院校教学参考丛书《中医诊断学》由人民卫生出版社出版。

1988年1月，承担卫生部课题《中国医学通史》编写工作，任编审委员会副主任兼近代史分卷主编。

1988 年 6 月，主编的《实用中医诊断学》由上海科技出版社出版。

1988 年，在《广州中医学院学报》第二期上发表论文《略论五脏相关取代五行学说》。

1988 年 5 月，著作《耕耘集》由上海中医学院出版社出版。该书收集自 1981 年至 1988 年间撰写的 25 篇论文，共计 13 万字。

1990 年，主编的《中医证候规范》由广东科技出版社出版。

1989 年 1 月，被英国剑桥世界名人中心收载入《世界名人录》。

1989 年 1 月，撰写《温病专题讲座》，在《新中医》第一期起连续刊登至 1990 年第十一期，共计讲座 12 讲即 12 篇论文，分别是：一讲、二讲，伤寒及温病发展史；三讲，温病名著点评；四讲，论外感与伏气；五、六、七、八讲，各种温病辨证论治；九讲，问题答疑；十讲、十一讲，《温病条辨》痹论、疸论；十二讲，展望。

1989 年 4 月，在《吉林中医药》特刊上发表论文《对中医传统科研的意见》。

1989 年，在《中药药理与临床》第五期上发表《延缓衰老中药药理研究之思路与方法》。

1989 年 9 月，应邀出席泰国曼谷“第三届亚细安中医药学术大会”，在大会上作专题报告《高血压的辨证论治》。

1990 年 1 月，任《中国大百科全书·中国传统医学卷》编辑委员会副主任委员，《治则治法》分卷主编，该书于 1992 年 9 月由人民卫生出版社出版。

1990 年 5 月，被国务院批准为第一批享受政府特殊津贴的专家。

1990 年 7 月，致信国家中医药管理局领导，就中医药的科学技术、成果推广、人才培养、剂型改革等问题，提出见解和建议，国家中医药管理局将来信全文载于《中医药工作通讯》并加编者按。

1990 年 8 月 3 日，在吉林省与 8 位名老中医联名致信江泽民主席。同年 10 月 9 日，中共中央办公厅、国务院办公厅信访局回函答复，同意加强国家中医药管理局管理全国中医药工作职能等意见。

1990年10月，在北京人民大会堂全国继承老中医药专家学术经验拜师大会上，代表全国五百名老中医药专家讲话，提出“学我者必超我”的口号。

1991年，在《中药新药临床及临床药理通讯》第一期上发表文章《中药新药评审浅议》。

1991年2月，参加主编的《中医名言录》获广东省中医药管理局科技进步成果二等奖。

1991年5月，著作《邓铁涛医话集》由广东高教出版社出版，收集自1986年至1991年撰写的论文医案医话56篇，共计12万字。

1991年9月，应邀出席上海“全国中医基础学科建设及课程设置优化方案研讨会”，在会上就中医教育问题发表讲话，全文收载会议纪要。

1991年12月，主持《脾虚型重症肌无力的临床研究和实验研究》，获国家中医药管理局科技成果一等奖，后又获1992年国家科委科技进步二等奖。

1992年，在《中华医史杂志》第二期上发表论文《对近代中国医学史研究的几点意见》。

1992年4月，应美国加州大学医学院邀请进行学术交流与临床会诊。

1992年8月，发表论著《强肌健力饮（胶囊）治疗重症肌无力的理论、临床与药理》，载《中药药理与临床研究进展》第一册。

1992年10月，在广州中医学院设立“邓铁涛奖学金”，1992年12月进行首次颁奖。

1993年1月，参与国家中医药管理局“八五”期间科研项目投标中标，开始进行《新药（中药）强肌健力胶囊治疗痿证的开发研究》，1997年结题完成。

1993年6月，在广东省佛山市成立“邓铁涛中医药开发研究所”。

1993年9月，受中共广东省委、省人民政府表彰，授予“南粤杰出教师”称号，荣获特等奖奖金5万元。

1994年2月，点校的中医古籍清代何梦瑶《医碥》由人民卫生出版社出版。

1994年5月，赴马来西亚为广州中医学院与马来西亚中医学院合办之“内科专科班”讲课，为期一个月。

1994年12月，点校的中医古籍金代张从正《子和医集》由人民卫生出版社出版。

1995年3月，应国际传统医学与保健学术大会邀请，前往新加坡参加专题演讲。

1995年12月，著作《邓铁涛医集》由人民卫生出版社出版。

1996年8月，任国家中医药管理局中医药工作专家咨询委员会委员。

1997年11月，被授予广州中医药大学首批“终身教授”光荣称号。

1998年1月，著作《邓铁涛临床经验辑要》（18万字）由中国医药科技出版社出版。

1998年2月4日，参加主编的《中医大辞典》获1997年度国家中医药管理局基础研究二等奖。

1997年5月，在《中国中医基础医学杂志》第五期发表《试论吴鞠通病原学说的科学性》。

1998年8月11日，亲笔起草并联名任继学等全国8位老中医写信给朱镕基总理，反映中医药的情况，认为对待中西医的改革，决不能“抓大放小”。朱总理做了批示：“请张文康（注：卫生部长）同志研办，并请郑筱萸（注：国家药品监督管理局局长）阅。”

这就是著名的“八老上书”，对现代中医药学术事业的发展有深远影响。

1999年1月，开始撰写《铁涛医话》。在《新中医》杂志1999年第一期开始，至2000年8月第九期，共撰写《铁涛医话》20篇，题目分别是：希望、辨证论治、再论辨证论治、血证、中医藏象文献与临床、李东垣的科研成果方法与启示、李东垣学说的临床体会、岭南医学、回归中医以振兴中医、祝《新中医》而立之庆、对抗生素的思考、忆黄耀燊教授、寄语青年中医、人类不能没有中医、碎石排石与溶石、漫谈中医近代史、读什么书、继承不泥古发扬不离宗、闲话伟哥、中医现代化问题、结核病论治等。

1999 年 4 月 5 ~ 7 日，应国家药品监督管理局邀请，前往北京参加名老中医药专家座谈会，该次座谈会主要参加者是写信给朱镕基总理的 8 位老中医，卫生部及国家中医药管理局的领导也到会听取邓铁涛等老中医药专家的意见。

1999 年 6 月，参与指导广州中医药大学总体规划两项重大课题“五脏相关学说的应用基础研究”、“中西医结合疗法提高冠状动脉搭桥手术成功率的临床研究”工作，任两课题组的课题指导人。

1999 年 8 月，主编的《中医近代史》（37 万字）由广东高教出版社出版。

1999 年 11 月 10 日，广州中医药大学第一附属医院隆重举行“邓铁涛教授从医从教 63 周年纪念大会”，大会刊印《邓铁涛学术论文集》，分为上、中、下三部分。上篇为邓铁涛学术论文选，收录邓铁涛教授重要学术论文 20 篇；中篇为邓铁涛学术思想研究，收录有关邓氏学术思想研讨论文 12 篇；下篇为桃李集，收录邓铁涛教授历年来所培养的研究生学位论文以及学术继承人出师论文，共计 37 人（次）篇。

2000 年 1 月，主编的《中国医学通史近代卷》（124 万字）由人民卫生出版社出版。

2000 年 5 月 1 ~ 6 日，应邀在泰国曼谷出席“第六届亚细安中医药学术会议”。

2000 年 8 月，在法国参观巴黎血液病研究所，在里昂参观 P4 安全实验室。

2001 年 1 月，在《新中医》杂志上开辟“铁涛医案”专栏。认为医案是中医学术的重要内容之一，国外医学最近重视疾病的个性化，个案之总结是学术发展之基石。

2001 年 4 月 20 日，在邓铁涛等名老中医的倡议下，广东省中医院举行第一届拜师活动，以“集体带，带集体”的方式进行授徒，开创了中医继承工作的全新模式。

2001 年 10 月 28～29 日，中华中医药学会在北京人民大会堂联合举办“全国著名老中医邓铁涛教授学术思想研讨会”。

2002 年 6 月，在《新中医》杂志发表文章“纪念衡阳会议，忆崔月犁部长”。

2003 年 4 月 26 日，写信给胡锦涛总书记：“您亲临广州指挥非典型肺炎之战，爱民亲民的形象永远留在广州人民和全国人民心中。”5 月 1 日，学术论著《论中医诊治非典》公开发表，提出战胜非典我们有个武器库。

2003 年 7 月 15 日，中华中医药学会授予“中医药抗击非典特殊贡献奖”荣誉证书。

2003 年 11 月 8 日，广州中医药大学邓铁涛研究所成立。

2003 年 11 月 19 日，在科技部 219 次北京香山科学会议任执行主席，作主题评述报告《为中医药之发展架设高速公路》。

2004 年 1 月 1 日，被《中国中医药报》评选为 2003 年度中国中医药界新闻人物。

2004 年 10 月，在科技部《科技中国》发表文章“治疗 SARS，中医药无可取代”。

2004 年 11 月 18～19 日，广州中医药大学、广东省中医药管理局、广东省中医药学会在广州举行“邓铁涛学术思想国际研讨会”，在大会作特别演讲《中医与未来医学》。

2005 年 7 月 1 日，邓铁涛被国家科技部聘任为国家重点基础研究发展计划（973 计划）“中医基础理论整理与创新研究”项目首席科学家，973 计划中医理论基础研究专项专家组组长。

2005 年 7 月 22 日，广东省委书记张德江会见邓铁涛，共商建立广东中医药强省大计。

2005 年 12 月 15 日，国家卫生部、教育部、中央电视台主办“2005 医学大家校园行”，邓铁涛在广州大学城讲《仁心仁术》，弘扬医德医风大家在行动。

2006 年 6 月 13 日，全国政协副主席霍英东先生从香港捐赠 500

万港币给广东省中医院邓铁涛中医药人才培养基金。

2007 年 6 月 25 日，入选首批国家级非物质文化遗产传统医药“中医诊法”项目代表性传承人。

2007 年 11 月 27 日，在广州大学城出席国家“首届中医药传承高徒奖”颁奖典礼，学术继承人邓中光获奖，跟师感言：“中医药犹如和氏璧，它的璀璨，需要和氏精神。”

2008 年 11 月 21 日，为广州中医药大学研究生教育 30 周年题词“四大经典是根，各家学说是本，临床实践是生命线，仁心仁术乃医之灵魂，发掘宝库与新技术革命相结合是自主创新的大方向。”《中国中医药报》头版刊登。

2009 年 4 月 13 日，由人力资源和社会保障部、卫生部、国家中医药管理局共同组织的首届“国医大师”评审结果公示，经过严格遴选和评委会专家组认真审核，邓铁涛入选“国医大师”，这是新中国成立以来我国政府第一次在全国范围内评选国家级中医大师。

2009 年 7 月，主持“中医五脏相关理论基础与应用”研究项目，获“广东省科学技术一等奖”，奖励证书由广东省人民政府颁发。

2010 年 4 月 6 日，国家中医药管理局中医药继续教育委员会文件，（国中医药继教委发［2010］2 号）邓铁涛教授任全国优秀中医临床人才研修项目专家指导委员会主任委员。

附：邓铁涛教授学术成果

（一）邓铁涛教授主要著作

1. 《学说探讨与临证》（26 万字），1981 年 12 月由广东科技出版社出版。

2. 《耕耘集》（14 万字），1988 年 2 月由上海中医学院出版社出版。

3. 《邓铁涛医话集》（12 万字），1991 年 5 月由广东高教出版社出版。

4. 《邓铁涛医集》（39 万字），1995 年 12 月由人民卫生出版社出版。

5. 《邓铁涛临床经验辑要》（18 万字），1998 年 1 月由中国医药科技出版社出版。

6. 《邓铁涛医学文集》（346 万字），2001 年 10 月由人民卫生出版社出版，含光盘。

7. 《从五行到五脏相关》（30 万字），2008 年 8 月由广东科技出版社。

（二）邓铁涛教授主编的教材

1. 《中医诊断学讲义》（16 万字），全国中医院校二版教材，1964 年 2 月由上海科技出版社出版。

2. 《中医学新编》（65 万字），西学中教材，1971 年 6 月由上海人民出版社出版。

3. 《新编中医学概要》（54 万字），西学中教材，1972 年 7 月由人民卫生出版社出版。

4. 《中医学基础》（10 万字），1971 年 10 月在广州中医学院作为教材使用。

5. 《中医诊断学》（38 万字），全国中医院校五版教材，1987 年 12 月由上海科技出版社出版。

6. 《中医诊断学》（104 万字），高等中医院校教学参考丛书，1987 年 12 月由人民卫生出版社出版。

7. 《实用中医诊断学》（59 万字），1988 年 6 月由上海科技出版版社出版。

8.《实用中医诊断学》，由玛丽尔·艾吉尔将其全文翻译成为英文，1999 年英国邱吉尔利文斯通出版社出版。

9.《实用中医诊断学》（80 万字），2004 年 11 月由人民出版社出版。

（三）邓铁涛教授参与编写的大型医学工具书

1.《简明中医辞典》（主编之一），1979 年 5 月由人民卫生出版社出版。

2.《实用中医内科学》（主编之一），1985 年 6 月由上海科技出版社出版。

3.《中国医学通史》，任编审委员会副主任兼近代史分卷主编，2000 年 1 月由人民卫生出版社出版。

4.《中医证候规范》（主编），1990 年 8 月由广东科技出版社出版。

5.《中国大百科全书·中国传统医学》卷（副主编），《治则治法》分册主编，1992 年 9 月由人民卫生出版社出版。

6.《中医大辞典》（主编之一），1995 年 5 月由人民卫生出版社出版。

7.《中医近代史》（主编），1999 年 8 月由广东高教出版社出版。

8.《中国防疫史》（主编），2005 年 10 月由广西科技出版社。

（四）邓铁涛教授点校的中医古籍

1. 点校中医古籍《岭南儿科双璧》（14 万字），1987 年 5 月由广东高教出版社出版。

2. 点校中医古籍清代何梦瑶的《医碥》（30 万字），1994 年 2 月由人民卫生出版社出版。

3. 点校中医古籍金代张从正的《子和医集》（42 万字），1994 年 12 月由人民卫生出版社出版。

（五）邓铁涛教授主要科研奖项

1.《新编中医学概要》（主编之一），1978 年获全国科学大会奖。

2. 《中医学新编》（主编之一），1979 年获广东省科学大会奖。

3. 《简明中医辞典》（主编之一），1980 年获广东省高教局科技成果二等奖。

4. 《学说探讨与临证》，1983 年获广东省卫生厅、高教局科技成果三等奖。

5. 《五灵止痛散临床研究》，1985 年 11 月获广州市科技进步四等奖。

6. 《中医名言录》（主编之一），1991 年 2 月获广东省中医药管理局科技进步成果二等奖。

7. 《脾虚型重症肌无力的临床研究与实验研究》（课题负责人），1991 年 12 月获国家中医药管理局科技成果一等奖。

8. 《脾虚型重症肌无力的临床研究与实验研究》（课题负责人），1992 年获国家科委科技进步二等奖。

9. 1993 年 12 月，受中共广东省委、省人民政府表彰，授予“南粤杰出教师”称号，荣获特等奖，奖金 5 万元。

10. 《中医大辞典》（主编之一），获 1997 年度国家中医药管理局基础研究二等奖，1998 年国家科技进步三等奖。

11. 《中医近代史研究》（第一完成人），获 2003 年度广东省科学技术二等奖，2005 年获中华中医药学会科技进步二等奖。

12. 《中医五脏相关理论基础与应用》（第一完成人），获 2008 年度广东省科学技术一等奖。

（六）邓铁涛教授主持或参与指导的科研项目

1. 《强肌健力饮治疗痿证开发应用研究》，1993 年国家中医药管理局课题，现已结题完成，课题负责人。

2. 《中医近代史研究》，1997 年广东省中医药管理局课题，课题指导者。

3. 《邓铁涛医案整理研究》，1997 年广东省中医药管理局课题，课题指导者。

4. 《五脏相关学说应用基础研究》，1998 年广州中医药大学中医药研究与发展总体规划重大课题，课题指导者。

5.《中西医结合疗法提高冠状动脉搭桥手术成功率的临床研究》，1998 年广州中医药大学中医药研究与发展总体规划重大课题，课题指导者。

6.《邓铁涛中医诊疗经验及学术思想整理研究》（1997 年度广东省中医药科技进步一等奖、国家中医药管理局基础研究二等奖、1998 年度广东省科委科技进步三等奖项目），课题指导者。